NEUSTART ERNÄHRUNG

Jule Klein

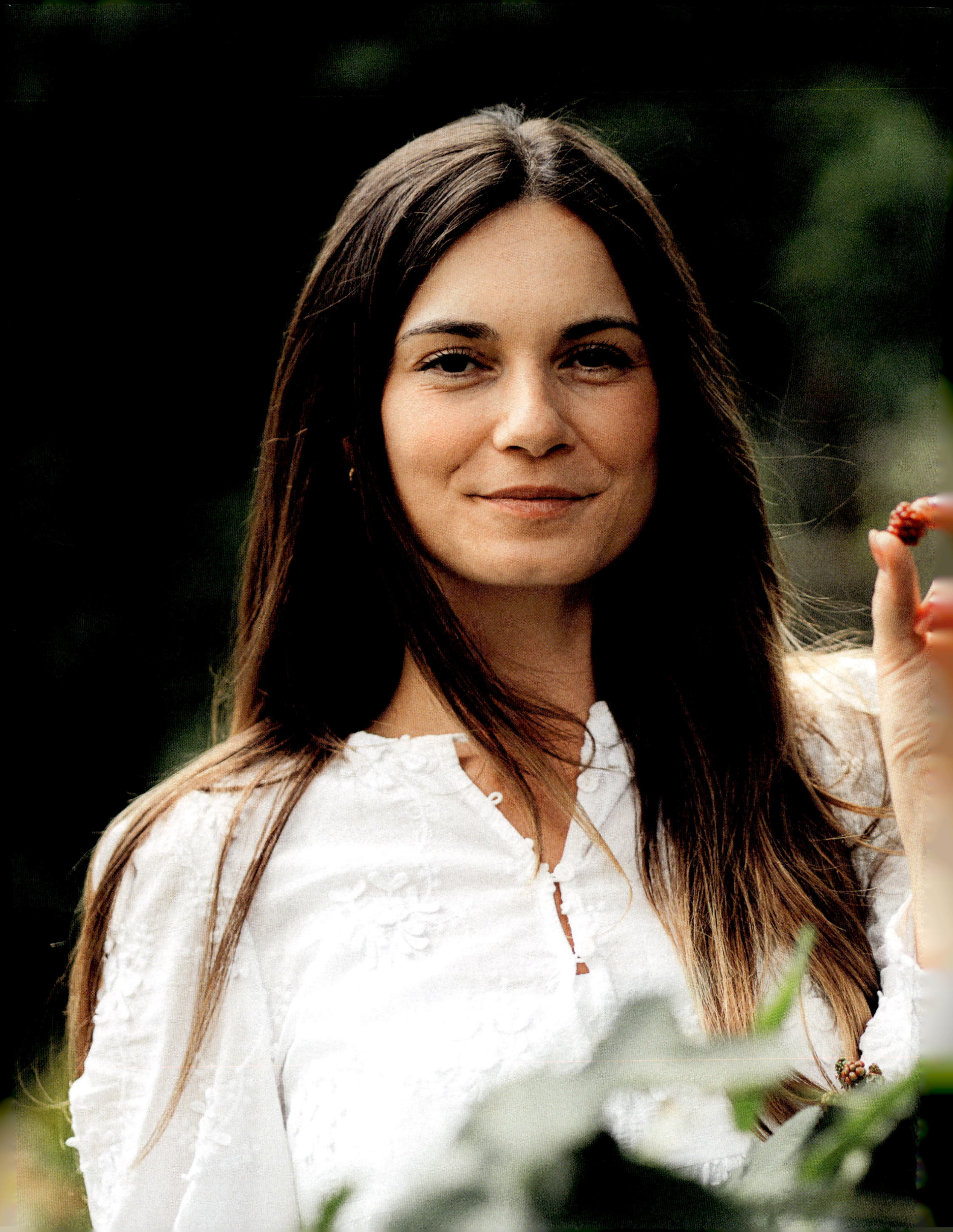

NEUSTART ERNÄHRUNG

Jule Klein

Meine Rezepte für mehr Energie

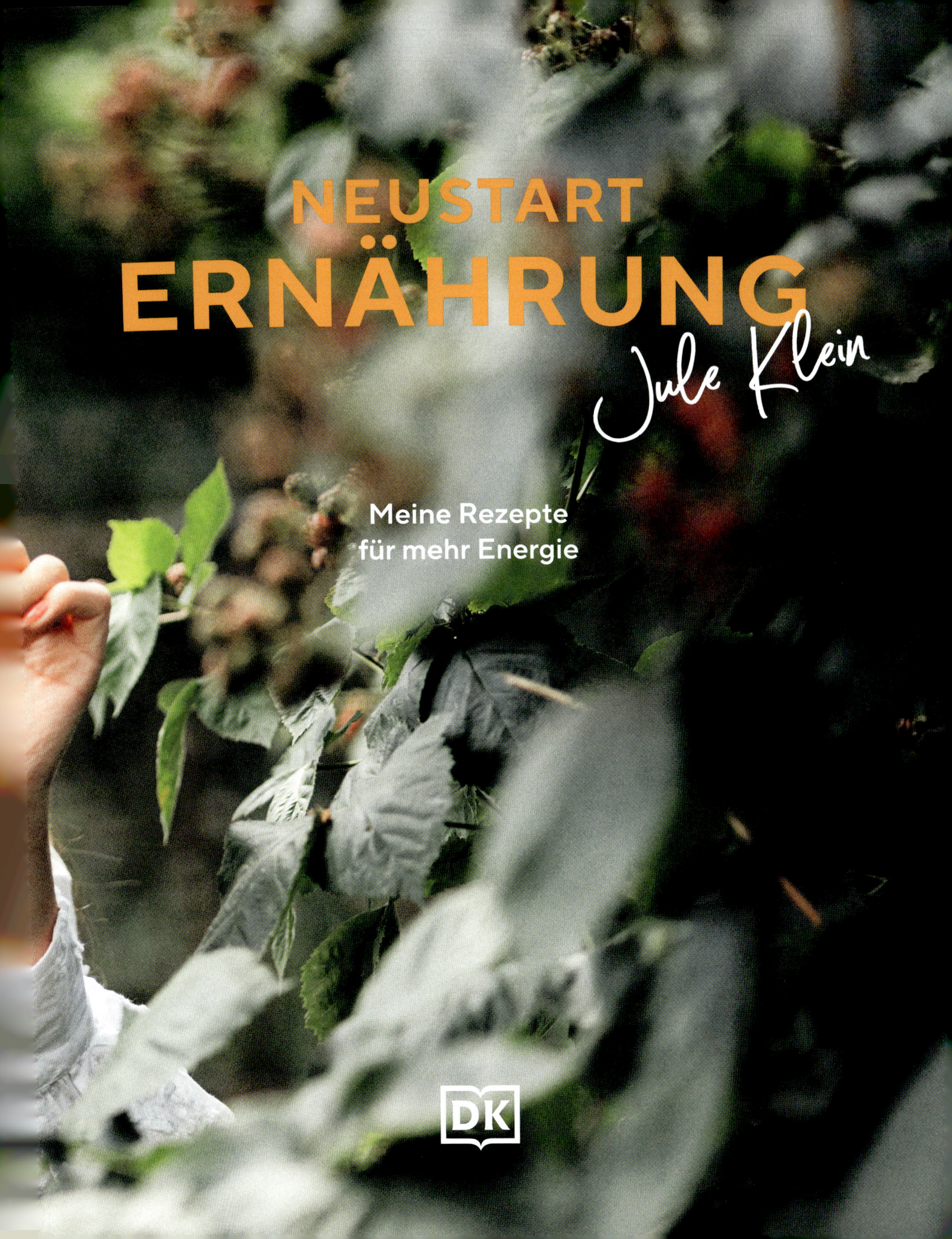

DK

INHALT

Rezepte

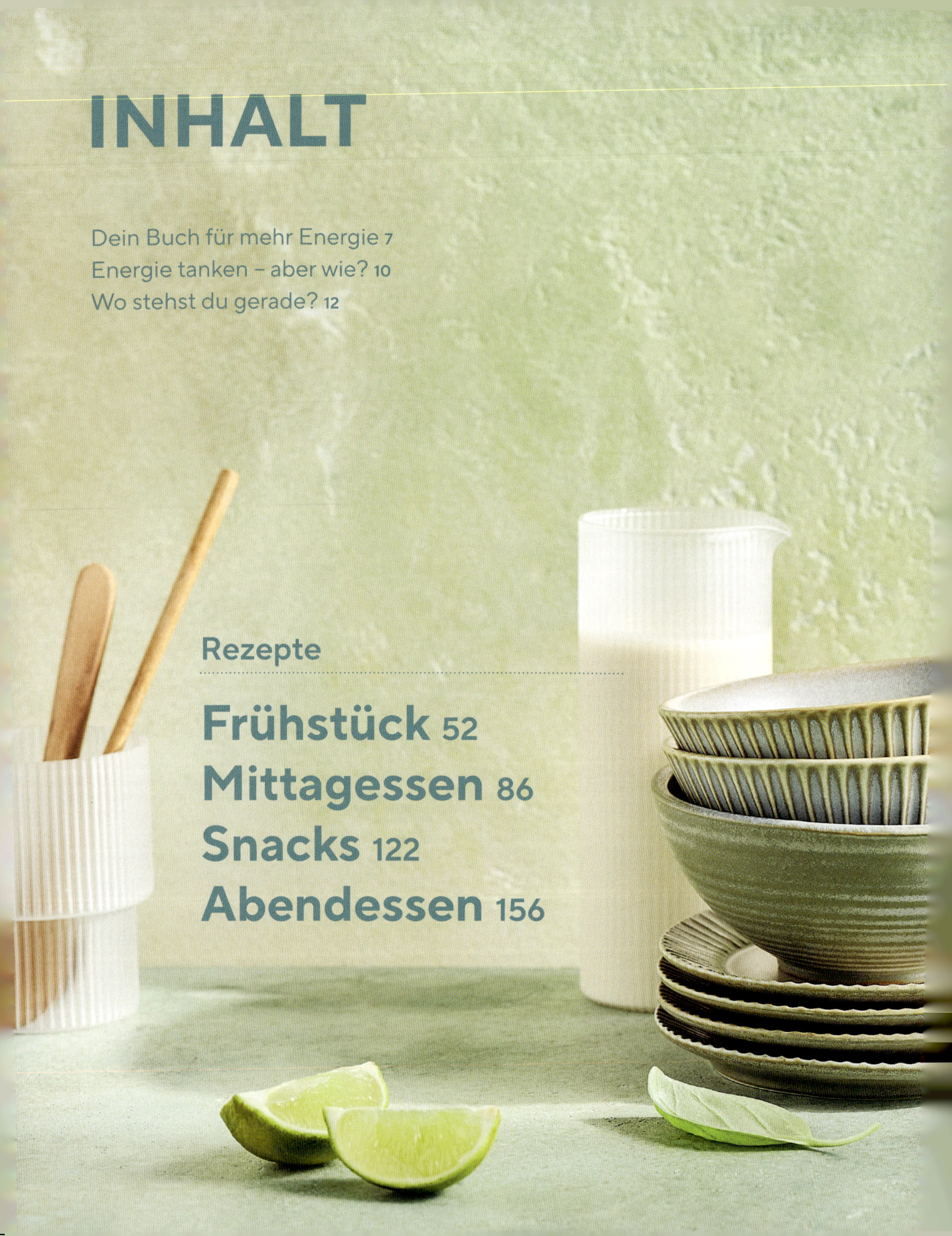

Ernährungswissen

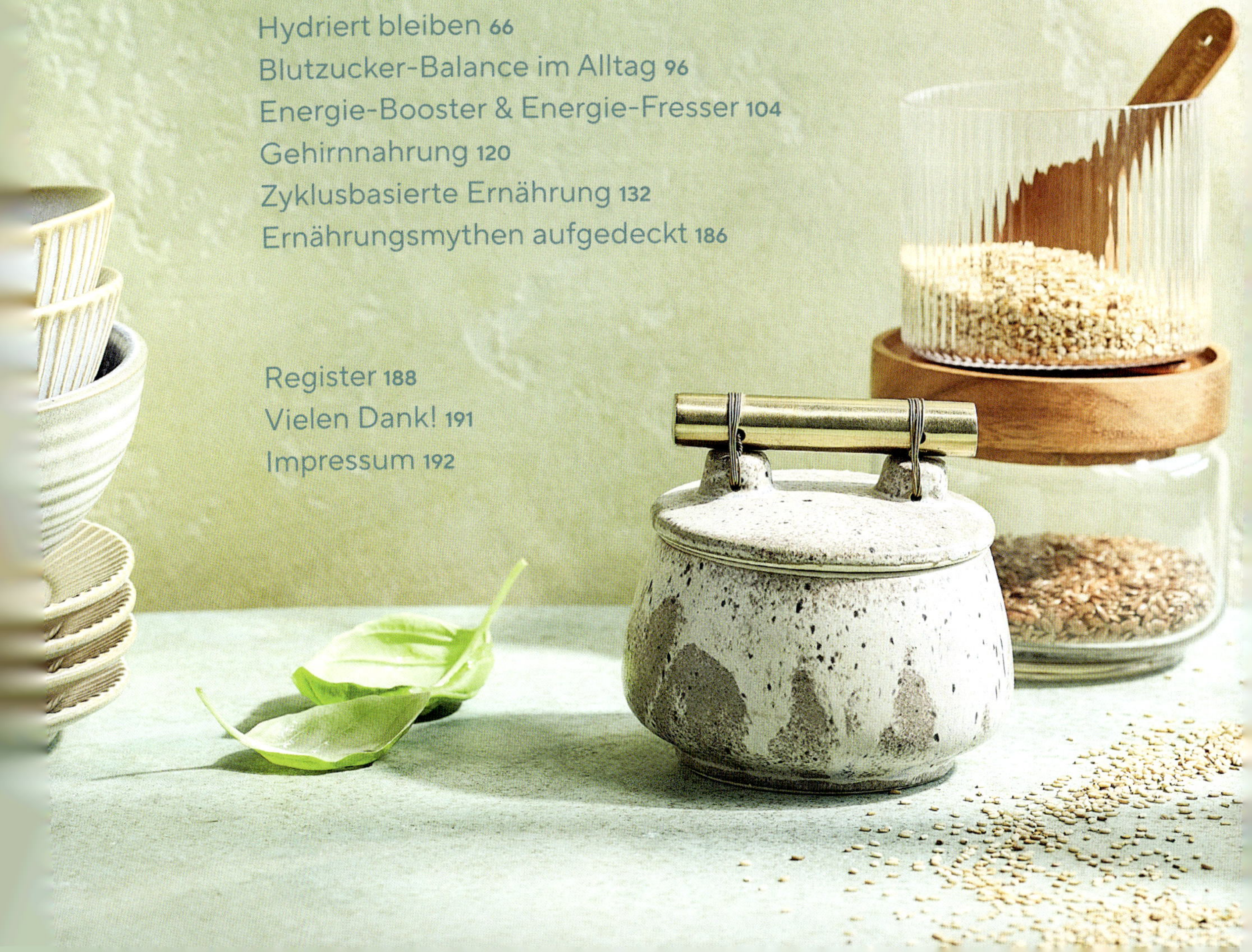

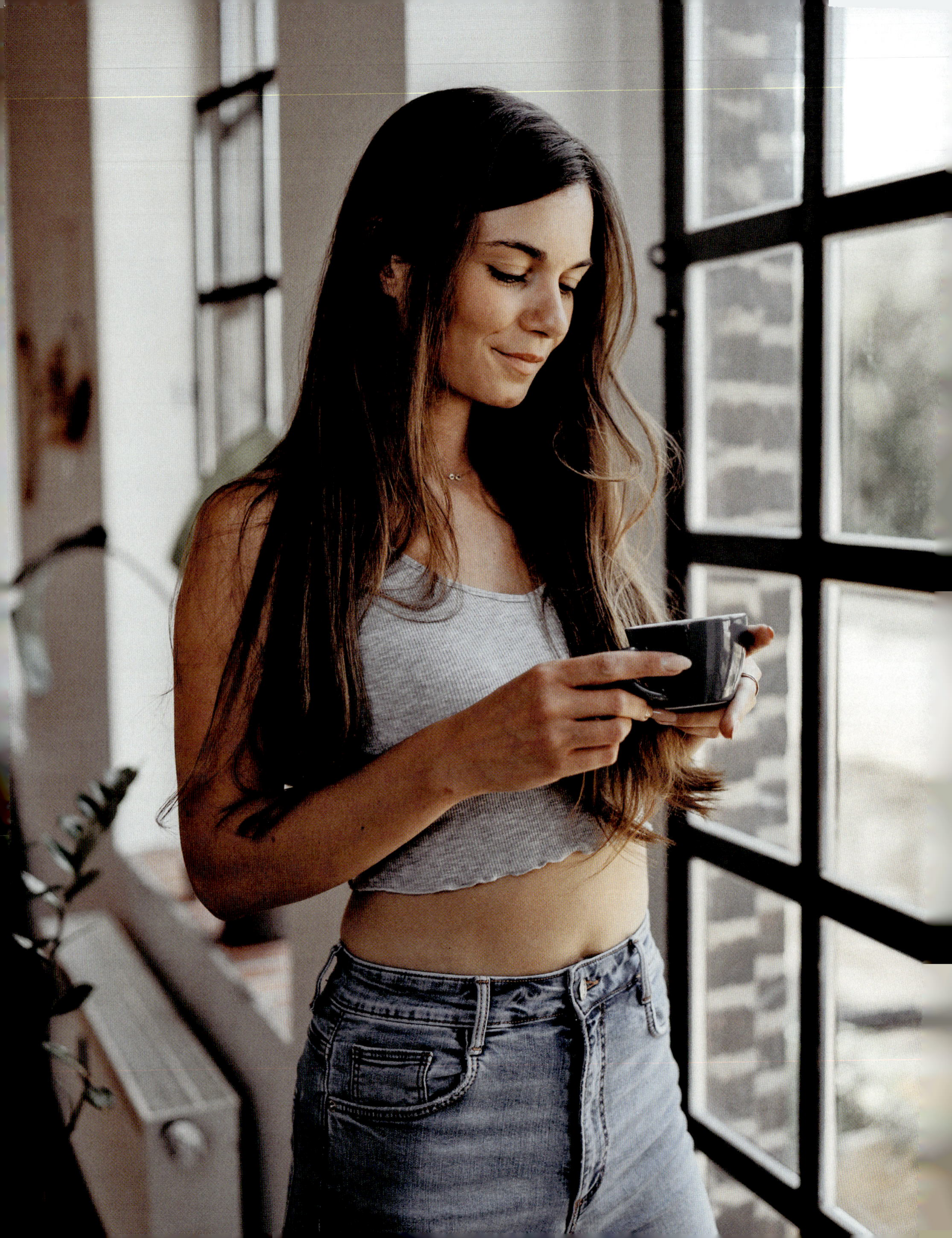

Dein Buch für mehr Energie

HALLO LIEBE LESERIN, HALLO LIEBER LESER,

mein Name ist Julia Klein – viele nennen mich einfach Jule. Vielleicht kennst du mich von meinem Instagram-Kanal *juleklein*. Anlass für meine Arbeit in Social Media war eine Diagnose, die ich schon vor über drei Jahrzehnten im Alter von nur einem Lebensjahr erhielt: Rheuma.

Meine eigene Geschichte

Rheuma ist nicht nur eine Krankheit, die Gelenke angreift und zu fortschreitenden Gelenkentzündungen führt – sie raubt dir vor allem Energie, Lebensqualität und oft auch ein Stück Lebensfreude. So war ich lange Zeit darauf angewiesen, meinen Alltag nach dieser Krankheit auszurichten. Aber irgendwann wollte ich mich nicht mehr damit abfinden, dass mein Körper gegen mich arbeitet. Ich begann, mich intensiv mit dem Thema Ernährung auseinanderzusetzen – und der Frage: Was kann ich tun, um meinen Körper zu stärken, anstatt ihn zusätzlich zu belasten?

Was ich entdeckte, war eine echte Offenbarung: Unsere Ernährung schenkt uns eine unglaubliche Kraft. Sie kann Entzündungen befeuern, sie aber auch beruhigen. Durch die Umstellung auf eine antientzündliche Ernährung habe ich nicht nur meine Symptome drastisch verbessert, sondern auch meine Energie zurückgewonnen. Heute bin ich medizinisch gesprochen in Remission, das heißt, es finden sich keine Entzündungs-Marker mehr in meinem Blut – etwas, das ich mir früher nicht hätte träumen lassen. Doch in diesem Buch geht es nicht um meine Geschichte. Es geht um dich.

Für wen ist dieses Buch?

Dieses Buch ist für dich genau richtig, wenn du dich fragst, warum dir die Energie fehlt, um den Tag mit Freude und Leichtigkeit zu erleben. Vielleicht kämpfst du auch mit einer chronischen Krankheit wie Rheuma, Morbus Crohn, Psoriasis oder Hashimoto. Vielleicht leidest du unter Energielosigkeit, Schlafmangel oder einem gestörten Darmmikrobiom. Oder du suchst nach einer nachhaltigen Möglichkeit, um deinen Körper zu stärken und langfristig gesund zu bleiben.

Dieses Buch richtet sich an alle, die:

- mit chronischen Entzündungen oder Autoimmunerkrankungen leben,
- sich oft müde oder ausgelaugt fühlen und die Ursache dafür besser verstehen möchten,
- ihre Ernährung nutzen wollen, um Gesundheit und Energie zu fördern,
- lernen möchten, welche Lebensmittel entzündungshemmend wirken und welche man besser meiden sollte,
- praktische, alltagstaugliche Lösungen suchen, die nicht kompliziert, sondern im Alltag einfach umzusetzen sind.

Die Themen im Buch

Dieses Buch ist so aufgebaut, dass es dir eine Kombination aus wissenschaftlichem Wissen, praktischen Tipps und leckeren Rezepten bietet. Gemeinsam schauen wir uns folgende Fragen an:

- **Wie hängen Ernährung und Energie zusammen?** Was raubt deinem Körper Energie und wie kannst du das ändern? Welche Nährstoffe sind essenziell für dein Wohlbefinden?
- **Wie vermeidest du Energieräuber?** Schlafmangel, Stress, versteckte Entzündungen und ein gestörtes Darmmikrobiom – wir decken die Ursachen auf und finden Lösungen.
- **Wie kannst du durch Ernährung deinen Körper stärken?** Mit antientzündlichen Lebensmitteln wie Beeren, Nüssen, grünem Gemüse oder Gewürzen (z. B. Kurkuma und Ingwer) kannst du Entzündungen reduzieren und deinem Körper das geben, was er wirklich braucht.
- **Wie kannst du einfach in die Umsetzung kommen?** Egal, ob du gerade erst beginnst oder deine Ernährung weiter optimieren möchtest – du bekommst einfach umsetzbare Tipps für deinen Alltag, die dir helfen, neue Gewohnheiten zu entwickeln.
- **Welche Rezepte sind ideal für deine Ernährung?** Frühstück, Mittagessen, Snacks und Abendessen – jedes meiner 64 Rezepte ist so gestaltet, dass es dir Energie gibt, leicht in deinen Alltag integriert werden kann und einfach nur lecker schmeckt.

Warum dieses Buch anders ist

Dieses Buch ist keine Diät, kein Verzichtsprogramm und kein »10-Schritte-zur-Perfektion«-Ansatz. Es soll eine Einladung an dich sein, deine Ernährung und deinen Körper besser kennenzulernen. Es geht darum, Essen als Werkzeug für Gesundheit und Energie zu nutzen – und dabei den Spaß am Kochen und Genießen nicht zu verlieren.

Ich habe dieses Buch geschrieben, weil ich aus eigener Erfahrung weiß, wie schwer es sein kann, die ersten Schritte zu gehen. Aber ich weiß auch, wie viel sich verändern kann, wenn du den Weg wirklich gehst. Dieses Buch soll dein Begleiter sein – egal, ob du mit einer chronischen Erkrankung kämpfst, stillen Entzündungen vorbeugen möchtest oder einfach lernen willst, wie du deinem Körper etwas Gutes tun kannst.

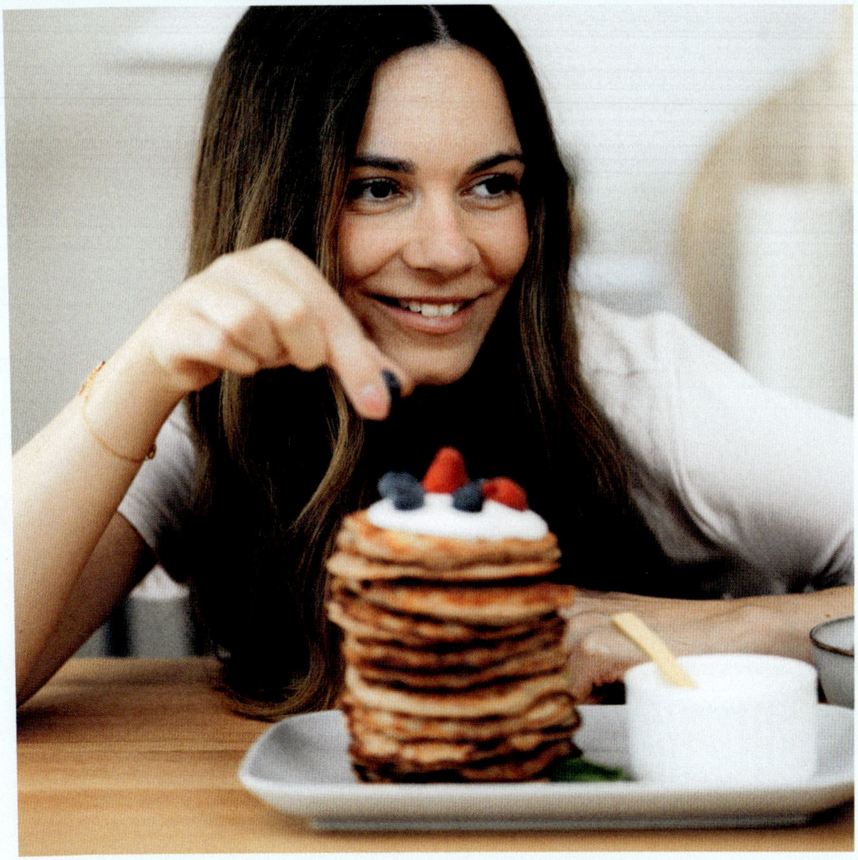

MEINE BOTSCHAFT AN DICH

Ich wünsche dir, dass du durch dieses Buch nicht nur neues Wissen gewinnst, sondern auch Inspiration findest. Inspiration dazu, deine Gesundheit in die Hand zu nehmen und mit kleinen, aber wirkungsvollen Schritten Großes zu bewirken. Es geht nicht darum, perfekt zu sein. Es geht darum, bewusster zu leben, deinem Körper zuzuhören und Freude am Essen zu haben.

Ich lade dich ein, mit mir gemeinsam diesen Weg zu gehen. Lass uns herausfinden, wie du Energie zurückgewinnst, Entzündungen reduzierst und deinem Körper das gibst, was er wirklich braucht!

Viel Erfolg,

deine Jule

Ein Geschenk für dich – weil du heute den ersten Schritt gehst.

Energie tanken – aber wie?

Kleines Manual zum Buch

Vielleicht fragst du dich: Warum fehlt mir so oft die Energie – selbst, wenn ich genug geschlafen habe oder eigentlich »nichts« anders mache als sonst? Diese Frage habe ich mir viele Jahre lang selbst gestellt. Ich habe früh gelernt, dass wahre Gesundheit nicht nur aus Medikamenten oder Diagnosen entsteht. Sondern auch aus dem, was wir jeden Tag auf unseren Teller legen.

Das Buch ist mehr als eine Rezeptsammlung – es ist ein persönlicher und wissenschaftlich fundierter Wegweiser, wie du durch die Ernährung deine Energie zurückgewinnen kannst. Im Mittelpunkt steht dabei ein Gedanke: Ernährung kann dein Schlüssel zu mehr Kraft, Klarheit und Wohlbefinden sein. Deswegen erkläre ich dir am Anfang des Buchs, wie dein Stoffwechsel funktioniert und wie dir deine Nahrung Energie und Nährstoffe liefert. Und dann steigen wir tiefer ein:

DIE VIER GRÖSSTEN ENERGIERÄUBER – UND WIE DU SIE ERKENNST

In diesem Buch konzentrieren wir uns auf vier zentrale Faktoren, die deinem Körper tagtäglich Energie rauben können – oft ohne dass du es direkt bemerkst. Sie hängen eng miteinander zusammen und beeinflussen dein körperliches und mentales Gleichgewicht. Wenn du sie besser verstehst, kannst du gezielt mit deiner Ernährung gegensteuern. Zu jedem dieser vier Energieräuber findest du nicht nur verständliche Erklärungen, sondern auch alltagstaugliche Strategien und Rezepte, die gezielt unterstützen.

1. Energieräuber: Nährstoffmangel
Energie entsteht in den Zellen – aber nur, wenn ihnen die richtigen Bausteine zur Verfügung stehen. Fehlen wichtige Vitamine, Mineralstoffe oder sekundäre Pflanzenstoffe, können Stoffwechselprozesse nicht optimal ablaufen. Eine unausgewogene oder stark verarbeitete Ernährung kann so schnell zur eigentlichen Ursache für Müdigkeit, Konzentrationsprobleme und Stimmungstiefs werden – selbst, wenn du »genug gegessen« hast.

2. Energieräuber: Entzündungen
Stille Entzündungen bleiben oft unbemerkt – und genau das macht sie so tückisch. Anders als akute Entzündungen verursachen sie keine direkten Schmerzen, sondern wirken unterschwellig im Körper. Entstehen können sie durch chronischen Stress, bestimmte Lebensmittel oder Umweltfaktoren. Auf Dauer schwächen sie das Immunsystem, stören den Energiehaushalt und fördern viele Erkrankungen. Die gute Nachricht: Über eine gezielte entzündungshemmende Ernährung lassen sich entzündliche Prozesse messbar positiv beeinflussen.

3. Energieräuber: gestörtes Mikrobiom
Dein Darm ist weit mehr als ein Verdauungsorgan. Er beeinflusst dein Immunsystem, deine Hormone – und auch dein Energielevel. Gerät das sensible Gleichgewicht deiner Darmflora aus der Balance, wirkt sich das auf deinen gesamten Stoffwechsel aus. Müdigkeit, Infektanfälligkeit oder Stimmungstiefs können die Folge sein. Eine ballaststoffreiche, vielfältige Ernährung mit reichlich Probiotika sowie Präbiotika kann dein Mikrobiom stärken – und damit auch deine Vitalität.

4. Energieräuber: Schlafmangel
Ohne erholsamen Schlaf fehlt deinem Körper die wichtigste Phase zur Regeneration. Besonders Hormonsystem, Gehirn und Stoffwechsel leiden darunter. Wenn du schlecht schläfst – sei es auf-

grund von Stress, unpassenden Essenszeiten oder ungünstigen Nährstoffen –, startet dein Körper jeden Tag im Minus. Mit der richtigen Auswahl an Lebensmitteln kannst du nicht nur deinen Schlaf fördern, sondern auch tagsüber wacher und stabiler durch den Alltag gehen.

DIE REZEPTE

Im zweiten Teil des Buchs findest du über sechzig Rezepte, die genau darauf ausgelegt sind, dich zu jeder Tageszeit mit exakt der Energie und den Nährstoffen zu versorgen, die du brauchst. Aufgeteilt in die vier Kapitel »Frühstück«, »Mittagessen«, »Snacks« und »Abendessen« verrate ich dir tolle süße und herzhafte Inspirationen, mit denen du den Energieräubern ganz einfach den Kampf ansagst: Voller Vitamine, Ballaststoffe und Co., ausgewogen, bunt und abwechslungsreich.

REZEPT-SYMBOLE

Damit du dich gut zurechtfindest, sind bei jedem Rezept die Nährwerte angegeben und die folgenden Symbole fassen dir ganz schnell die wichtigsten Infos über die Rezepte zusammen:

- vegetarisch
- mit Fisch

→ Rezepte, die mit keinem dieser beiden Icons gekennzeichnet sind, sind vegan – und zudem automatisch laktosefrei.

- glutenfrei
- ballaststoffreich: mindestens 7 g Ballaststoffe pro Portion
- proteinreich: mindestens 10 g Eiweiß pro Portion
- entzündungshemmend: genauere Infos zur antientzündlichen Ernährung findest du ab S. 34.

Vielleicht ist dir aufgefallen, dass fast alle Rezepte im Buch vegetarisch oder vegan sind – das hat sich für mich persönlich bewährt. Aber das heißt nicht, dass du auch komplett auf tierisches Protein verzichten musst: Bei Milchprodukten wie Joghurt und Co. kannst du sowieso selbst entscheiden, wie es dir lieber ist. Wenn also in einem Rezept eine vegane Joghurtalternative verwendet wird, kannst du genauso gut mit einem tierischen Produkt arbeiten. Und auf S. 30/31 habe ich dir eine Auswahl tierischer Proteinquellen zusammengestellt, die sehr gut in eine antientzündliche Ernährung passen – so kannst du die Rezepte einfach nach Lust und Laune anpassen. Bei einigen der Hauptgerichte findest du in den Tipps außerdem Vorschläge, um deine Mahlzeit noch etwas proteinreicher zu gestalten. Aber auch hier kannst du dich auf den Übersichtsseiten für Proteinboosts (S. 28–31) inspirieren lassen und kreativ werden.

UND SONST?

Zusätzlich findest du zwischen den Rezepten noch weitere spannende Themen, die dein Energielevel beeinflussen können: Wie du es schaffst, ausreichend Flüssigkeit aufzunehmen, welche Lebensmittel dich in stressigen Momenten so richtig pushen (und welche dich ausbremsen), wie sich der weibliche Zyklus und die damit verbundenen hormonellen Schwankungen auf dein Energielevel auswirken können, und vieles mehr.

Je nachdem, an welchem Punkt du dich gerade befindest, kannst du dieses Buch einfach als Kochbuch benutzen und dich ganz nach Bedarf in das Thema einlesen, das dich gerade interessiert. Oder du fängst von vorne mit dem Lesen an und wirst langsam, aber sicher zum Energie-Profi. Oder du startest mit dem Neustart-Check auf S. 14/15: Hier stelle ich dir ein paar Fragen zu deinem aktuellen Wohlbefinden und deiner Ernährung, und empfehle dir anhand deiner Antworten bestimmte Themen und Kapitel im Buch, die für dich besonders spannend sein könnten. Ganz egal, auf welchem Punkt deiner Reise zu mehr Energie und Lebensfreude du dich gerade befindest: Mit diesem Buch hast du die passende Begleitung gefunden!

Wo stehst du gerade?

Dein persönlicher Neustart-Check

Die Fragen im Neustart-Check auf der nächsten Seite sollen dir helfen, herauszufinden, welche Kapitel in diesem Buch für dich besonders relevant sein könnten. Kreuze relativ zügig die Antwort(-en) an, die dir am ehesten entspricht – es gibt kein »Richtig« oder »Falsch« . Alles dient dazu, dich selbst besser kennenzulernen und dir Impulse für deinen persönlichen Weg zu geben.

Dieses Buch soll dich dabei unterstützen, mit der richtigen Ernährung dein Energielevel zu steigern, Entzündungen zu reduzieren und dich rundum wohler zu fühlen. Jeder Mensch bringt jedoch andere Herausforderungen mit – sei es Müdigkeit, Verdauungsprobleme, hormonelle Ungleichgewichte oder einfach der Wunsch nach einer nachhaltig gesunden Ernährung. In all diesen Fällen liefert dir dieses Buch wertvolles Wissen und Inspirationen für deinen (Koch-)Alltag. Aber Achtung: Es kann keine medizinische oder ernährungswissenschaftliche Beratung ersetzen. Falls du unter einer diagnostizierten Erkrankung leidest oder dir bei etwas unsicher bist, besprich Änderungen in deiner Ernährung immer mit einer Fachkraft.

Was du mitnehmen kannst

Wenn du deine Antworten nach dem Durchgang des Checks ansiehst, kannst du gezielt die Kapitel in diesem Buch nachschlagen, die dich am meisten unterstützen. Markiere dir deine Schwerpunkte und sieh das Ganze als Experiment an – es geht nicht darum, alles perfekt zu machen, sondern Schritt für Schritt neue Routinen zu entdecken, die dich wirklich weiterbringen. Nutze gerne ein einfaches Heft oder Tagebuch, um deine Gedanken und Beobachtungen festzuhalten. Dann kannst du deine Fortschritte über die Zeit reflektieren.

Extra: Kopiervorlage Ernährungstagebuch

Auf der rechten Seite habe ich noch eine praktische Kopiervorlage für ein Ernährungstagebuch eingebaut. Die Vorlage kannst du verwenden und dir notieren, was und wie viel du an jedem Tag isst und trinkst – und wie es dir danach geht. Wichtig ist, dass du ehrlich und gewissenhaft bist! Und sei schnell: Der Schokoriegel, den du nachmittags genascht hast, ist abends oft schon wieder vergessen.

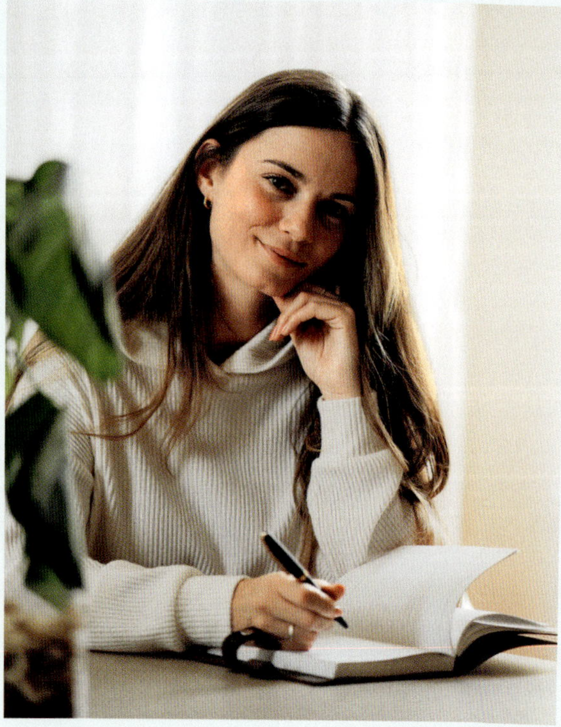

KOPIERVORLAGE

Ernährungs-Tagebuch

Mahlzeit:	Wochentag: Datum:
FRÜHSTÜCK	
SNACKS	
MITTAGESSEN	
SNACKS	
ABENDESSEN	
GETRÄNKE	
Wie energiegeladen habe ich mich gefühlt?	schlapp und erschöpft ○ ○ ○ ○ ○ Voller Energie
Was mir sonst noch aufgefallen ist	

DEIN PERSÖNLICHER

Neustart-Check

Wie würdest du dein tägliches Energielevel einschätzen?

- O Ich fühle mich meist fit und leistungsfähig.
- O Ich habe oft ein Nachmittagstief und brauche Kaffee oder Zucker, um durchzuhalten.
- O Ich bin schon morgens müde und brauche lange, um in den Tag zu starten.
- O Ich bin ständig erschöpft, egal wie viel ich schlafe.

Wenn du das Nachmittagstief nur zu gut kennst, könnten die Kapitel zum Blutzucker (S. 96/97) und Energiebooster-Lebensmitteln (S. 104/105) dir helfen. Wie du deinen Schlaf optimieren kannst, erfährst du ab S. 44.

Wie schläfst du?

- O Ich schlafe schnell ein und wache erholt auf.
- O Ich brauche lange zum Einschlafen oder wache oft auf.
- O Ich schlafe schlecht durch und fühle mich morgens gerädert.
- O Ich habe das Gefühl, dass mein Schlaf nicht erholsam ist.

Falls dein Schlaf verbessert werden könnte, könnte das Kapitel »Schlafqualität optimieren« (ab S. 44) hilfreich für dich sein.

Wie oft isst du verarbeitete Lebensmittel wie zum Beispiel Fertiggerichte, Fast Food oder Süßigkeiten?

- O Selten – ich koche fast alles selbst.
- O Gelegentlich – wenn es schnell gehen muss.
- O Mehrmals pro Woche – ich habe wenig Zeit oder Lust zu kochen.
- O Täglich – ich brauche schnelle Lösungen.

Falls du oft zu stark verarbeiteten Lebensmitteln greifst, erfährst du in den Kapiteln über entzündungshemmendes Essen (ab S. 32) und Darmgesundheit (ab S. 38), wie du Alternativen findest.

Wie lange hält eine Mahlzeit dich satt?

- O Mehrere Stunden – ich brauche selten Snacks.
- O Ich habe nach zwei Stunden wieder Hunger.
- O Ich brauche regelmäßig Süßes oder Kohlenhydrate, um mein Energielevel aufrechtzuerhalten.
- O Ich esse häufig aus Langeweile oder Stress.

Wenn du oft Hungergefühle oder Blutzuckerschwankungen hast, könnten die Seiten zur Blutzucker-Balance (S. 96/97) spannend sein. Wenn du verstehen möchtest, wie du Energie aus deiner Nahrung gewinnst, findest du ab S. 16 nähere Informationen.

Hast du Anzeichen für stille Entzündungen?

- O Ich habe oft Gelenk- oder Muskelschmerzen.
- O Meine Haut ist oft unrein oder gereizt.
- O Ich habe immer wieder Verdauungsprobleme (z. B. Blähungen, Durchfall oder Verstopfung).
- O Ich fühle mich oft aufgebläht oder habe ein »Nebelgefühl« im Kopf.

Falls du dich hier wiedererkennst, könnten die Kapitel über entzündungshemmende Ernährung (ab S. 32) und das Darmmikrobiom (ab S. 38) hilfreich für dich sein.

Welche Herausforderungen siehst du bei deiner Ernährung?

- O Mir fehlt oft die Zeit zum Kochen.
- O Ich weiß nicht, was ich essen soll, um mich besser zu fühlen.
- O Ich habe Heißhungerattacken oder esse oft unkontrolliert.
- O Ich finde es schwierig, gesunde Ernährung in meinen Alltag zu integrieren.

Falls du Unterstützung brauchst, ist dieses Buch genau richtig für dich – der erste Schritt ist gemacht! Ein paar super einfache Tipps findest du außerdem bei meinen Top 10 »Ernährungs-Hacks« (S. 50/51).

Wie oft greifst du im Alltag zu süßen Snacks oder Getränken, und wie fühlst du dich danach?

- O Nie – ich setze bewusst auf natürliche Süße und fühle mich ausgeglichen.
- O Selten – ich fühle mich konstanter in meiner Energie.
- O Einmal am Tag – oft merke ich einen kurzen Energieschub, danach aber ein Tief.
- O Mehrmals täglich – meistens bin ich danach schnell müde oder gereizt.

Falls du häufiger zu Zuckerhaltigem greifst, erfährst du auf S. 96/97, wie sich das auf deinen Blutzucker auswirken kann. Außerdem findest im Snack-Kapitel (ab S. 122) tolle Alternativen.

Wie abwechslungsreich ist deine Ernährung im Alltag?

- O Meine Ernährung ist bunt und saisonal – ich liebe Vielfalt und probiere gerne Neues aus.
- O Ich ernähre mich bewusst vegan mit frischem Obst, Gemüse, Vollkorn und Hülsenfrüchten.
- O Ich versuche ab und zu Neues, greife aber häufig zu Gewohntem.
- O Ich esse oft das Gleiche – es fehlt mir an Zeit oder Ideen für Abwechslung.

Falls du aus Gewohnheit immer das Gleiche isst und dich manchmal schlapp fühlst, erfährst du im Kapitel »Nährstoffmangel vermeiden« (ab S. 22), woran das liegen könnte.

Deine Ernährung

Der Treibstoff für deine Energie

Du bist, was du isst – deine Ernährung entscheidet, mit wie viel Energie du durch den Tag gehst. Dabei kommt es nicht nur auf Nährstoffe wie Kohlenhydrate, Fette und Proteine an, die dir Energie geben, sondern auch auf Vitamine und Mineralstoffe, die wichtig für die Verarbeitung der Nährstoffe sind. Welche Nährstoffe und Vitalstoffe für deinen Stoffwechsel wichtig sind, erfährst du hier.

MAKRONÄHRSTOFFE: WELCHE ENERGIE STECKT IN LEBENSMITTELN?

Dein Körper bekommt Energie aus deiner Nahrung. Diese Energie erhält er in erster Linie aus drei Quellen: Kohlenhydraten, Fetten und Proteinen – aus den sogenannten Makronährstoffen.

Steckbrief Kohlenhydrate

Dabei ist vor allem bei Kohlenhydraten und Fetten eine breite Variation vorhanden. Kohlenhydrate kommen in verschiedenen Formen vor, etwa Zucker, Stärke oder Ballaststoffe. Man unterscheidet einfache und komplexe Kohlenhydrate, je nach ihrer chemischen Struktur und der Geschwindigkeit, mit der sie im Körper abgebaut werden. Einfachzucker (Monosaccharide) bestehen aus einem einzigen Zuckermolekül – zum Beispiel Glukose und Fruktose. Sie sind schnell verdaulich und liefern sofort Energie. Zweifachzucker (Disaccharide) setzen sich aus zwei Monosacchariden zusammen. Beispiele sind Saccharose (Haushaltszucker, aus Glukose und Fruktose) oder Laktose (Milchzucker, aus Glukose und Galaktose). Sie müssen im Körper erst zerlegt werden, bevor sie genutzt werden können. Mehrfachzucker (Polysaccharide) bestehen aus langen Ketten von Monosacchariden wie etwa Stärke oder Cellulose, ein Bestandteil der pflanzlichen Zellwände. Sie sind komplexer und werden langsamer abgebaut, was zu einer länger anhaltenden Energieversorgung führt.

Steckbrief Fette

Fette setzen sich biochemisch fast immer aus Glycerin und Fettsäuren zusammen. Letztere können gesättigt (ohne Doppelbindungen zwischen den Kohlenstoffatomen) oder ungesättigt (mit einer oder mehreren Doppelbindungen) sein. Ungesättigte Fettsäuren kommen meist in flüssigen Lebensmitteln wie etwa Ölen vor, gesättigte Fettsäuren findest du in festen Lebensmitteln. Zwei Vertreter der ungesättigten Fettsäuren sind für dich besonders wichtig: Linolsäure und Linolensäure. Diese beiden Fettsäuren solltest du regelmäßig mit deiner Ernährung aufnehmen.

Steckbrief Proteine

Proteine bestehen aus vielen kleinen Bausteinen, die Aminosäuren heißen. Diese Aminosäuren sind wie Perlen an einer Kette miteinander verbunden. Es gibt 20 verschiedene Aminosäuren, die sich in unterschiedlicher Reihenfolge aneinanderreihen. Die genaue Abfolge bestimmt, wie das Protein gefaltet ist und was es im Körper macht. Neun Aminosäuren musst du mit der Nahrung aufnehmen, da sie nicht im Körper hergestellt werden können: Leucin, Isoleucin, Methionin, Threonin, Tryptophan, Valin, Lysin, Histidin und Phenylalanin.

Die Tabelle auf der rechten Seite gibt dir einen Überblick über die Hauptfunktionen der Makronährstoffe und führt auf, in welchen Lebensmitteln sie überwiegend zu finden sind.

Makronährstoffe – Vorkommen und Funktion

Makronährstoff	Kohlenhydrate	Fette	Proteine
Vorkommen	Einfachzucker: Haushaltszucker, Honig, Obst, Gemüse Mehrfachzucker, wie z. B. Stärke: Hülsenfrüchte, (Pseudo-)Getreide und Produkte daraus wie Reis, Quinoa, Brot, Nudeln; Kartoffeln	Ungesättigte Fettsäuren: Öle, Nüsse, Samen, Avocado, Fisch Gesättigte Fettsäuren: Fleisch, Milchprodukte	Tierisches Protein: Fleisch, Fisch, Milchprodukte, Eier Pflanzliches Protein: Hülsenfrüchte inkl. Tofu, Nüsse, Samen, (Pseudo-) Getreide, Pilze
Aufgaben	Energiespender, sowohl kurzfristig als auch langfristig	Energiespender, Funktion von Nerven und Gehirn, Aufbau der Zellmembranen, Baustoff für Hormone	Muskelaufbau, Aufbau von Enzymen, Immunzellen und Hormonen, Substanztransport (Energiespender)

Die Balance zwischen den drei Makronährstoffen ist entscheidend dafür, dass dein Stoffwechsel optimal funktioniert und du dich energiegeladen fühlst. Als Faustregel kannst du dir merken, dass deine Tagesenergie wie in der Grafik zusammengesetzt werden sollte. Nehmen wir an, du verbrauchst jeden Tag 2000–2500 kcal, dann darfst du laut der Faustregel täglich 250–312 g Kohlenhydrate, 77–97 g Fett und 75–94 g Protein aufnehmen. Das ist natürlich nur ein Beispiel, dient aber als guter Anhaltspunkt:

Makronährstoffe auf deinem Teller

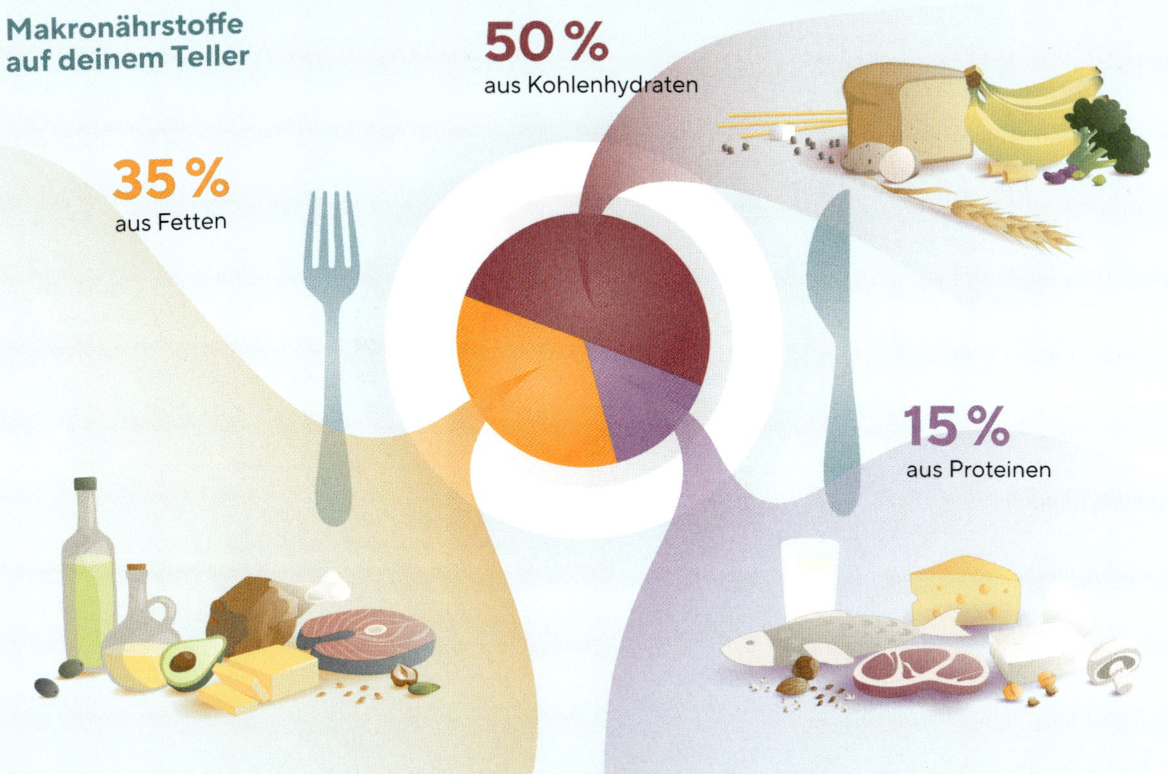

DEIN ENERGIEBEDARF

Der Tagesbedarf an Energie setzt sich aus dem Grundumsatz und dem Arbeitsumsatz zusammen. Der Grundumsatz hängt von Alter, Geschlecht, Muskelmasse, Körpergewicht, Stress, Hormonen, Klima und auch von Erkrankungen ab. Das ist also die Energie, die du brauchst, um alle körperlichen Funktionen im Ruhezustand aufrechtzuerhalten. Dazu gehören zum Beispiel die Körpertemperatur, die Atemfunktion und der Muskeltonus. Weitere Energie wird durch deine täglichen Aktivitäten verbraucht – das nennt man den Arbeitsumsatz.

Kleine Spannbreite

Du siehst also: Der Gesamtenergiebedarf ist individuell verschieden und kann sich auch je nach Lebensphase verändern. Zu den Einflussfaktoren gehören etwa deine individuellen körperlichen Voraussetzungen, deine Umgebung und dein Lebensstil bzw. dein Aktivitätslevel. Bewegst du dich mehr, steigt dein Arbeitsumsatz, und damit dein Energiebedarf. Auch bei einigen Krankheiten kann sich der Kalorienbedarf verändern. Beispielsweise haben Menschen mit Lebererkrankungen, Schilddrüsenüberfunktion, Krebs, Infektionen oder chronisch entzündlichen Erkrankungen einen höheren Energiebedarf. Auch in der Schwangerschaft steigt dieser an. Menschen mit einer Schilddrüsenunterfunktion und Depressionen brauchen wiederum weniger Energie.

Ein Tagesplan könnte zum Beispiel so aussehen:

Zum Frühstück Müsli aus
70 g Haferflocken mit 200 ml ungesüßtem Mandeldrink, 1 Banane und 1 EL Nussmus.

Als Snack zwischendurch
1 Handvoll Nüsse und 1 Apfel.

Zum Mittagessen eine Bowl aus
150 g Quinoa (gekocht), 200 g Tofu, 200 g Gemüse, etwas Olivenöl und 1 Handvoll Cashewkerne.

Zum Abendessen Linsencurry aus
100 g Linsen (gekocht), 100 g Süßkartoffel und 250 g Kokosmilch.

So nimmst du über den ganzen Tag verteilt etwa 2500 kcal auf; genauer sind das 284 g Kohlenhydrate, 100 g Fett und 100 g Proteine.

SO KOMMST DU AN DIE ENERGIE

Die drei Makronährstoffe nimmst du durch deine Nahrung auf. Anschließend zerlegen Enzyme sie in ihre kleinsten Bausteine. Diesen Prozess nennen wir Verdauung und Stoffwechsel. Die Bausteine stehen dann als Energieträger bereit oder können mehr oder weniger umfangreich gespeichert werden. So stehen sie später deinem Körper zur Verfügung, wenn er wieder Energie benötigt. Es gibt verschiedene Stoffwechselwege:

Kohlenhydratstoffwechsel

Kohlenhydrate bestehen aus einem oder mehreren Zuckermolekülen. Durch den Verdauungsprozess werden mehrteilige, also komplexe Kohlenhydrate in die einzelnen Glukose-Bausteine (Traubenzucker) zerlegt, die in deinen Zellen zur schnellen Energieerzeugung genutzt werden. Der Prozess beginnt bereits in deinem Mund. Das merkst du schon daran, dass ein Brötchen anfängt, süß zu schmecken, wenn du es länger kaust. Im Darm werden die Kohlenhydrate dann weiter zerlegt. Dein Hormonhaushalt (z. B. Insulin) spielt hierbei eine entscheidende Rolle, da Insulin die Glukoseaufnahme in die Zellen steuert. In diesen steht die Glukose dann direkt als Energieträger bereit. Doch manchmal brauchst du gar nicht so viel Energie. In diesen Fällen wird die Energie der Kohlenhydrate in Muskeln und Leber gespeichert.

Fettstoffwechsel

Das wichtigste Organ für deinen Fettstoffwechsel ist die Leber. Hier werden Fette verarbeitet und anschließend im Fettgewebe gespeichert. Wenn du Energie benötigst, werden sie abgebaut. Auch in der Muskulatur können sie abgebaut werden.

Fette werden in deinem Körper in Fettsäuren und Glycerin aufgespalten. Wenn Kohlenhydrate knapp sind, wie bei längeren Essenspausen, nutzt dein Körper auch Fettsäuren als Energielieferant, was langsamer, aber länger anhaltend ist. Wenn Fettsäuren gerade nicht als Energiequelle benötigt werden, werden sie in den Fettzellen als Fett gespeichert.

Proteinstoffwechsel

Die Verdauung der Proteine beginnt erst in deinem Magen. Hier wird die Proteinstruktur durch die Magensäure aufgebrochen. Anschließend können sie leichter in ihre kleinsten Einzelteile – die Aminosäuren – zerlegt werden. Diese dienen primär dem Zellaufbau. Nur bei einem Kohlenhydratmangel werden auch Aminosäuren zur Energiegewinnung herangezogen, was jedoch nicht effizient ist. Aminosäuren erfüllen zudem andere wichtige Aufgaben im Körper: Sie dienen dem Aufbau von Bindegewebe, Hormonen, Muskulatur und Immunzellen.

MIKRONÄHRSTOFFE – FÜR EINEN GESUNDEN STOFFWECHSEL

Neben den Makronährstoffen müssen wir über die Nahrung auch Vitamine und Mineralstoffe regelmäßig aufnehmen. Sie sorgen dafür, dass wir gesund und leistungsfähig bleiben. Denn ohne sie funktioniert dein Stoffwechsel nicht optimal. Besonders wichtig für deinen Stoffwechsel sind:

Vitamine

- fettlösliche: Vitamin A, D, E, K
- wasserlösliche: B-Vitamine, Vitamin C

Mineralstoffe

- **Mengenelemente (Konzentration im Körper > 50 mg/kg Körpergewicht):** Natrium, Kalium, Kalzium, Magnesium, Chlor, Phosphor, Schwefel
- **Spurenelemente (Konzentration im Körper < 50 mg/kg Körpergewicht):** Arsen, Cobalt, Chrom, Kupfer, Fluor, Eisen, Jod, Mangan, Molybdän, Nickel, Selen, Silizium, Zinn, Vanadium, Zink

Bestimmte Vitamine, Mengen- und Spurenelemente sind notwendig, um die Umwandlung der Nahrung in Energie zu unterstützen. Dazu zählen vor allem die folgenden:

- Ein Komplex an **B-Vitaminen** (vor allem B1, B2, B6 und B12) ist an der Umwandlung von Kohlenhydraten in Energie beteiligt.
- **Magnesium** ist ein Cofaktor für über 300 Enzyme im Stoffwechsel und unter anderem wichtig für die Muskelfunktion.
- **Eisen** trägt zur Sauerstoffversorgung der Zellen bei, was für die Energieproduktion notwendig ist.
- **Vitamin D** reguliert die Ausschüttung des Hormons Insulin, hemmt die Fettspeicherung und unterstützt die Energieerzeugung in den Zellen.

MEINE LIEBSTEN MIKRONÄHRSTOFF-BOOSTS FÜR DEINEN ALLTAG

Diese Lebensmittel gehören für mich unbedingt in eine nährstoffreiche Ernährung. Sie sind nicht nur vielseitig einsetzbar und richtig lecker, sondern versorgen deinen Körper auch mit wichtigen Vitaminen, Mineralstoffen und sekundären Pflanzenstoffen. Also genau dem, was du für mehr Energie und Wohlbefinden brauchst.

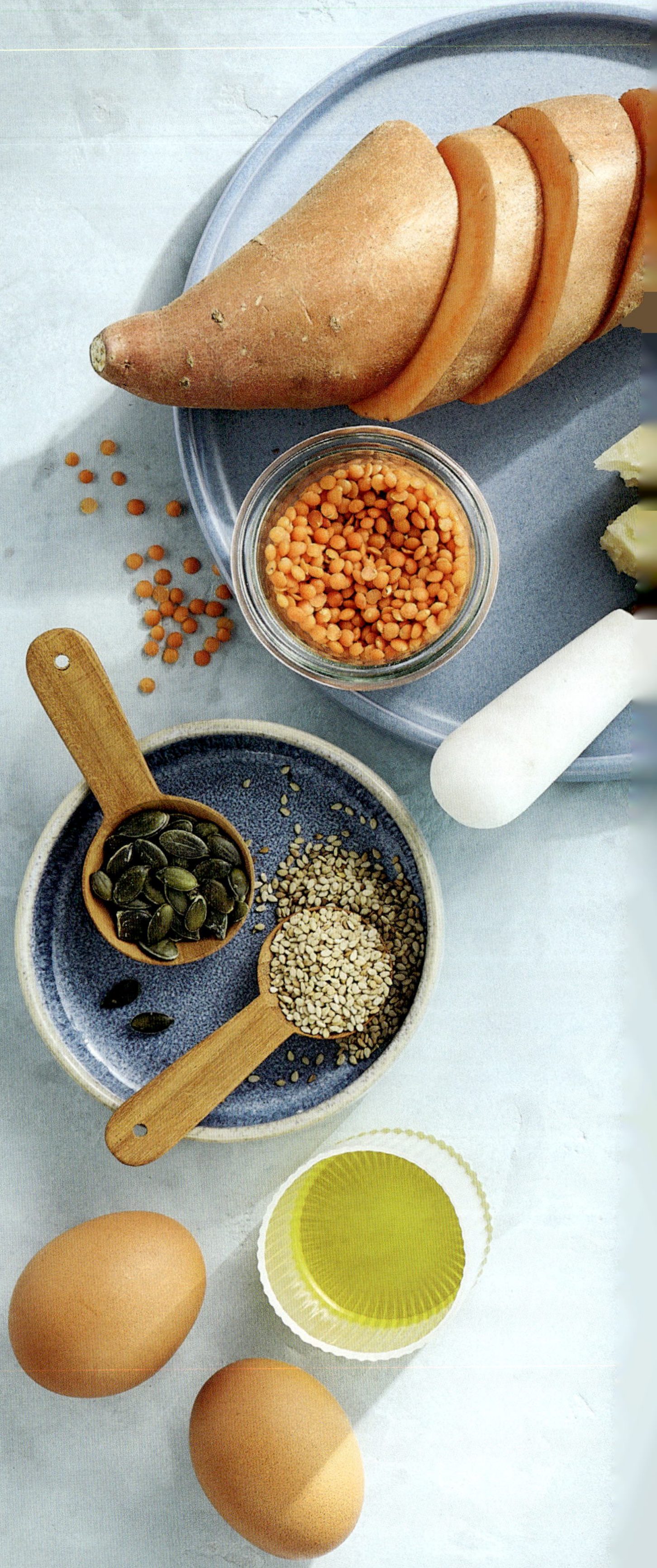

Linsen

Pflanzenprotein, bitte!
Hülsenfrüchte liefern nicht nur wertvolles Pflanzeneiweiß, sondern auch B-Vitamine und Mineralstoffe wie Eisen oder Kalzium.

Kürbiskerne

Mineralstoffe satt
Kürbiskerne sind sehr gute Lieferanten für Magnesium, aber auch für Eisen und Zink – auch ideal als Snack für zwischendurch.

Eier

echte Kraftpakete
... liefern die Vitamine A, D, E und K sowie B-Vitamine (für Energiestoffwechsel und Nervenzellen), im Eigelb sind Phosphor und Eisen, im Eiklar Kalium und Natrium.

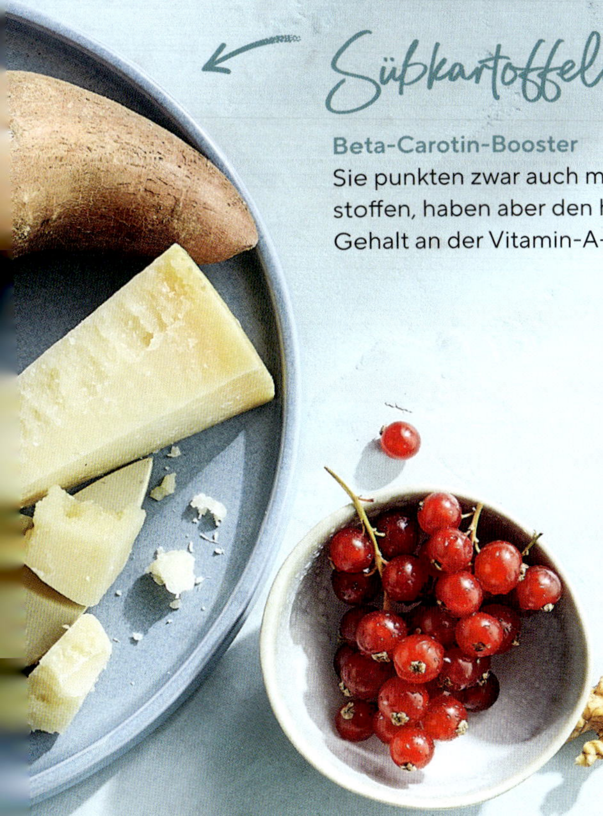

Süßkartoffeln

Beta-Carotin-Booster
Sie punkten zwar auch mit Ballaststoffen, haben aber den höchsten Gehalt an der Vitamin-A-Vorstufe.

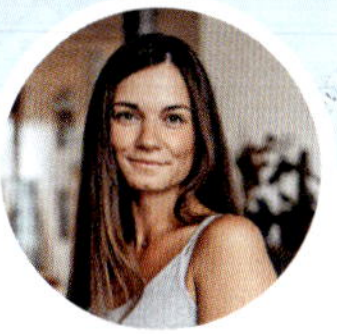

Jules Hack

Am Anfang kann es sich für dich sehr fordernd anfühlen, wenn du versuchst, die Regeln einzuhalten und auf deine Kalorien zu achten. Jede Mahlzeit zu tracken wäre sehr strikt und nicht für jeden sinnvoll. Schaue dir am besten die Nährwerttabellen der Lebensmittel an – mit der Zeit bekommst du ein Gefühl, welche Nährstoffe in welchen Mengen enthalten sind.

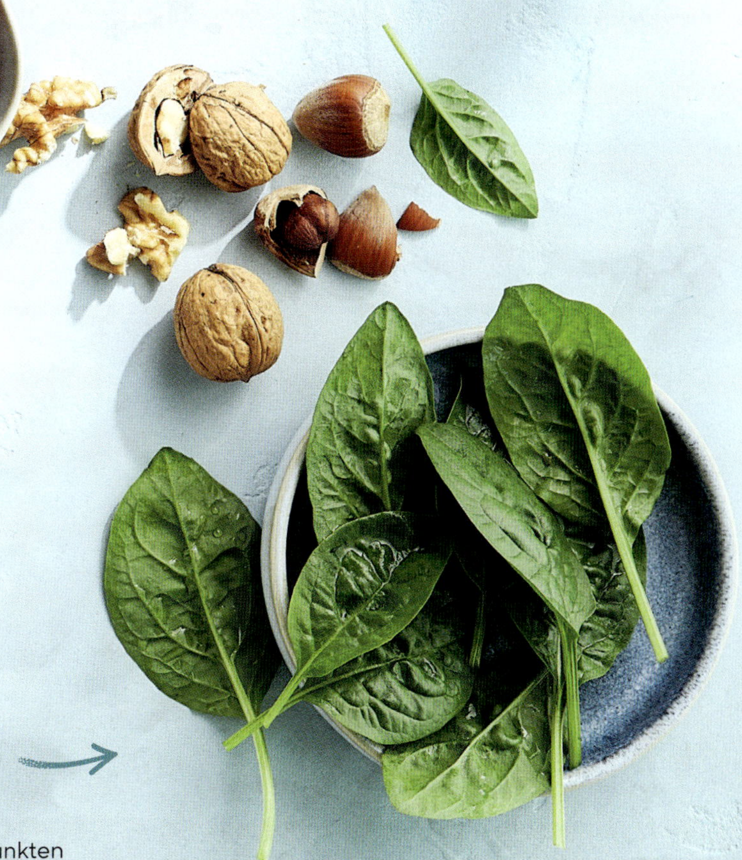

Johannisbeeren

Vitamin-C-Bombe
Für jedes Obst gilt: je saurer, umso besser! Denn dafür verantwortlich ist Ascorbinsäure, also Vitamin C.

Spinat

Grün ist Trumpf!
Die grünen Blättchen punkten mit den Vitaminen A, C und Folsäure sowie den Mineralstoffen Kalium, Kalzium und Magnesium.

Nährstoffmangel vermeiden

Rundum versorgt mit Energie

Dir ist die Ernährung wichtig und trotzdem fühlst du dich manchmal müde und schlapp? Dahinter kann ein Mikronährstoffmangel stecken. Welche Nährstoffe kritisch werden können, was du bei der Einnahme von Nahrungsergänzungsmitteln beachten solltest und warum sogar kalorienreiche Lebensmittel wie Zucker dir Energie rauben können, lernst du in diesem Kapitel.

WARUM HAST DU WENIG ENERGIE?

Wenn du dich energielos fühlst, solltest du verschiedene mögliche Ursachen in Betracht ziehen. Neben anderem kann eine allzu einseitige Ernährung ein wichtiger Grund dafür sein – zum Beispiel, weil wir häufig zu hoch verarbeiteten Lebensmitteln greifen, die reich an Fett, Zucker und Zusatzstoffen sind.

Was heißt einseitige Ernährung?

Wenn du dich einseitig ernährst, nimmst du mit der Nahrung nicht genug von einzelnen Makro- oder Mikronährstoffen auf. Das liegt daran, dass du insgesamt zu wenig verschiedene Lebensmittel isst. Die Beschränkung auf bestimmte Nahrungsmittel kann durch strenge Diäten, bestimmte Vorlieben oder auch Allergien und Unverträglichkeiten kommen. Es kann aber auch sein, dass insgesamt zu wenig Kalorien aufgenommen werden und der Energiebedarf nicht gedeckt ist.

Dadurch kann eine Mangelernährung entstehen. Der Bedarf an bestimmten Mikronährstoffen, ungesättigten Fettsäuren oder Proteinen wird nicht gedeckt, verschiedene Körperfunktionen sind beeinträchtigt, es kommt zu Muskelschwäche, Müdigkeit, Blutarmut, Nervenschäden, Veränderungen der Haut, hormonellen Störungen oder Infektionen.

Eine ausgewogene Ernährung hat erst mal das Ziel, alle Makro- und Mikronährstoffe nach Bedarf abzudecken. Das kann durch einen hohen Anteil an Obst und Gemüse, hochwertige Proteinquellen, einige Vollkornprodukte und einen kleinen Anteil guter Fettquellen erreicht werden. Eine ausgewogene Ernährung ist abwechslungsreich und bietet eine große Vielfalt an unterschiedlichen Lebensmitteln.

Energieräuber Zucker

Reiner Zucker (Glukose) ist ein schnell verdauliches Kohlenhydrat und liefert zwar rasch Energie, doch diese hält nur kurz an. Häufiger Zuckerkonsum führt zu Blutzuckerschwankungen, die wiederum Müdigkeit und Konzentrationsschwäche begünstigen können. Wenn du Zuckerhaltiges isst, steigt dein Blutzuckerspiegel schnell an, aber sinkt genauso schnell auch wieder ab. Das bedeutet für deinen Körper viel Stress. Zudem erschweren ein hoher Zuckerkonsum und Blutzuckerspiegel die Fettverbrennung. Das liegt daran, dass dabei das Hormon Insulin ausgeschüttet wird – es sorgt für die Aufnahme des Blutzuckers in die Zelle, blockiert aber gleichzeitig die Fettverbrennung.

Leere Kalorien

Außerdem ist isolierter Zucker ein leerer Energieträger, der außer Kohlenhydraten keine weiteren Mikronährstoffe, geschweige denn Ballaststoffe oder sekundäre Pflanzenstoffe enthält. Wenn wir uns einseitig ernähren, fehlen häufig essenzielle Mikronährstoffe, die für die Energieproduktion notwendig sind. Das führt zu Erschöpfung und Müdigkeit, Stoffwechselprozesse können in der Folge nicht mehr optimal ablaufen.

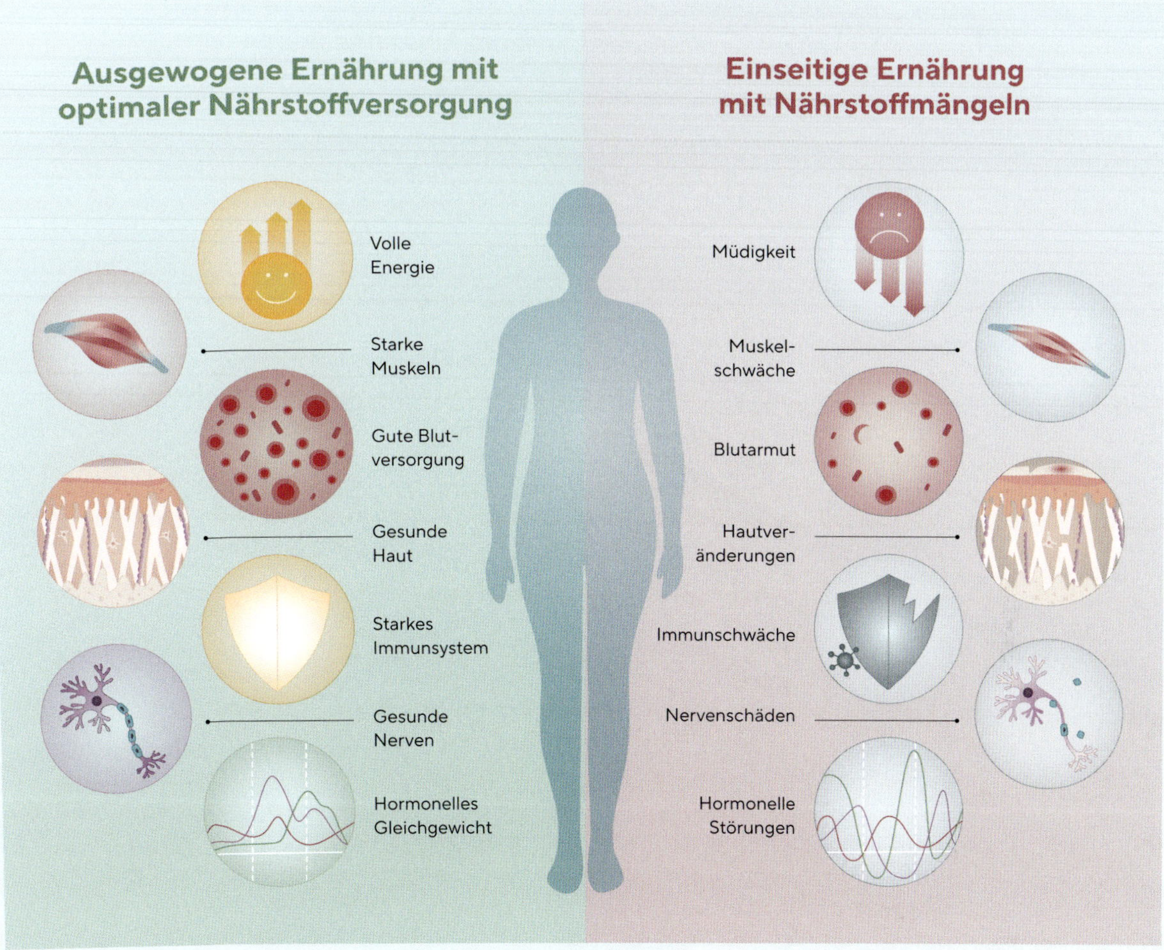

Vollwertige Nahrung

ALS TREIBSTOFF

Um einen Energiemangel durch eine einseitige Ernährung zu vermeiden, solltest du eine vielseitige, ausgewogene Ernährung anstreben. Meine Rezepte bieten dir dafür eine gute Grundlage. Allgemein empfehle ich dir, frische und natürliche Lebensmittel wie Obst, Gemüse, Vollkorn und magere Eiweißlieferanten wie Geflügel zu essen, die Mangelzuständen vorbeugen.

Das entspricht auch den Prinzipien einer vollwertigen, antientzündlichen Ernährung, sie liefert dir alles, was du für ein stabiles Energielevel brauchst. Ich selbst setze dabei vor allem auf pflanzenbasierte Kost, verzichte weitgehend auf stark verarbeitete Produkte und greife möglichst selten zu raffiniertem Zucker oder künstlichen Zusätzen.

WICHTIGE MIKRONÄHRSTOFFE

Generell haben wir in Deutschland gute Möglichkeiten, uns ausgewogen zu ernähren und alle Mikronährstoffe bedarfsdeckend aufzunehmen. Ganz besonders, wenn du darauf achtest, immer wieder die folgenden Top-Lieferanten für Mikronährstoffe in deine Ernährung einzubauen:

Die Top-Lieferanten für Mikronährstoffe

Mikronährstoff	Top-Lebensmittel
Vitamin A	Leber, in Pflanzen ist die Vorstufe Beta-Carotin am meisten in Süßkartoffeln enthalten
Vitamin E	Weizenkeimöl
Vitamin K	Grünkohl
Vitamin C	Johannisbeeren
Folsäure	Leber, in Pflanzen Linsen
Vitamin B12	Leber
Kalzium	Parmesan, in Pflanzen Mohn und Sesam
Magnesium	Kürbiskerne
Eisen	Leber, in Pflanzen Kürbiskerne
Zink	Austern, in Pflanzen Kürbiskerne

Mangel an Mikronährstoffen?

Ausgesprochene Mikronährstoffmängel gibt es in Deutschland eher selten, doch es kann schon mal kritisch werden. Wenn dir zum Beispiel Eisen fehlt, ist dein Sauerstofftransport gestört und es kann zu einer Eisenmangelanämie, also Blutarmut, kommen. Das führt wiederum zu Müdigkeit. In der Tabelle auf der rechten Seite findest du Anhaltspunkte dafür, welche Symptome bei einem Mangel an einem bestimmten Mikronährstoff auftreten können.

Bei Beschwerden ist es aber durchaus sinnvoll, ein Blutbild erstellen zu lassen, um zu prüfen, an welchem Mikronährstoff du einen Mangel hast. Danach kannst du gezielt mehr Lebensmittel mit diesem aufnehmen.

Bioverfügbarkeit beachten!

Bei der Versorgung mit Mikronährstoffen solltest du darauf achten, dass du sie aus Lebensmitteln aufnimmst, aus denen sie gut bioverfügbar sind. »Bioverfügbarkeit« bedeutet einfach, dass der Mikronährstoff in einer bestimmten Form oder biochemischen Struktur vorliegt, die vom Körper gut aufgenommen werden kann. Beispielsweise kann Eisen aus tierischen Produkten besser aufgenommen werden, weil es als Hämeisen vorliegt.

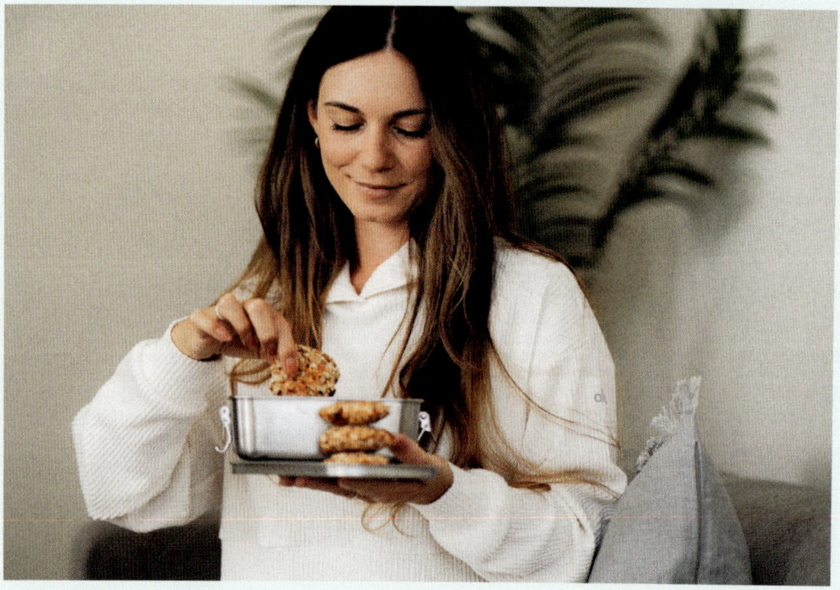

Mikronährstoffe im Mangel – Symptome

Mikronährstoff	Quelle	Symptome
Eisen	Rotes Fleisch, Hülsenfrüchte, Vollkornprodukte	Müdigkeit, Schwindel, Infektanfälligkeit, Blutarmut
Magnesium	Nüsse und Samen, Vollkornprodukte, Hülsenfrüchte, grünes Blattgemüse, Fisch und Meeresfrüchte	Muskelkrämpfe, Müdigkeit
Vitamin D	Fettfisch, Eier; v. a. körpereigene Synthese bei Sonnenlicht	Muskelschwäche, Energielosigkeit, geschwächtes Immunsystem
Vitamin B6	Vollkornprodukte, Hasel- und Walnüsse, Paprika, Sardinen, Makrelen, Schweinefleisch, Bananen	Nervosität, Schwäche, Blutarmut, neurologische Störungen
Vitamin B12	Fleisch, Fisch, Eier, Milch- und Milchprodukte (kritisch bei veganer Ernährung)	Konzentrationsschwäche, Blutarmut, neurologische Störungen

Aus pflanzlichen Quellen wird es als Nicht-Hämeisen dagegen deutlich schlechter aufgenommen. Zusätzlich hemmen bestimmte sekundäre Pflanzenstoffe dessen Aufnahme. Das Gleiche gilt für Zink. Bei den Vitaminen A, D, E und K ist auf eine gleichzeitige Zufuhr von Fett zu achten, da diese Vitamine fettlöslich sind.

HIER WIRD ES ÖFTER KRITISCH

Auch wenn wir uns hier alle ausgewogen und vollwertig ernähren können, treten doch häufiger Nährstoffmängel auf. Besonders kritisch sind hier die vier Mikronährstoffe Vitamin D, Folsäure, Eisen und Vitamin B12 – das gilt besonders, aber nicht nur, wenn du an entzündlichen Erkrankungen leidest. Schauen wir uns diese kritischen Mikronährstoffe genauer an:

Beachte bei Vitamin D:
Besonders bei Vitamin D ist es wichtig, den Status regelmäßig in der Hausarztpraxis testen zu lassen. Da das Vitamin kaum über Nahrungsmittel aufgenommen wird, ist eine Ergänzung mit Präparaten durchaus sinnvoll. Gerade im Herbst und Winter kann dies notwendig sein, da wir Vitamin D nur durch Sonnenlicht selbst bilden können. Weil die Dosierung eines Supplements vom Mangelzustand abhängt, solltest du deinen Vitamin-D-Spiegel vorher im Blut vom Arzt bestimmen lassen. Es kann nämlich auch zu einer Überdosierung kommen, weil Vitamin D als fettlösliches Vitamin im Körperfett gespeichert wird. Dann könnte infolgedessen eine Hyperkalzämie entstehen. Das bedeutet, dass du zu viel Kalzium im Blut hast, was wiederum langfristig zum Beispiel zu Nierenschäden führen kann.

Oft wird empfohlen, Vitamin D morgens einzunehmen. Studien fanden heraus, dass Vitamin D die Schlafqualität beeinträchtigen kann, weil es die Produktion des Hormons Melatonin stört, das den Schlaf-Wach-Rhythmus beeinflusst.

Beachte bei Folsäure:
Folsäure ist besonders wichtig in der Schwangerschaft, da sie eine wichtige Rolle bei der Entwicklung des Kindes spielt. Ein Mangel kann zu einem offenen Rücken des Kindes führen. Da sich der Rücken des Embryos in der 6. Schwangerschaftswoche schließt, ist es wichtig, schon sehr frühzeitig zu messen, ob man einen Folsäuremangel hat und ob ein Supplement sinnvoll ist.

Folsäure aus Nahrungsergänzungsmitteln wird tatsächlich sogar besser aufgenommen als aus Lebensmitteln. Da Folsäure wasserlöslich ist und durch den Urin ausgeschieden werden kann, kommt eine Überdosierung eher selten vor. Folsäure kann gut morgens auf nüchternen Magen eingenommen werden, um die Aufnahme nicht zu beeinträchtigen.

Beachte bei Eisen:
Ein Mangel an Eisen kommt häufiger bei Frauen vor, da es durch die monatliche Regelblutung aus dem Körper ausgeschieden wird. Man schätzt, dass weltweit 15–18 % aller Frauen einen Eisenmangel haben. Auch eine vegetarische oder vegane Ernährung kann dazu führen, da das Eisen aus pflanzlichen Lebensmitteln schlechter aufgenommen wird.

Für die Supplementierung mit Eisen gibt es verschiedene Formen:

- Zweiwertiges Hämeisen (aus tierischen Lebensmitteln) wird besser aufgenommen, reizt aber die Magenschleimhäute und ist nicht so gut verträglich.
- Dreiwertiges Nicht-Hämeisen (aus pflanzlichen Lebensmitteln) wird schlechter vom Körper aufgenommen, ist jedoch besser verträglich.

Sprich dich dazu gerne mit deinem Arzt ab – prüfe, was für dich gut verträglich ist, und kontrolliere, welches Präparat sich gut auf deinen Ferritin-Spiegel auswirkt. Denn deine Eisenwerte schwanken grundsätzlich sehr stark und sind nicht (oder nur bedingt) aussagekräftig. Wenn du also deinen Eisenstatus beim Arzt checken lassen willst, denk daran, nicht (nur) den Eisenspiegel (Hämoglobin, Hb), sondern den Ferritin-Spiegel überprüfen zu lassen.

Eisen kann auch gut auf nüchternen Magen eingenommen werden, damit die Aufnahme nicht beeinträchtigt wird. Du kannst sie durch Vitamin C fördern. Gehemmt wird die Aufnahme allerdings durch sekundäre Pflanzenstoffe wie Phytate aus Vollkornprodukten und Hülsenfrüchten sowie Tannine aus Kaffee und Tee. Auch Milch und Joghurt hemmen die Eisenaufnahme, das das Kalzium in den Milchprodukten mit dem Eisen um die Aufnahme konkurriert. Am besten hältst du einen Abstand von etwa 2 Stunden zu diesen Lebensmitteln ein.

Bei einem starken Eisenmangel kann Eisen auch intravenös durch regelmäßige Infusionen verabreicht werden. Wie bei allen Dingen muss aber auch hier das Maß gehalten werden. Eine dauerhafte Erhöhung der Eisenaufnahme kann zu Übelkeit, Magenbeschwerden und Leberschäden führen. Langfristig kann sogar eine Hämchromatose entstehen. Das bedeutet, dass sich Eisen in deinen Organen ablagert. Deshalb ist es wichtig, mit dem Arzt oder der Ärztin die Dosierung zu besprechen und nicht in Eigenregie Eisen zu supplementieren.

Beachte bei Vitamin B12:
Ein Vitamin-B12-Mangel kann vor allem bei veganer Ernährung entstehen, da pflanzliche Lebensmittel kein Vitamin B12 liefern. Zwar ist in Algen Vitamin B12 enthalten, jedoch ist diese Form nicht gut für den Körper verwertbar. Für eine Supplementierung wird Cyanocobalamin empfohlen. Eine Überdosierung ist unwahrscheinlich, da Vitamin B12 wasserlöslich ist. Vitamin B12 kann zu jeder Tageszeit aufgenommen werden.

WANN SIND NAHRUNGSERGÄNZUNGSMITTEL SINNVOLL?

Merkst du nach einigen Wochen ausgewogener Ernährung noch keine Verbesserung, kannst du die kritischen Mikronährstoffe auch ergänzen – hole dafür aber am besten den Rat von ernährungsmedizinischen Fachleuten ein. Um den Mangel gezielt zu beheben, solltest du möglichst keine Kombipräparate nehmen oder auch nicht solche verwenden, die Zusatzstoffe enthalten.

Folgende Ausnahmen in Sachen Supplemente können aber durchaus sinnvoll sein:

- Bei **Eisen** kann Vitamin C mit enthalten sein, um die Aufnahme des Eisens zu fördern.
- **Vitamin D** kann gut mit **Vitamin K** aufgenommen werden, weil beide Mikronährstoffe wichtig für deinen Kalziumstoffwechsel sind. Vitamin D fördert außerdem die Aufnahme von Kalzium im Darm und Vitamin K unterstützt den Transport des Kalziums in Knochen und Zähnen. Dadurch arbeiten beide Mikronährstoffe am effektivsten zusammen.

Die besten Tipps

ZUR UMSETZUNG

Eine vollwertige Ernährung in deinen Alltag zu integrieren, kann anfangs schwer oder ungewohnt sein. Das weiß ich aus eigener Erfahrung. Ich empfehle dir deshalb kleine Schritte. So kannst du dich schnell und dauerhaft motivieren und besser mit Rückschlägen umgehen. Hier kommen meine wichtigsten Empfehlungen, wie du einen Nährstoffmangel vermeiden kannst und damit schon mal den ersten Energieräuber an die Wand stellst.

ZUCKER NACH UND NACH REDUZIEREN

Ein wesentlicher Schritt auf dem Weg meiner Ernährungsumstellung war die Reduktion von Zucker, vor allem von industriellem Haushaltszucker. Reiner Zucker, allgemein Haushaltszucker genannt, ist nicht nur in Kuchen und Süßigkeiten, sondern auch in vielen (herzhaften) verarbeiteten Lebensmitteln enthalten. Zudem versteckt er sich gerne hinter anderen chemischen Begriffen, ebenso wie Zuckerersatzstoffe, die man an den Endungen -ose, -sirup, -süße, -pulver oder -extrakt erkennen kann. Du willst auch weniger Zucker aufnehmen? Dann empfehle ich dir zwei Schritte, die du sukzessive in deinen Alltag integrieren kannst.

Schritt 1: Weniger Zucker
Reduziere die Menge an zuckerhaltigen Lebensmitteln! Beginne zum Beispiel damit, Süßes nur nach den Mahlzeiten zu essen, da dann die Reaktion des Körpers auf die entzündliche Wirkung des Zuckers geringer ausfällt. Der Blutzucker- und Insulinspiegel ist nach dem Essen ohnehin erhöht. Wenn du gerne Saft trinkst, kannst du diesen schrittweise mit Wasser vermengen und so den Anteil des süßen Zuckers immer weiter reduzieren. Versuche außerdem verarbeitete Lebensmittel durch frische zu ersetzen. Lass dich gerne durch meine Rezepte inspirieren!

Schritt 2: Zucker gesund tauschen
Ersetze den Zucker durch gesündere Alternativen. Wenn du gerne Schokolade isst, kannst du allmählich den Kakaoanteil in der Schokolade erhöhen. Dies hilft dir auch, akute Heißhungerattacken zu bewältigen – Bitterstoffe vertreiben nachweislich Heißhunger. Die meisten Kuchen und Süßspeisen kannst du mit Bananen oder Datteln süßen, wie die Pancakes von S. 69 oder die Muffins von S. 70. Diese natürlichen Süßungsmittel enthalten neben Zucker auch viele andere Nährstoffe, die der weiße Industriezucker nicht besitzt.

Mehr Omega-3-Fettsäuren

Um gesunde und antientzündliche Fettsäuren in deinen Speiseplan zu integrieren, empfehle ich dir Olivenöl oder hochwertige Nussöle statt Butter oder Margarine. Wichtige Omega-3-Fettsäuren erhältst du außerdem durch den Konsum von fettem Fisch (wie z. B. Lachs, Makrele oder Hering) – ideal: die Buddha Bowl von S. 185.

Weniger Wurstwaren

Stark verarbeitetes Fleisch wie Wurst solltest du reduzieren und durch ballaststoffreiches Blattgemüse wie Spinat oder Grünkohl ersetzen. Auch hier gilt: Step by step – erhöhe deinen Gemüseanteil jede Woche etwas mehr, damit du dich langsam daran gewöhnen kannst. Gesünder sind selbst gemachte Veggie-Bratlinge auf S. 119, die Lasagne auf S. 166 oder der Hummus von S. 155 statt Streichwurst.

Trinken nicht vergessen!

Last but not least: Trinke ausreichend Wasser – mehr dazu findest du auf S. 66/67. Obwohl ich persönlich sehr gerne Wasser pur trinke, mag ich es auch, das Wasser ab und zu mit Obst, Gurken oder Minze zu verfeinern, um es schmackhafter zu machen. Probier es doch gerne mal aus!

Eiweiß-Booster

aus pflanzlichen und tierischen Quellen

Auf dieser und der folgenden Seite findest du jeweils eine Auswahl an pflanzlichen und tierischen Proteinquellen, die sich gut in eine antientzündliche Ernährung integrieren lassen. Du findest jeweils die ungefähren Proteinwerte in Gramm pro 100 Gramm. So kannst du bei den Rezepten weiter hinten im Buch ganz nach deinen Vorlieben die Proteinquellen austauschen und variieren.

Kann man zu wenig Eiweiß aufnehmen?
Proteine setzen sich aus 20 verschiedenen Aminosäuren zusammen. Dabei können nicht-essenzielle von unserem Stoffwechsel selbst hergestellt werden – neun essenzielle Aminosäuren müssen wir über die Nahrung regelmäßig aufnehmen. Je nachdem, aus welchen Aminosäuren sich ein Lebensmittel zusammensetzt, ist es mehr oder weniger »wertvoll« (nähere Infos zur biologischen Wertigkeit findest du auf der nächsten Seite). Eiweiß kann in erster Linie bei Menschen, die sich rein pflanzlich und gleichzeitig sehr einseitig ernähren, kritisch werden. Durch die gezielte Kombination von verschiedenen Nahrungsmitteln, wie von Getreide und Hülsenfrüchten, lässt sich dies allerdings auch ausgleichen.

PFLANZLICHE PROTEINE

Pflanzliche Proteinquellen enthalten neben Eiweiß auch Ballaststoffe, sekundäre Pflanzenstoffe und gesunde Fette, die die Darmgesundheit unterstützen und entzündungshemmende Effekte haben. Eine kluge Kombination verschiedener pflanzlicher Proteine hilft, alle essenziellen Aminosäuren aufzunehmen. Auf der nächsten Doppelseite findest du die Proteine aus tierischen Lebensmitteln …

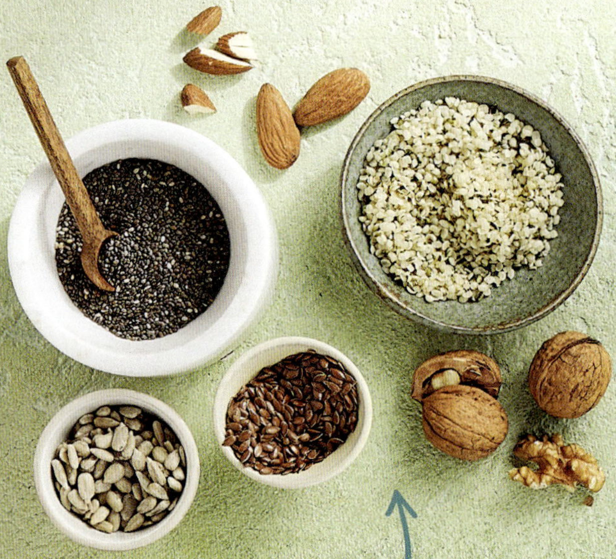

Nüsse und Samen

gesunde Fette und Eiweiß

- Hanfsamen → 31 g Protein, alle essenziellen Aminosäuren
- Chiasamen → 16 g Protein, reich an Omega-3-Fettsäuren
- Leinsamen → 18 g Protein, unterstützen die Verdauung
- Mandeln → 21 g Protein, voller Vitamin E
- Walnüsse → 15 g Protein, entzündungshemmend
- Sonnenblumenkerne → 19 g Protein, Zinklieferant

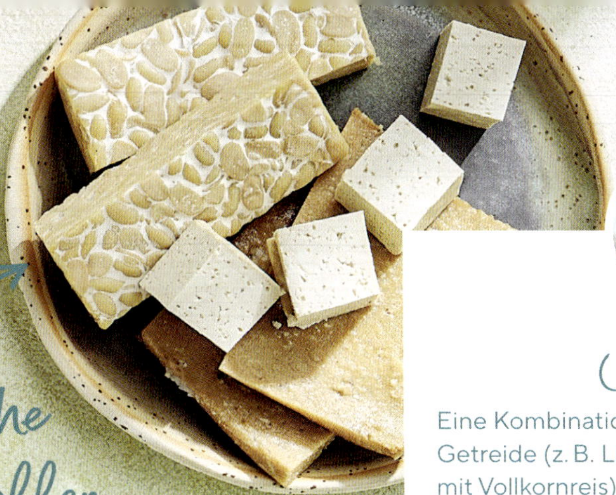

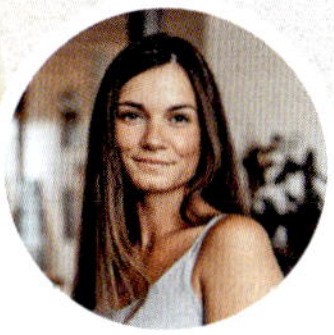

Jules Hack

Eine Kombination aus Hülsenfrüchten und Getreide (z. B. Linsen mit Quinoa oder Bohnen mit Vollkornreis) sorgt für eine nahezu vollständige Aufnahme und Verwertung der Aminosäuren und hält den Blutzucker stabil.

Pflanzliche Proteinquellen

praktisch für die Küche

- Tofu (fester Naturtofu) → 16 g Protein, vielseitig einsetzbar
- Tempeh (fermentierte Sojabohnen) → 19 g Protein, besser verdaulich als Tofu
- Seitan (Weizengluten) → 25 g Protein, sehr eiweißreich, aber glutenhaltig

Getreide und Pseudogetreide

ideal als Beilage

- Quinoa (roh) → 14 g Protein, vollständiges Aminosäurenprofil
- Amaranth (roh) → 15 g Protein, hoher Magnesiumgehalt
- Haferflocken → 13 g Protein, gut für den Blutzucker
- Buchweizen (roh) → 12 g Protein, glutenfrei und nährstoffreich

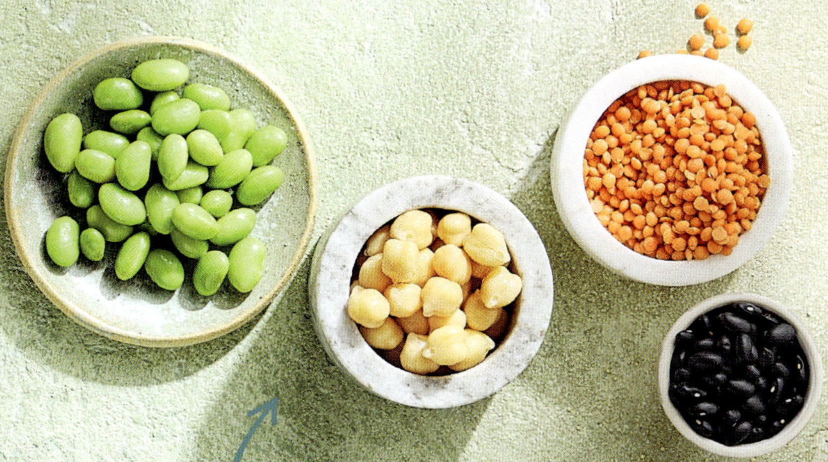

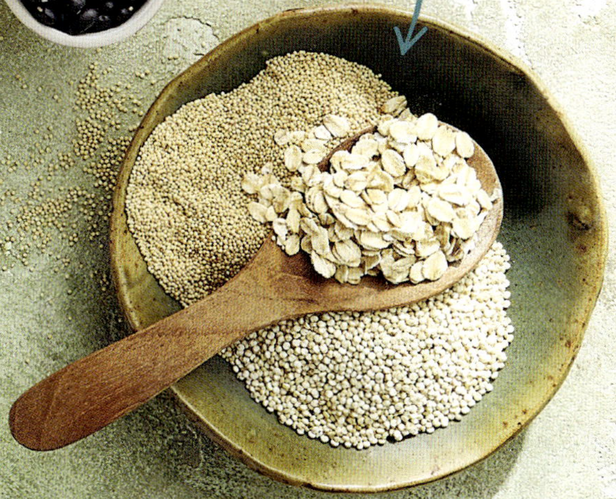

Hülsenfrüchte

ballaststoffreich und sättigend

- Linsen (roh; rot, gelb, grün, braun) → 25 g Protein, eisenreich
- Kichererbsen (roh) → 19 g Protein, gut für die Darmflora
- Schwarze Bohnen (roh) → 21 g Protein, stabilisieren den Blutzucker
- Edamame (roh; junge Sojabohnen) → 12 g Protein, voller Omega-3-Fettsäuren

TIERISCHE PROTEINE

Nicht alle tierischen Proteine sind automatisch entzündungsfördernd (mehr zu Entzündungen und zur antientzündlichen Ernährung erfährst du ab S. 32). Einige tierische Lebensmittel liefern hochwertige Aminosäuren, Omega-3-Fettsäuren und Mikronährstoffe, die entzündungshemmend wirken sowie eine gesunde Zellfunktion unterstützen. Die hier genannten tierischen Eiweißquellen sind besonders gut mit einer antientzündlichen Ernährung kombinierbar.

Biologische Wertigkeit

Die biologische Wertigkeit zeigt dir, wie gut dein Körper ein Protein aus der Nahrung in körpereigenes Eiweiß umwandeln kann. Je höher die Wertigkeit, desto effizienter nutzt dein Körper die aufgenommenen Aminosäuren. Proteine aus tierischen Quellen haben oft eine höhere biologische Wertigkeit, besonders wertvoll sind in dieser Hinsicht Eier, mit einem Wert von 100. Doch auch in Pflanzen sind oft viele Proteine enthalten. Pflanzliche Proteinquellen kannst du clever kombinieren, zum Beispiel Hülsenfrüchte mit Vollkorn, um ihre Wertigkeit zu steigern.

Fermentierte Milchprodukte

für eine gesunde Darmflora

- Naturjoghurt (ohne Zucker, fermentiert) → 10 g Protein, reich an Probiotika
- Kefir → 9 g Protein, reich an Probiotika, fördert das Darmmikrobiom
- Hüttenkäse (Bio, ohne Zusatzstoffe) → 12 g Protein, gut verträglich

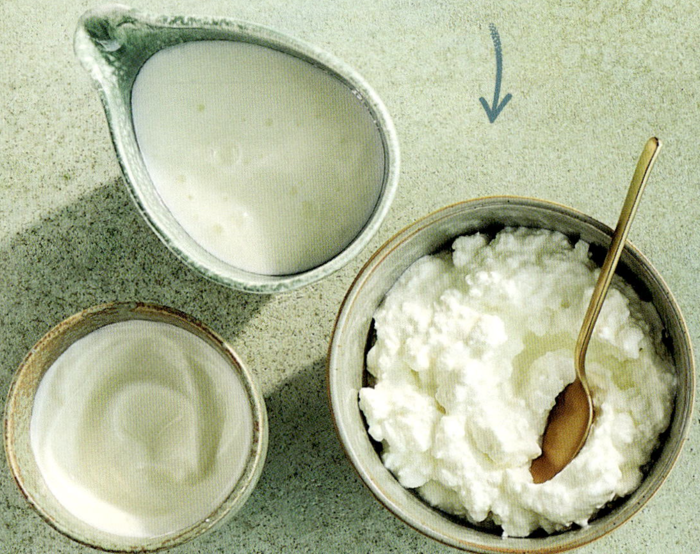

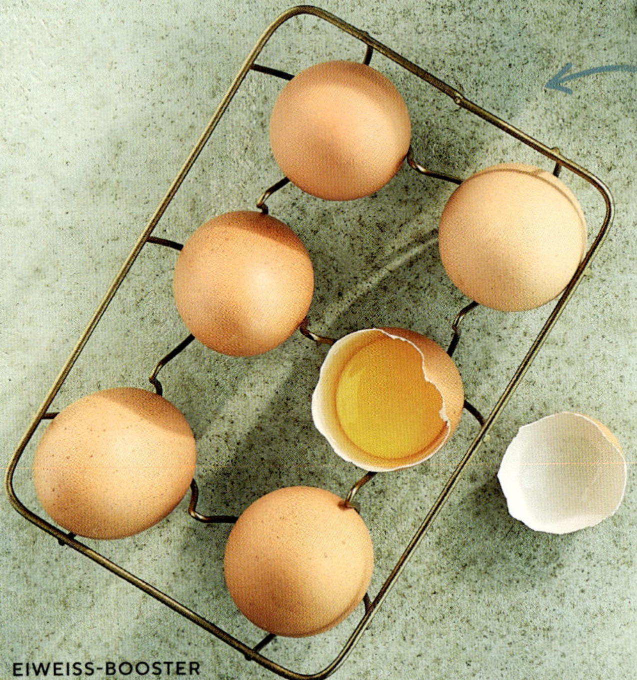

Eier

das vollständige Protein

- Bio-Eier (freilaufend, Omega-3-reich) → 13 g Protein, enthalten Cholin für die Gehirnfunktion
- Eiklar (ohne Dotter) → 11 g Protein, nahezu fettfrei

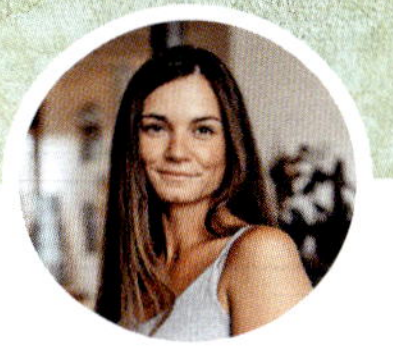

Jules Hack

Baue Omega-3-reiche Fische wie Lachs, Makrele oder Sardinen am besten zwei- bis dreimal pro Woche ein. Pflanzeneiweiß kann ideal mit fermentierten Milchprodukten oder Eiern kombiniert werden, um eine optimale Verwertung der Aminosäuren zu gewährleisten.

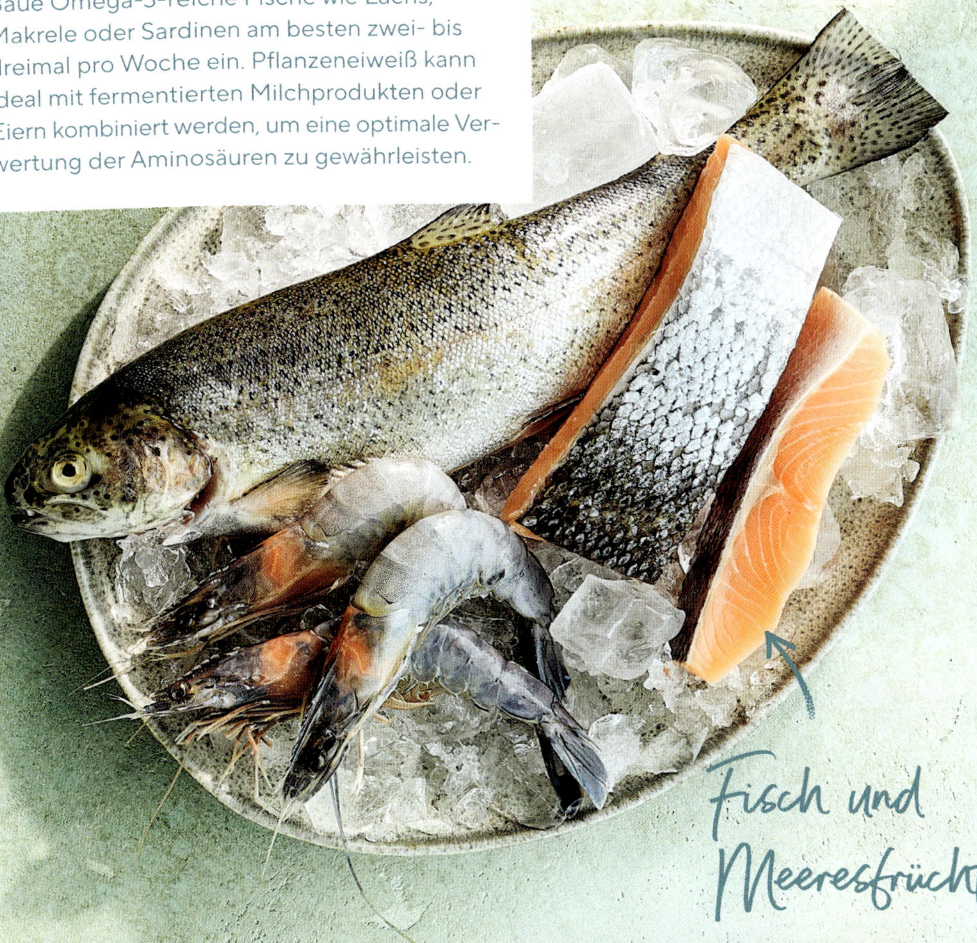

Fisch und Meeresfrüchte

extra viele ungesättigte Fettsäuren

- Lachs (wild gefangen) → 20 g Protein, reich an Omega-3
- Makrele → 18 g Protein, hoher Gehalt an Omega-3-Fettsäuren
- Sardinen (mit Gräten) → 22 g Protein, viel Kalzium und Omega-3
- Forelle → 19 g Protein, leicht verdaulich und entzündungshemmend
- Garnelen → 18 g Protein, wenig Fett und reich an Selen

Entzündungen und Energie

Was deinem Körper langfristig Kraft rauben kann

Der Körper ist ständig in Alarmbereitschaft, dein Immunsystem kämpft gegen Entzündungen? Das muss nicht sein! Wie Entzündungen entstehen und deine Gesundheit beeinflussen und wie du sie mit wenigen Maßnahmen stoppst, bevor du ausbrennst, liest du in diesem Kapitel.

WAS SIND ENTZÜNDUNGEN?

Entzündungen sind zunächst einmal eine natürliche Reaktion deines Körpers auf Verletzungen oder Infektionen. Obwohl sie unangenehm sind, haben sie eine wichtige Funktion: Sie helfen, Erreger zu beseitigen, geschädigtes Gewebe zu heilen und deinen Körper vor weiteren Schäden zu schützen. Problematisch wird es, wenn Entzündungen chronisch werden und der Körper ständig in einem »Alarmzustand« bleibt. Das raubt dir viel Energie und kann auf Dauer zu Folgeerkrankungen führen.

Mögliche Ursachen

Entzündungen können durch verschiedene Faktoren ausgelöst werden. Zu den häufigsten gehören:

- **Infektionen:** Diese werden durch Bakterien, Viren oder Pilze ausgelöst.
- **Autoimmunerkrankungen:** Dabei greift das Immunsystem fälschlicherweise eigenes, gesundes Gewebe an. Mögliche Auslöser können eine genetische Veranlagung, Umweltfaktoren oder Infektionen sein.
- **Ungesunde Ernährung:** Sehr stark verarbeitete Lebensmittel, Zucker, Fleisch und Transfette fördern Entzündungen, bei Übergewicht entstehen mehr Entzündungen im Fettgewebe.
- **Stress und Schlafmangel:** Chronischer Stress und unzureichender Schlaf tragen zur Entstehung von Entzündungen bei.
- **Oxidativer Stress:** Durch Umwelteinflüsse, Verletzungen oder Infektionen entstehen freie Radikale im Körper, die Entzündungen auslösen (siehe auch S. 34).

AUTOIMMUNERKRANKUNGEN

Bei Autoimmunerkrankungen richtet sich das Immunsystem gegen körpereigene Proteine. Dadurch wird das Gewebe geschädigt. Der Körper befindet sich in einem dauerhaften Entzündungszustand, und das wirkt sich auch auf seine Energiereserven aus.

Es gibt viele verschiedene Formen von Autoimmunerkrankungen – hier sind nur ein paar Beispiele: Hashimoto-Thyreoiditis (die Schilddrüse produziert weniger oder keine Hormone mehr), Lupus erythematodes (entzündliche Erkrankung, die sich an Haut, Gelenken, Nieren u. v. m. manifestieren kann), rheumatoide Arthritis (Gelenkerkrankung), Multiple Sklerose (Erkrankung der Nerven) oder auch chronisch entzündliche Darmerkrankungen wie Morbus Crohn oder Colitis ulcerosa.

Die Häufigkeit von Autoimmunerkrankungen nimmt immer mehr zu, insbesondere die von entzündlichen Darmerkrankungen. Dies liegt mit an der Ernährung, aber auch an anderen Faktoren wie etwa Luftverschmutzung, Infektionen, Stress, Medikamenten und Klimawandel. Interessant ist, dass Frauen häufiger von Autoimmunerkrankungen betroffen sind. Hier vermuten aktuelle Forschungen, dass das Hormon Östrogen eine Rolle spielen kann.

Wie entstehen Entzündungen?

Zunächst wirkt ein Auslöser auf deinen Körper ein. Das können wie beschrieben Viren, Bakterien, Verletzungen, Giftstoffe oder auch Stress sein. Dieser Auslöser wird von deinem Immunsystem als fremd erkannt und lotst weiße Blutkörperchen (Leukozyten) zu der betroffenen Stelle. Diese Immunzellen bekämpfen Infektionen und töten Mikroorganismen ab. Anschließend beseitigen Makrophagen (Fresszellen) das beschädigte Gewebe. Dabei entstehen leider auch entzündliche Botenstoffe (Cytokine), die die Entzündung weiter befeuern und das Gewebe schädigen. Eine Entzündung erkennst du in der Regel an diesen vier Anzeichen: Rötung, Schwellung, Wärme und Schmerz.

Entzündungen können überall im Körper auftreten, abhängig davon, was sie auslöst. Grundsätzlich sind sie ein ganz natürlicher Prozess: Sie helfen dem Körper dabei, auf Infektionen oder Verletzungen zu reagieren, geschädigtes Gewebe zu beseitigen und Krankheitserreger zu bekämpfen. Sind die Verletzungen jedoch zu groß oder kursieren zu viele Krankheitserreger im Körper, kann ihn das überfordern, er brennt aus. Das heißt, dass er die Entzündung nicht in Schach halten kann und diese chronisch wird.

Folgen dauerhafter Entzündungen

Chronische Entzündungen können sich negativ auf deine Gesundheit auswirken. Sie stehen im Zusammenhang mit vielen Krankheiten wie Herz-Kreislauf-Erkrankungen, Diabetes, Autoimmunerkrankungen und sogar Depressionen. Wenn dein Körper ständig gegen Entzündungen arbeiten muss, wird er schnell erschöpft – die Folge: Du fühlst dich müde und energielos.

Außerdem können stille Entzündungen deine Energiereserven erheblich belasten. Dein Körper befindet sich in einem ständigen Kampfmodus gegen sich selbst und schwächt sich damit erheblich. Das Immunsystem benötigt viel Energie, um immer wieder neue Immunzellen bilden zu können, die sich dann aber ausgerechnet gegen deinen Körper richten. Dabei werden sehr viele Aminosäuren verbraucht, die wichtige Bausteine bei der Bildung von Proteinen sind. Diese wiederum sind bedeutsam für die Bildung von Immunzellen.

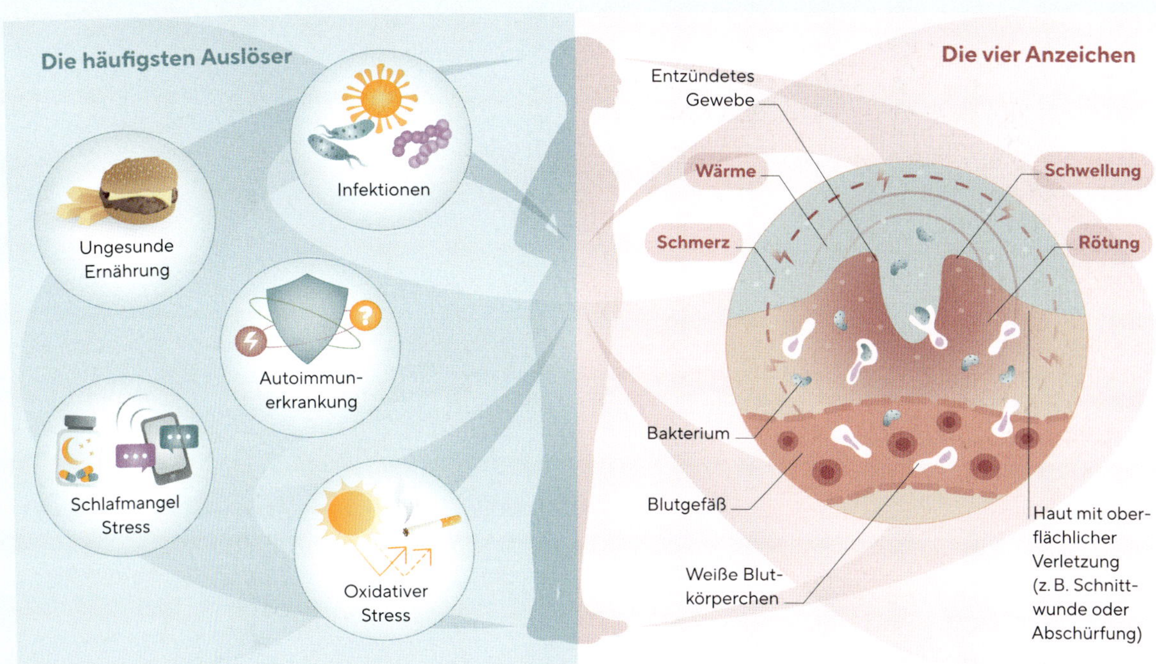

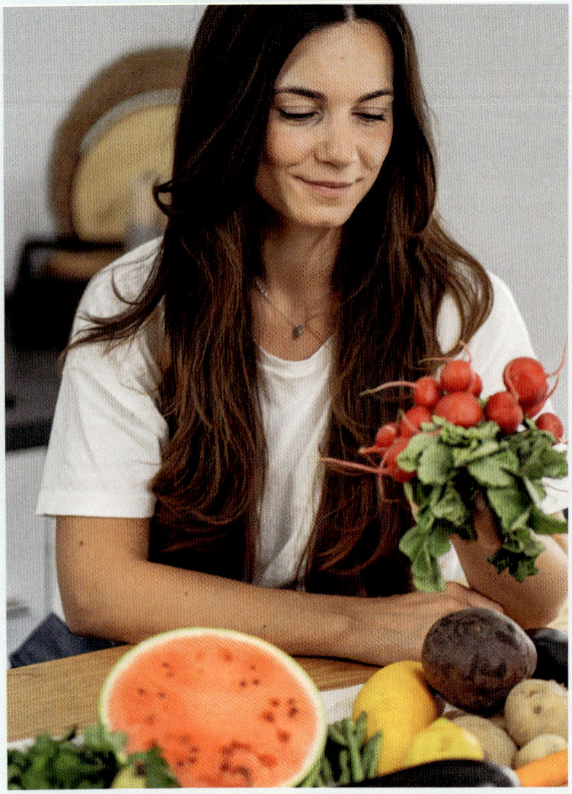

DEINE ERNÄHRUNG ALS WAFFE GEGEN ENTZÜNDUNGEN

Dein Körper benötigt also Energie, um das Immunsystem am Laufen zu halten. Doch nicht jede Energiequelle ist gleich gut: Zucker zum Beispiel ist hier nicht der beste Lieferant. Denn mit dem Brennstoff Zucker wird die Entzündung noch zusätzlich befeuert. Er beeinflusst das Mikrobiom negativ und schädigt dadurch auch die Schleimhautschicht im Dickdarm. Das führt zu einer schlechteren Aufnahme von Mikronährstoffen, die aber essenziell für einen gesunden Stoffwechsel sind.

Dazu kommt: Die Botenstoffe (Cytokine), die bei einer Entzündung entstehen, können den Stoffwechsel verändern. Einige Entzündungsbotenstoffe beeinflussen auch das Sättigungszentrum im Hypothalamus des Gehirns, reduzieren das Hungergefühl und stimulieren Sättigungshormone. Allerdings ist bei entzündlichen Erkrankungen der Stoffwechsel erhöht und eine verringerte Nahrungsaufnahme für den Körper nicht sinnvoll – es bedeutet vielmehr Stress für den Körper. Durch diesen Stress wird mehr vom Hormon Cortisol ausgeschüttet. Dieses erhöht den Blutzuckerspiegel – aus dem Mechanismus kann letztendlich eine Insulinresistenz entstehen. Dann nehmen die Zellen schlechter Glukose auf und das führt wieder zu einem Energiemangel.

Ein Energiemangel durch Entzündungen muss aber nicht sein! Deine Ernährung hat nicht nur einen entscheidenden Einfluss darauf, ob du viel oder wenig Energie zur Verfügung hast, sondern auch darauf, wie gut dein Körper mit Entzündungen umgehen kann. Wenn du auf eine antientzündliche Ernährung achtest, solltest du bestimmte Lebensmittel meiden und andere bevorzugen. Dein Energiehaushalt wird es dir danken. Hier möchte ich dir die wichtigsten Prinzipien dieser Ernährungsweise vorstellen:

Welche Lebensmittel solltest du meiden?

Aus meiner Sicht gibt es drei Lebensmittel, die leicht Entzündungen befeuern und die du daher meiden solltest:

- Zunächst einmal fördert **Zucker** Entzündungen, da durch die Ausschüttung des Hormons Insulin vermehrt entzündliche Botenstoffe (Cytokine) freigesetzt werden. Außerdem wird oxidativer Stress gefördert (siehe unten) und das Darmmikrobiom geschädigt.
- **Transfettsäuren,** zum Beispiel in Fertiggerichten, Pommes, Croissants oder Margarine, solltest du ebenfalls meiden, denn sie schädigen die Blutgefäße und fördern entzündungsfördernde Substanzen wie Prostaglandine.
- Zuletzt enthalten vor allem **fettreiches Fleisch** und Produkte daraus die Fettsäure Arachidonsäure, die zu Prostaglandinen umgewandelt wird und die unser Darmmikrobiom beeinträchtigt.

Wie entsteht oxidativer Stress

Um den Entzündungen entgegenzuwirken und oxidativen Stress zu verhindern, braucht dein Körper Antioxidantien. Zum besseren Verständnis ein kurzer Exkurs: Oxidativer Stress entsteht, wenn im Körper zu viele sogenannte freie Radikale vorhanden sind. Das sind sehr reaktionsfreudige Moleküle, die

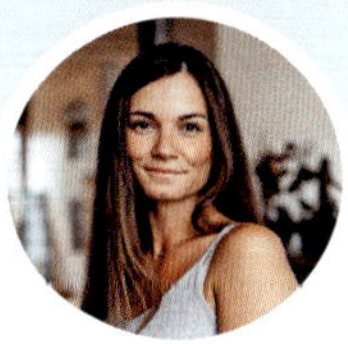

Jules Tipp

Du musst nicht alles auf einmal und zu 100 % ändern, um eine spürbare Wirkung zu erzielen. Fang klein an: Ersetze industriellen Zucker durch frisches Obst, greife öfter zu frischem Gemüse statt zu Fertiggerichten und nimm dir bewusst Zeit fürs Essen. Schon drei solcher kleinen Schritte täglich können deinen Entzündungspegel senken und machen am Ende einen großen Unterschied für dein Energielevel.

durch verschiedene Prozesse im Körper entstehen – etwa durch den normal arbeitenden Stoffwechsel oder auch durch äußere Einflüsse wie Umweltverschmutzung, Rauchen oder UV-Strahlung. Antioxidantien bekämpfen die freien Radikale, wirken also diesem Prozess entgegen und schützen dadurch die Gewebestrukturen im Körper. Wichtige Antioxidantien sind etwa Omega-3-Fettsäuren, Vitamin C, Vitamin E, Polyphenole und Carotinoide.

Entzündungsarm essen

Im Rahmen einer entzündungshemmenden Ernährung ist es sinnvoll, möglichst viele Lebensmittel mit Antioxidantien in die Mahlzeiten zu integrieren. Einige Beispiele dazu siehst du in der Tabelle rechts auf dieser Seite, ich verwende sie regelmäßig in meinen Rezepten. In der Tabelle sind auch einige entzündungsfördernde Lebensmittel aufgelistet, die du möglichst vermeiden solltest. Natürlich musst du nicht gänzlich auf Zucker oder rotes Fleisch verzichten. Oft hilft es schon, wenn du die Menge an entzündungsfördernden Lebensmitteln reduzierst. Industriellen Zucker kannst du beispielsweise wie ich in manchen Rezepten gut mit süßem Obst wie einer Banane austauschen.

Ich selbst habe erst viel zu spät und motiviert durch meine rheumatische Erkrankung gelernt, wie stark Ernährung meine Symptome beeinflusst. Gerade die Umstellung auf eine entzündungsarme Kost war für mich ein echter Wendepunkt, sie hat mir geholfen, Entzündungen zu reduzieren und neue Lebensqualität zu gewinnen.

Antientzündliche Ernährung baut Energie auf

Indem du möglichst viele unverarbeitete Produkte isst, unterstützt du deinen Körper aktiv darin, mit Entzündungen souverän umzugehen. Wenn er weniger verarbeitete Lebensmittel bekommt, muss er selbst auch weniger »verarbeiten«. Zusatzstoffe wie Emulgatoren oder Konservierungsstoffe beeinflussen unser Mikrobiom und können Entzündungen fördern. Da unverarbeitete Lebensmittel oft mehr Mikronährstoffe enthalten, tut eine solche Ernährung dem Stoffwechsel gut. Und wenn er funktioniert, hast du auch mehr Energie! Antientzündliche Ernährung bremst nicht nur Entzündungen im Körper, sondern verbessert auch dein Wohlbefinden.

Lebensmittel im Check

Entzündungsfördernd

Zucker
Alkohol
Weißbrot
Kuchen
Kekse
Frittierte Lebensmittel
Milch- und Milchprodukte (Ausnahme: fermentierte Produkte wie Joghurt)
Schweinefleisch, Rindfleisch
Wurstwaren
Softdrinks

Entzündungshemmend

Erd-, Him-, Heidelbeeren, Sanddorn, Hagebutte, Papaya, Grapefruit
Tomaten, Möhren, Feldsalat, Grünkohl, Blattgemüse
Nüsse und Samen
Kakao, Grüntee, Kaffee
Zwiebel, Ingwer, Knoblauch, Kurkuma
fetter Seefisch (z. B. Hering, Lachs, Makrele)
Hülsenfrüchte
Olivenöl, Leinöl, Walnussöl

MEINE LIEBSTEN ENTZÜNDUNGSHEMMENDEN NÄHRSTOFF-BOOSTS FÜR DEINEN ALLTAG

Du möchtest deinen Körper gezielt mit wertvollen Nährstoffen versorgen und gleichzeitig Entzündungen reduzieren? Dann bist du hier genau richtig. Denn es gibt eine ganze Reihe an Lebensmitteln, die nicht nur fantastisch schmecken, sondern, etwa durch entzündungshemmende Wirkstoffe, wertvolle Vitamine oder starke Antioxidantien, deine Gesundheit stärken können.

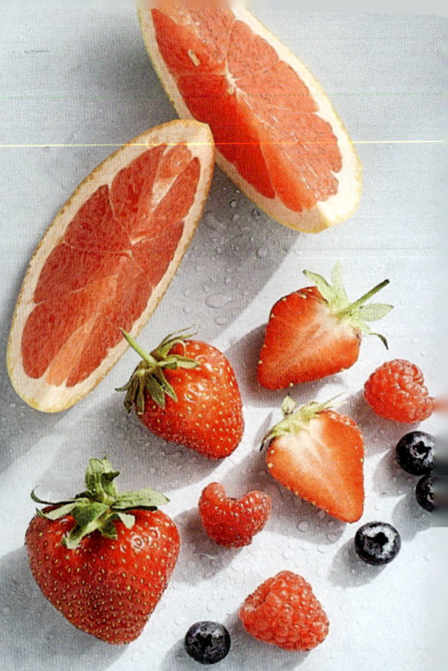

Zitrus und Beeren

starke Früchtchen
... liefern Antioxidantien, die freie Radikale und damit auch Entzündungsherde im Körper bekämpfen.

Nüsse und Samen

wertvoller Gehalt
Vor allem Mandeln, Sesam und Kürbiskerne punkten mit antientzündlichen Inhaltsstoffen.

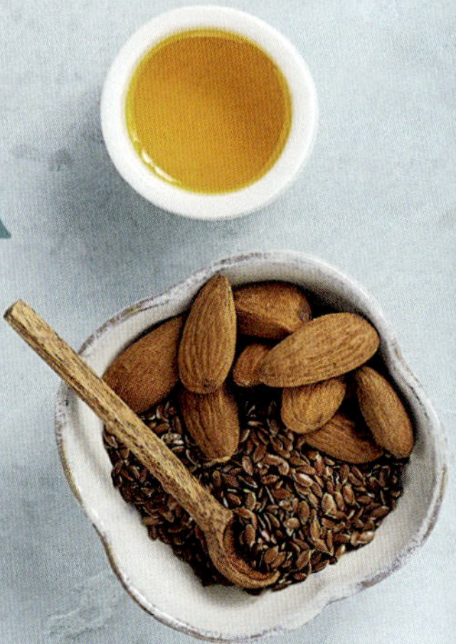

Zwiebel und Knoblauch

Sulfid-Power pur
Schwefelverbindungen mit antientzündlichem, -bakteriellem und gefäßschützendem Effekt

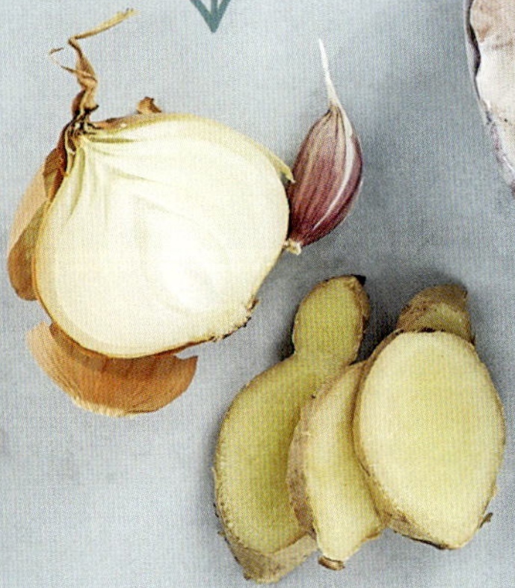

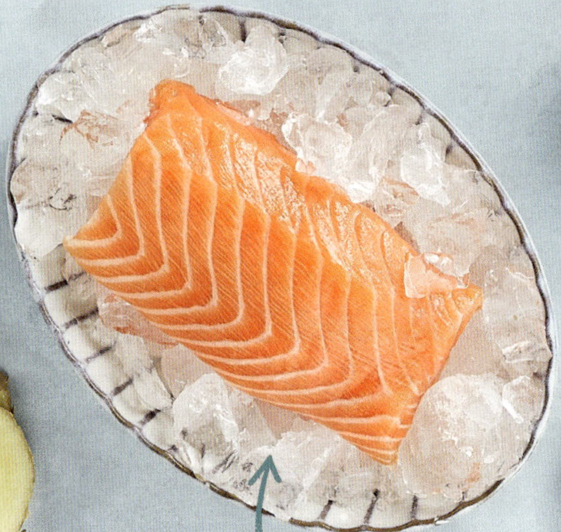

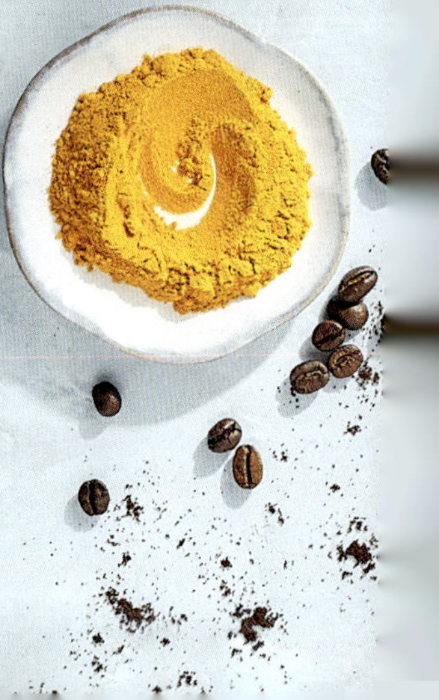

Lachsfilet

fette Meeresfische
Omega-3-Fettsäuren bremsen Entzündungsherde, auch in Pflanzenölen enthalten.

Die besten Tipps

ZUR UMSETZUNG

Um Entzündungen zu vermeiden, ist eine ausgewogene Ernährung und damit verbunden ein gesundes Körpergewicht ein wichtiger Faktor. Das Gute: Die Ernährung hast du selbst in der Hand! Während du deine genetische Disposition, bestimmte Erkrankungen oder Umwelteinflüsse nicht oder nur schwer beeinflussen kannst, entscheidest du ganz allein, was auf deinen Teller kommt. So hatte ich zwar keinen Anteil am Entstehen meiner Rheuma-Erkrankung, konnte sie aber durch eine Ernährungsumstellung in Remission bringen und meine Krankheits-Symptome deutlich reduzieren. Das war nicht immer einfach, aber am Ende hat mich diese Selbstwirksamkeit nicht nur gesund, sondern sogar glücklich gemacht. Auch wenn du mit anderen Menschen zusammenlebst, die deine Ernährungsweise nicht teilen möchten, gibt es fast immer eine Möglichkeit, Kompromisse zu schließen und eine gesunde, vielfältige und leckere Ernährung in deinem Alltag umzusetzen. Ich hoffe, dass dir mein Buch dafür tolle Inspirationen und leckere Rezepte bieten kann.

Bitte weniger: Nikotin, UV-Strahlen, Stress
Nicht vergessen: Neben der Ernährung gibt es noch viele weitere Aspekte, mit denen du aktiv Entzündungen im Körper reduzieren kannst. So solltest du zum Beispiel auf Rauchen verzichten und dich möglichst wenig in der prallen Sonne aufhalten, um den Einfluss von UV-Strahlungen zu reduzieren. Dauerhafter Stress kann ebenfalls nicht nur deine Psyche, sondern auch deinen Körper belasten.

Bitte mehr: Pausen, Bewegung, Schlaf
Mir hat es sehr geholfen, regelmäßig Pausen im Arbeitsalltag einzubauen, in denen ich mich entweder an der frischen Luft bewege (ein kleiner Spaziergang reicht oft schon!) oder auch kurze meditative Atemübungen einbaue. Sowohl Bewegung als auch Meditation helfen mir persönlich, mich zu erden und wieder mit mir selbst zu verbinden – meine Wunderwaffen gegen Stress! Ein großer Faktor ist zudem ausreichender Schlaf. Diesem Thema habe ich deshalb ein eigenes Kapitel ab S. 44 gewidmet.

Kurkuma und Co.

effektvolle Würze
Curcumin aus der gelben Wurzel bremst Entzündungen und lindert Schmerzen.

Tomaten und Gemüse

Farbe schützt
Carotinoide und Lykopin wirken antioxidativ und damit auch antientzündlich im Körper.

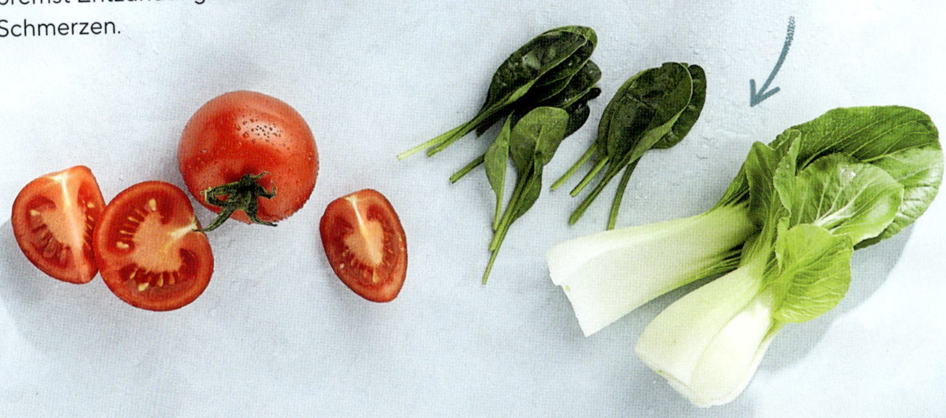

Mikrobiom im Gleichgewicht

Wenn der Energiemotor aus Mikroorganismen stottert

Klein, aber oho! Die Mikroorganismen in deinem Darm können so viel mehr als nur die Verdauung in Schwung halten. Das Mikrobiom beeinflusst, wie gut dein Stoffwechsel läuft, wie sich dein Körpergewicht entwickelt, wie dein Körper mit Infektionen umgeht und sogar wie deine Stimmung ist! Wie du dein Mikrobiom optimal unterstützen kannst, erfährst du in diesem Kapitel.

MINI-HELFER MIT MAXI-WIRKUNG

Ein ausgewogenes Darmmikrobiom ist essenziell, wenn es um deinen Energiehaushalt geht. Es bezeichnet erst mal die Gesamtheit der Mikroorganismen, die in deinem Dickdarm leben, und besteht aus hundert Billionen von Bakterien, Viren, Pilzen und anderen Mikroben. Kaum zu glauben, aber unser gesamtes Darmmikrobiom wiegt bis zu 2 kg! Entscheidend ist dabei, dass die »guten« Bakterien die »ungünstigen« überwiegen. Denn dieses Ökosystem erfüllt zentrale Aufgaben für deine körperliche und mentale Gesundheit – und deine Energie:

Hier hilft das Darmmikrobiom

- **Verdauung:** Die Mikroorganismen helfen deinem Körper, komplexe Nährstoffe wie Ballaststoffe in verdauliche Bestandteile aufzuspalten. Daraus entstehen unter anderem kurzkettige Fettsäuren (z. B. Buttersäure/Butyrat), welche wiederum wichtig für den Aufbau der Darmflora sind und den Stoffwechsel, das Immunsystem, die Sättigung und sogar deine Stimmung beeinflussen.
- **Stoffwechsel:** Kurzkettige Fettsäuren liefern außerdem Energie, regulieren den Blutzuckerspiegel und wirken im gesamten Körper entzündungshemmend. Da diese Zusammenhänge wichtig für deinen Energiehaushalt sind, findest du ab S. 32 nähere Informationen zu Entzündungen und entzündungshemmender Ernährung, und auf S. 96/97 erfährst du, warum ein ausgeglichener Blutzucker so wichtig ist.
- **Immunabwehr:** 70 % deines Immunsystems befinden sich im Darm und werden von den Mikroorganismen reguliert. Sie stimulieren Immunzellen, erhalten eine intakte Darmbarriere und hemmen auf diesem Weg ebenfalls Entzündungen. Wenn die schädlichen Bakterien im Darm überhandnehmen, wird dein Immunsystem geschwächt. Dann können schnell Entzündungen entstehen.
- **Hormonhaushalt:** Das Darmmikrobiom beeinflusst die Produktion von Hormonen wie etwa des »Glückshormons« Serotonin, das für dein Wohlbefinden sorgt. Denn der Darm ist über die Darm-Hirn-Achse an deiner Stimmungslage beteiligt. Dabei handelt es sich um ein höchst komplexes Kommunikationsnetzwerk, das deinen Darm mit deinem Gehirn verbindet. Die zentrale Nervenbahn ist der Vagusnerv, er verbindet (unter anderem) den Darm mit deinem Stammhirn. Diese Achse spielt eine zentrale Rolle bei der Regulierung von Emotionen und bei deinem Energiehaushalt. So hat man tatsächlich festgestellt, dass Menschen mit Depressionen ein anderes Mikrobiom als Menschen ohne eine diagnostizierte psychische Erkrankung haben. Erstere beherbergen laut Studien mehr entzündungsfördernde Bakterien in ihrem Darm, wodurch andere Signale an das Gehirn gesendet werden und Depressionen entstehen können.

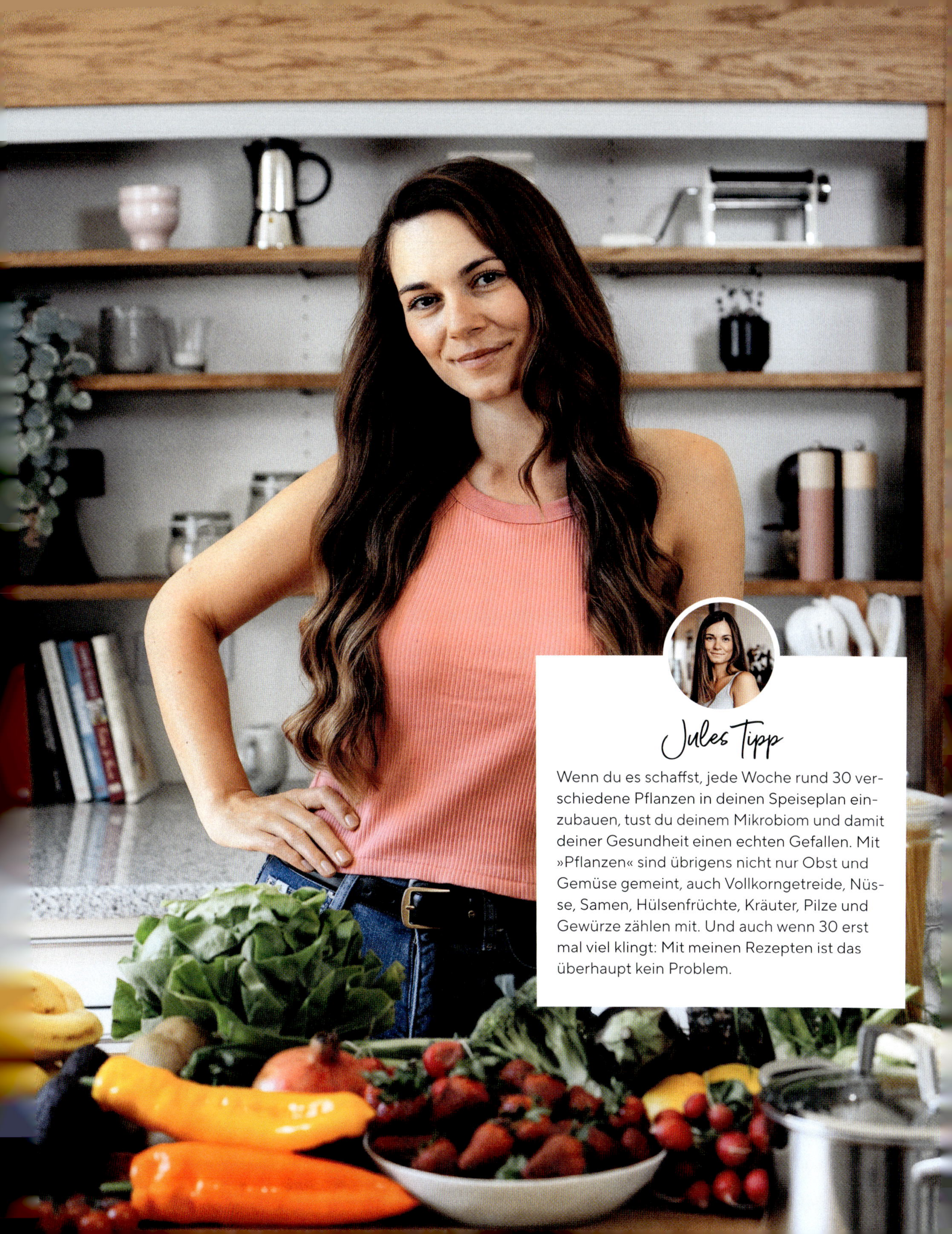

Jules Tipp

Wenn du es schaffst, jede Woche rund 30 verschiedene Pflanzen in deinen Speiseplan einzubauen, tust du deinem Mikrobiom und damit deiner Gesundheit einen echten Gefallen. Mit »Pflanzen« sind übrigens nicht nur Obst und Gemüse gemeint, auch Vollkorngetreide, Nüsse, Samen, Hülsenfrüchte, Kräuter, Pilze und Gewürze zählen mit. Und auch wenn 30 erst mal viel klingt: Mit meinen Rezepten ist das überhaupt kein Problem.

DIE DARMGESUNDHEIT STÄRKEN

Über die Ernährung kannst du einen wichtigen Beitrag zu einem ausgeglichenen Darmmikrobiom leisten – und damit Krankheiten vorbeugen, ein gesundes Hautbild entwickeln und mehr Energie aufbauen. Ein wichtiger Schlüssel für ein starkes Mikrobiom ist wiederum eine antientzündliche Ernährung (siehe S. 34/35). Denn Lebensmittel mit reichlich Antioxidantien schützen vor Entzündungen und das auch im Dickdarm. Das bedeutet vor allem, dass du dich bewusst für eine große Auswahl an leckerem Gemüse, Obst und Co. entscheidest. Dazu gehören ballaststoffreiche Lebensmittel, wie Gemüse, Hülsenfrüchte, gesunde Fette und Vollkornprodukte. Achte zum Beispiel darauf, dass du pro Tag drei Portionen Gemüse und zwei Portionen Obst isst. Wähle hier Obst- und Gemüsesorten am besten nach Saison aus und iss abwechslungsreich. Die Faustregel lautet: Je frischer und unverarbeiteter, desto besser.

Darm gesund, Mensch gesund

Wie bereits erwähnt, hat die Zusammensetzung deines Darmmikrobioms einen direkten Effekt auf den Stoffwechsel. Über drei verschiedene Wege beeinflusst es damit auch unseren Energiehaushalt.

1. **Energiegewinnung:** Das Mikrobiom gewinnt noch aus der im Dünndarm unverdauten Nahrung Energie. Denn Ballaststoffe können erst im Dickdarm verdaut werden, bestimmte Bakterien wandeln diese Ballaststoffe aus Getreideprodukten, Gemüse, Obst und Nüssen in Energiequellen wie kurzkettige Fettsäure (siehe S. 38) um. Dabei entstehen pro 1 g Ballaststoff ca. 2 kcal – ihre Energie kann dann direkt von den Dickdarmzellen genutzt werden. Zugleich fördern kurzkettige Fettsäuren die »guten« Mikroorganismen im Darm.

2. **Gewichtsregulation:** Ein gesundes Mikrobiom beeinflusst auch dein Körpergewicht. So hat sich gezeigt, dass das Darmmikrobiom von übergewichtigen und normalgewichtigen Menschen unterschiedlich aufgebaut ist. Denn je nachdem, welche Bakterien in deinem Mikrobiom vorherrschen, wird dein Stoffwechsel unterschiedlich beeinflusst. Dadurch kann dein Körper besser Kohlenhydrate und Fette abbauen und in Energie umwandeln. Das wirkt sich positiv auf dein Körpergewicht aus. Eine ballaststoffreiche Ernährung fördert die Vielfalt an Bakterien und fördert dabei die »guten« Bakterien, die die aufgenommenen Ballaststoffe gut verwerten können. Und du bleibst länger satt, weil kurzkettige Fettsäuren dein Sättigungszentrum im Gehirn beeinflussen und die Freisetzung von Sättigungshormonen (wie GLP-1 und PYY) stimulieren.

3. **Stabiler Blutzucker:** Die Zusammensetzung des Mikrobioms beeinflusst die Stabilität deines Blutzuckerspiegels und kann damit auch Heißhungerattacken vorbeugen. Schnell abbaubare Kohlenhydrate wie weißer Zucker werden sehr rasch in 15–20 Minuten von deinem Körper aufgenommen. Danach steht die Glukose direkt zur Energiegewinnung bereit. Doch genauso schnell, wie die Energie deinem Körper zur Verfügung steht, ist sie auch wieder verpufft. Wenn du Glukose isst, schüttet dein Körper das Hormon Insulin aus, das den Blutzuckerspiegel senkt und dafür sorgt, dass die Glukose in die Zellen gelangt. Kurzkettige Fettsäuren fördern die Aufnahme von Glukose in die Zellen und die Speicherung von Glukose in der Leber. Darmbakterien wirken auch auf Rezeptoren, die wichtig für die Insulinempfindlichkeit sind. Also kannst du mit einer Ernährung, die reich an Vollkornprodukten und Gemüse ist, die Lust auf Zucker hemmen.

Wenn das Mikrobiom aus der Bahn gerät

Es gibt auch Lebensmittel, die das Mikrobiom negativ beeinflussen – zum Beispiel stark verarbeitetes oder rotes Fleisch. Viele Krankheiten, wie zum Beispiel Parkinson, Diabetes, Depressionen oder Autismus, können mit dem Darmmikrobiom in Zusammenhang stehen. Ist die Zusammensetzung der Mikroorganismen unausgeglichen, spricht man von einer »Dysbiose«. Eine solche Störung kann verschiedene Probleme verursachen, von denen ich dir hier eine Auswahl vorstellen möchte.

1. **Verdauungsprobleme:** Eine Dysbiose führt zu einer unvollständigen Verdauung von Ballaststoffen, wodurch dein Körper weniger Nährstoffe aufnehmen kann. Das reduziert wiederum die Energieproduktion und du wirst schneller müde.

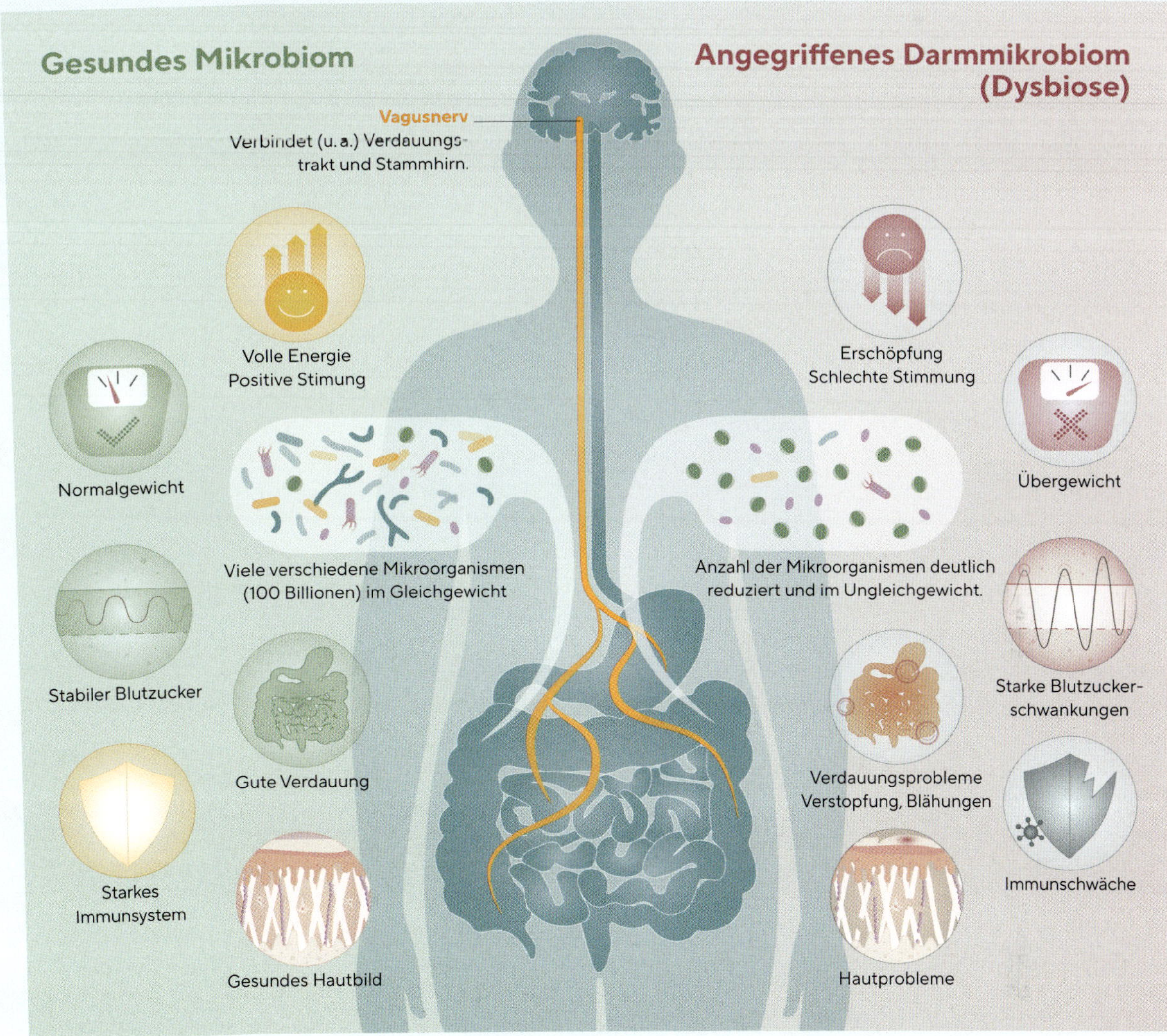

2. **Akne und Hautprobleme:** Eine Ernährung mit viel Fett und Zucker hat nicht nur Auswirkungen auf deinen Darmtrakt, sondern kann sich auch in Entzündungen auf der Haut zeigen. Durch vermehrtes bakterielles Wachstum im Dünndarm wird die Darmbarriere geschwächt. Die Folge: Die Durchlässigkeit der Darmwand erhöht sich, entzündliche Stoffe können leichter in den Blutkreislauf übergehen. Über diesen gelangen sie bis an die Haut und können dort Entzündungen auslösen.

3. **Geschwächtes Immunsystem:** Eine gestörte Darmflora beeinträchtigt die Abwehrkräfte, wodurch dein Körper häufiger Infektionen bekämpfen muss – ein energieraubender Prozess. Für das Immunsystem spielen auch wieder die kurzkettigen Fettsäuren eine wichtige Rolle, die Abbauprodukte der Ballaststoffe. Diese regulieren die Aktivierung von Immunzellen und sind wichtig für den Erhalt der Darmbarriere. Außerdem hemmen sie entzündliche Botenstoffe.

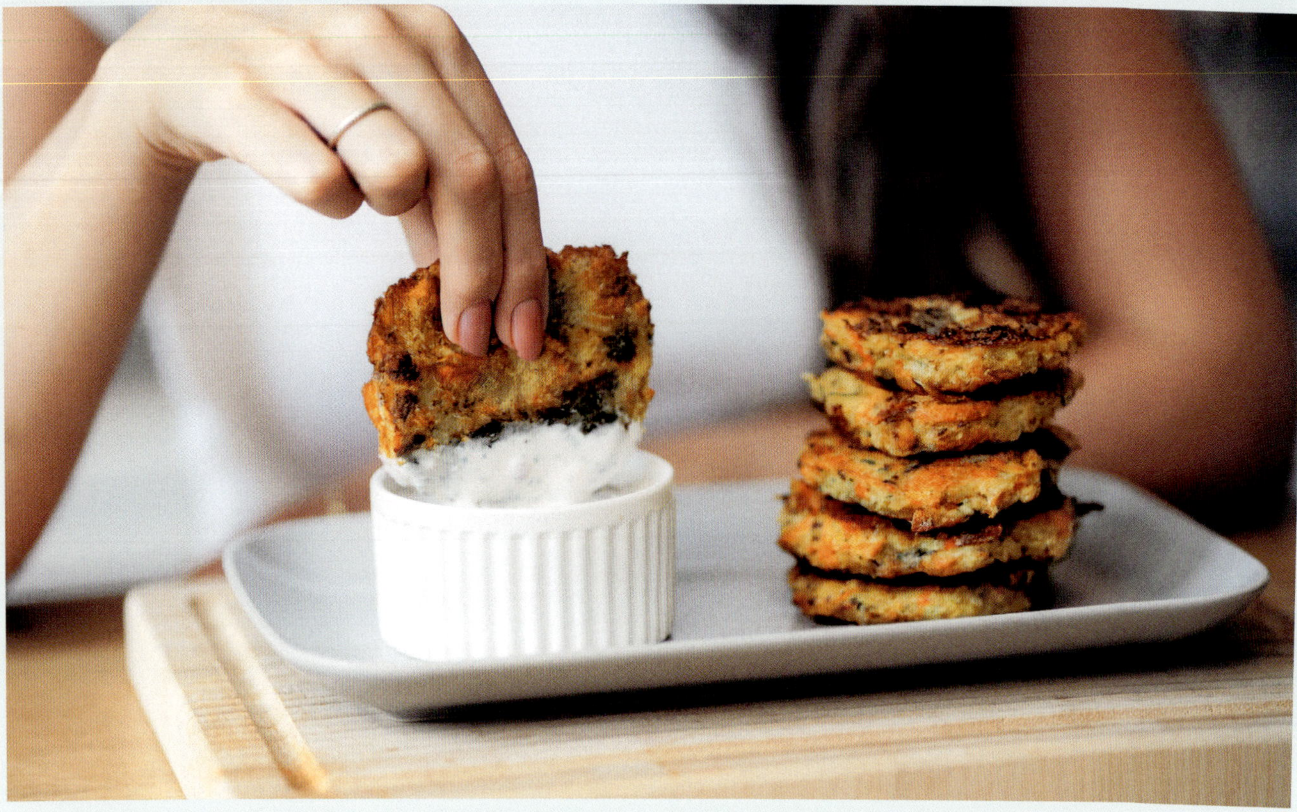

Echte Darmlieblinge: Pro- und Präbiotika

Hier möchte ich dir noch zwei Lebensmittelgruppen vorstellen, mit denen du deinem Darmmikrobiom so richtig auf die Sprünge hilfst.

- **Probiotische Lebensmittel** liefern lebende Mikroorganismen, wie zum Beispiel Milchsäurebakterien (Lactobacillen), die das Mikrobiom unterstützen. Einige produzieren aus Ballaststoffen eben noch die kurzkettigen Fettsäuren. Probiotika fördern die Vielfalt »guter« Darmbakterien und verbessern somit deine Verdauung. Zu dir nehmen kannst du sie zum Beispiel über milchsaure Produkte wie (pflanzlichen) Joghurt, den ich sehr gerne für cremige Dips (siehe S. 95, 119 oder 150) oder Dressings (siehe S. 101) verwende, Kefir oder Buttermilch oder über fermentierte Produkte wie (nicht erhitztes) Sauerkraut, Pickles und Kimchi.
- **Präbiotische Lebensmittel** enthalten genau die Ballaststoffe, die als »Futter« für gute Bakterien dienen. Sie fördern somit deren Wachstum und unterstützen auf diese Weise ebenfalls ein starkes Mikrobiom und deine Darmgesundheit ganz allgemein. Präbiotika nimmst du beispielsweise über Knoblauch, Zwiebeln, Chicorée, Artischocken, Topinambur, Spargel, Pilze, Lauch, Süßkartoffel, Bananen oder Hafer (Beta-Glukan) auf. Mit dem Ratatouille mit Süßkartoffeln (S. 182) oder den Overnight Oats (S. 56) kannst du hier punkten.
- **Resistente Stärke** gilt als Sonderform der Ballaststoffe. Sie entsteht, wenn du gegarte stärkehaltige Lebensmittel wie Kartoffeln, Reis und Nudeln nach dem Kochen abkühlen lässt und dann am besten noch über Nacht kühl stellst. Während des Abkühlens verändert sich in den Stärkemolekülen die chemische Struktur. Im Dickdarm kommt die resistente Stärke unverdaut an, wo sie den nützlichen Darmbakterien als Nahrung dient, wobei kurzkettige Fettsäuren entstehen.

Trinken nicht vergessen!

Last but not least: Auch dein Mikrobiom braucht ausreichend Wasser! Es klingt banal, ist aber nicht zu unterschätzen. Ausreichendes Trinken fördert die Darmbewegung sowie die Vielfalt der Darmbakterien. Mehr zum Trinken erfährst du auf S. 66/67.

Die besten Tipps

ZUR UMSETZUNG

Bevor ich meine Ernährung umgestellt habe, war es um meine Darmgesundheit nicht gut bestellt. Viele Beschwerden habe ich aber noch nicht mal darauf zurückgeführt: Ein schlechtes Hautbild und Energielosigkeit haben mich täglich belastet. Neben meiner chronischen Erkrankung hatte ich gerade im Winter das Gefühl, einen Infekt nach dem anderen aufzuschnappen. Dass sich all diese Beschwerden von allein durch meine antientzündliche Ernährung wesentlich verbessert haben, hat mich sehr erstaunt und natürlich wahnsinnig gefreut. Und es hat mich motiviert, genauso weiterzumachen.

Lebensstil und Mikrobiom

Damit du auch zu diesem Punkt gelangst, möchte ich dir einige Tipps ans Herz legen, die auch mir geholfen haben, in die Umsetzung eines gesunden Lebensstils und damit einer guten Darmgesundheit zu kommen.

- **Arbeite an deinem Mindset:** Um langfristig deine Ernährung umzustellen, muss diese nicht nur lecker sein, sondern du musst sie auch wirklich wollen. Es ist also sinnvoll, dass du dir ein positives Mindset gegenüber deiner Ernährung aufbaust. Mir hat es immer geholfen, dass ich mich »für« ein Lebensmittel und nicht »gegen« ein anderes entscheide. Natürlich gibt es Dinge, die du bei einer antientzündlichen Ernährung eher vermeiden solltest: Zucker, raffinierte Kohlenhydrate, stark verarbeitete Lebensmittel, viel Fleisch. Das kannst du genauer auf S. 34/35 nachlesen. Dem gegenüber steht aber eine riesige Auswahl an leckeren und gesunden Lebensmitteln, die dir Energie für den Tag liefern. In diesem Buch findest du jede Menge Inspiration.
- **Bring dich in Bewegung:** Wenn du bisher keinen Sport gemacht hast, kommt jetzt eine Entwarnung! Niemand verlangt von dir, dass du ab morgen dreimal die Woche ins Fitnessstudio gehst oder niemals wieder den Aufzug nehmen darfst. Aber wie wäre es, wenn du dich vielleicht einmal die Woche für die Treppe entscheidest? Oder beim nächsten Einkauf doch zu Fuß gehst? Es sind die kleinen Dinge, die am Ende den Unterschied machen! Und regelmäßige Bewegung bringt auch deine Mikroorganismen im Darm in Schwung! So ist erwiesen, dass Sportler ein vielfältigeres Mikrobiom haben als Menschen, die keinen Sport treiben. Das kommt daher, dass durch die Bewegung die Bildung von Schleim im Dickdarm gefördert wird. Dieser wirkt wie eine Schutzschicht und verhindert, dass schädliche Bakterien in die Blutbahn gelangen.
- **Gönn dir regelmäßig Pausen vom Stress:** Chronischer Stress wirkt sich direkt auf deinen Darm aus. Denn über die Darm-Hirn-Achse kommunizieren dein Nervensystem und dein Verdauungssystem ständig miteinander. Was du mental empfindest, spürt auch dein Bauch. Kleine Alltagsroutinen wie bewusste Atempausen, Meditation oder digitale Auszeiten helfen dir, wieder mehr in Balance zu kommen und deinem Darm, sich zu regenerieren.
- **Schlaf dich gesund:** Auch dein Mikrobiom liebt guten Schlaf. Denn während du schläfst, laufen viele Regenerationsprozesse im Körper ab, auch in deinem Verdauungstrakt. Achte also auf ausreichend Schlaf (7–9 Stunden), feste Schlafenszeiten und möglichst wenig Störquellen wie spätes Blaulicht von Bildschirmen (siehe auch S. 44–49). Du wirst merken: Ein guter Schlaf tut nicht nur deiner Energie, sondern auch deiner Verdauung gut.

Schlafqualität optimieren

So holst du dir deine Energie zurück!

Du kannst dich noch so gut ernähren, ohne ausreichenden und guten Schlaf erreicht dein Akku nie 100 %. Schlaf ist wichtig für deine körperliche und mentale Regeneration. Schlafmangel kann schwerwiegende Folgen für deinen Körper und deine Psyche haben. Wie du noch erholter aufwachst und wie Ernährung und Schlaf zusammenhängen, entdeckst du in diesem Kapitel.

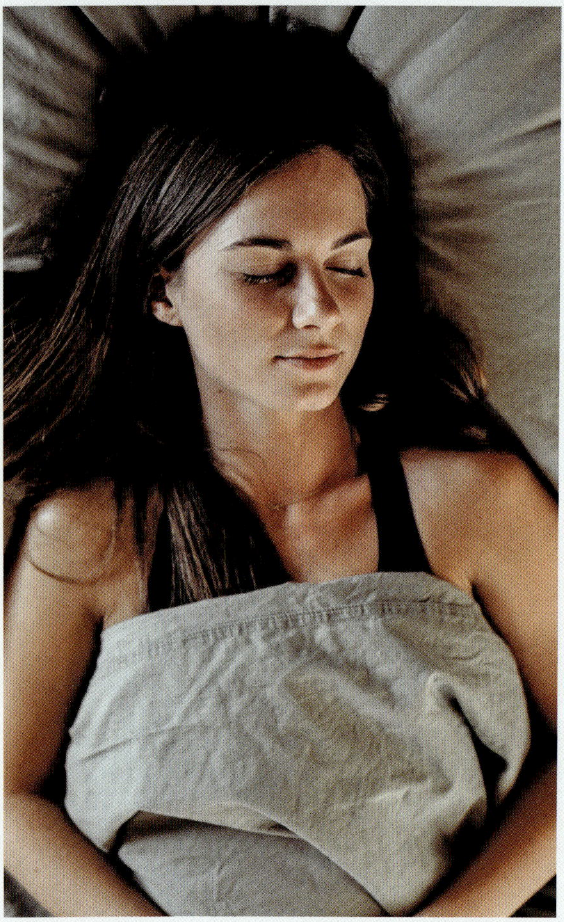

WARUM SCHLÄFST DU EIGENTLICH?

Ausreichend Schlaf – und dabei guter Schlaf – ist essenziell für deine körperliche und mentale Gesundheit. Während du schläfst, durchläuft dein Stoffwechsel verschiedene Regenerationsprozesse. Deine Zellen werden repariert, das Immunsystem wird gestärkt und dein Gehirn verarbeitet die Eindrücke des vergangenen Tages. Auf diese Weise werden im Schlaf Erinnerungen aus dem Kurzzeitgedächtnis gefestigt und emotionale Erlebnisse verarbeitet. Außerdem verbessert Schlaf deine Herzgesundheit, reguliert Hormone und lädt deine Energiereserven für den nächsten Tag wieder auf!

In vier Phasen zu mehr Energie

Der Schlaf besteht aus vier Phasen, die in Zyklen von etwa 90 Minuten mehrmals pro Nacht ablaufen.

- **Phase 1: Einschlafphase –** der Übergang vom Wachsein zum Schlafen. Diese Phase dauert etwa 30 Minuten. Du fühlst dich schläfrig, dein Muskeltonus entspannt sich, die Aktivität der Gehirnwellen verlangsamt sich.
- **Phase 2: Leichtschlafphase –** deine Herzfrequenz und deine Atmung verlangsamen sich und die Körpertemperatur sinkt um 0,5 bis 1 °C. In diesen insgesamt 2 bis 4 Stunden pro Nacht werden Erinnerungen in deinem Gehirn gefestigt.

Die vier Schlafphasen

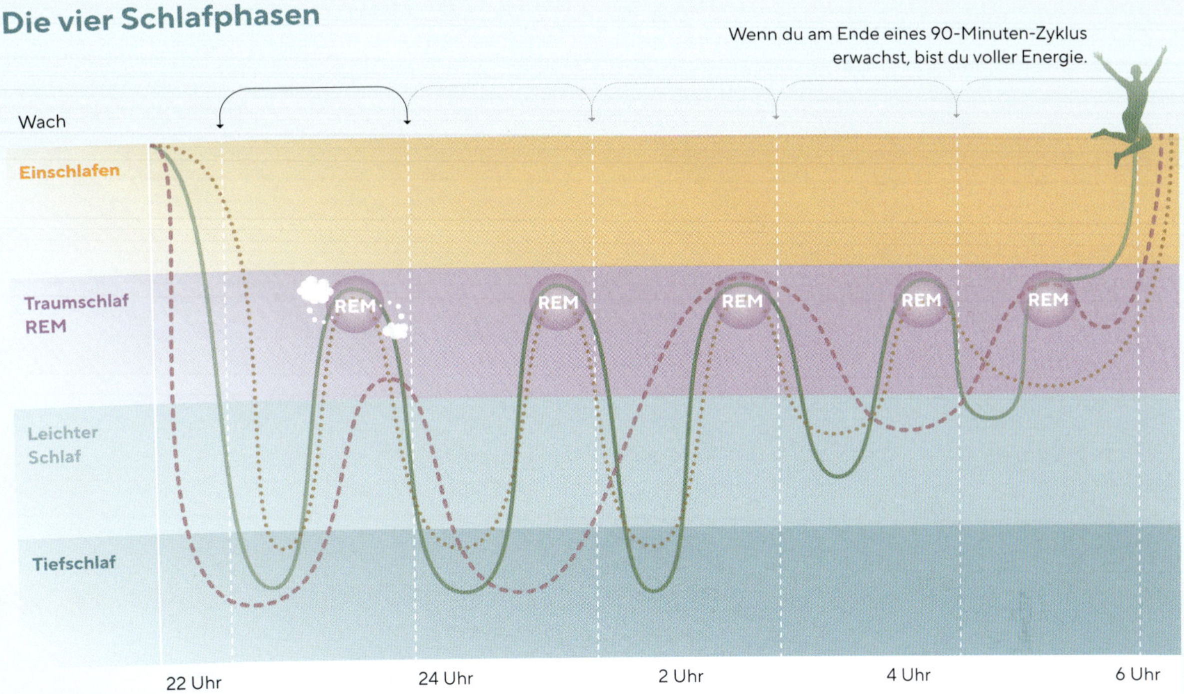

Ideales Schlafmuster

Schlafmuster unter Alkoholeinfluss
- verkürzte Einfschlafzeit
- verlängerte Tiefschlafphasen in der ersten Nachthälfte
- unterdrückte REM-Phase in der ersten Nachthälfte – so bleibt weniger Zeit für die emotionale Verarbeitung, man fühlt sich weniger ausgeruht.

Schlafmuster unter Koffeineinfluss (letzte 6 Stunden vor dem Zubettgehen)
- verlängerte Einschlafzeit und dadurch verkürzte Gesamtschlafdauer
- reduzierte Tiefschlafphase – so bleibt weniger Zeit für die Regeneration des Körpers, man fühlt sich weniger ausgeruht.

- **Phase 3: Tiefschlaf –** für 1 bis 3 Stunden werden nun Zellen repariert, dein Körper regeneriert sich. In dieser Phase können auch Schlafwandeln oder Sprechen im Schlaf auftreten. Wenn man während der Tiefschlafphase geweckt wird, fühlt man sich häufig besonders erschöpft, da das Gehirn jetzt wenig aktiv ist und Atemfrequenz und Puls reduziert sind. In dieser Phase braucht man länger, um wieder richtig wach und aktiv zu werden.
- **Phase 4: REM-Schlaf –** diese Abkürzung steht für »Rapid eye movement«, da hier schnelle Augenbewegungen auftreten können. Du träumst und verarbeitest damit Erinnerungen und Emotionen. Wenn man während dieser Phase aufgeweckt wird, fühlt man sich sehr schläfrig, weil das Gehirn alle emotionalen Erlebnisse verarbeitet und zeitgleich der Muskeltonus stark reduziert ist, um Bewegungen während des Träumens zu verhindern.

Besonders ausgeruht und energievoll fühlst du dich, wenn du nach einem 90-Minuten-Zyklus aufwachst. Deshalb macht es Sinn, nicht nur auf die reine Schlafdauer zu achten, sondern zu einer cleveren Zeit ins Bett zu gehen. Wenn du also um 6 Uhr aufstehen musst und etwa 30 Minuten Einschlafzeit berechnest, legst du dich am besten um 22 Uhr zum Schlafen. Wie viele Stunden du insgesamt schlafen solltest, ist individuell unterschiedlich. Je nachdem, wie deine genetische Veranlagung ist und wie viel Stress du gerade hast, wie viel Sport du treibst oder ob eine Erkrankung vorliegt, beträgt die ideale Schlafdauer 7–9 Stunden pro Nacht.

Wieso schläfst du schlecht?

Schlechter Schlaf kann ein wesentlicher Grund dafür sein, dass du dich ausgelaugt und energielos fühlst. Hier habe ich dir fünf mögliche Ursachen zusammengestellt, die für unzureichende Nachtruhe sorgen können.

1. **Einschlafschwierigkeiten:** Vielleicht liegst du oft abends im Bett und deine Gedanken fangen an zu kreisen. Habe ich noch die E-Mail an den Kunden geschrieben? Was schenke ich meinem Bruder zum Geburtstag? Habe ich die Kollegin vielleicht doch falsch verstanden und es war gar nicht böse gemeint? Wenn du zur Ruhe kommen und eigentlich schlafen willst, läuft dein Gehirn stattdessen auf Hochtouren. Du wirst nicht mehr im Außen durch andere Menschen, Geräusche und Bilder abgelenkt und bist in deinen Gedanken ganz bei dir. Dein aktives Gehirn hindert dich also daran einzuschlafen.

2. **Lichtverschmutzung:** Künstliches Licht, insbesondere bläuliches Licht von Bildschirmen, Displays, Leuchtreklame und Straßenlaternen, unterdrückt die Produktion von Melatonin – einem Hormon, das den Schlaf reguliert. Dadurch kannst du schlechter einschlafen.

3. **Ernährung:** Späte, schwere Mahlzeiten, Alkohol oder koffeinhaltige Getränke stören den Schlaf: Koffein verringert die Schlafdauer sowie die Schlafqualität und verlängert die Einschlafzeit. Auch ein hoher Zuckerkonsum mindert die Schlafqualität, eine fetthaltige Ernährung senkt die Gesamtschlafdauer. Wenn du Alkohol trinkst, wirst du vor allem in der zweiten Hälfte der Gesamtschlafenszeit öfter wach.

4. **Mentale Herausforderungen:** Stress, Angstzustände, Depressionen oder posttraumatische Belastungsstörungen können deinen Schlaf erheblich beeinträchtigen.

5. **Schlafapnoe:** Eine häufige, oft nicht bemerkte Ursache für schlechten Schlaf ist die obstruktive Schlafapnoe, bei der die Atmung während des Schlafs mehrfach aussetzt. Durch die Unterbrechung der Atmung entsteht Sauerstoffmangel im Gehirn, dein Blutdruck sinkt und dein Puls verlangsamt sich. Nimmt dein Sauerstoffgehalt zu stark ab, wachst du auf. Infolgedessen steigt dein Blutdruck wieder an. Dieser Mechanismus führt nicht nur zu ausgeprägter Tagesmüdigkeit, sondern stellt auch einen Risikofaktor zum Beispiel für Herz-Kreislauf-Erkrankungen dar.

Folgen für Körper und Psyche

Wenn du über einen längeren Zeitraum schlecht oder zu wenig schläfst, hat das Auswirkungen auf deinen Energiehaushalt. Deine Zellen können schlechter Energie gewinnen und das Stresshormon Cortisol wird vermehrt produziert. Cortisol hemmt den Fettabbau und kann dadurch zu Übergewicht führen. Es kann zudem zu erhöhten Entzündungswerten (sichtbar an den Blutwerten von CRP, Il-6 und TNF-α), einem geschwächten Immunsystem oder Hormon-Dysbalancen kommen. Außerdem steigt dein Risiko für Herz-Kreislauf-Erkrankungen und du nimmst Schmerz stärker wahr. Dein sympathisches Nervensystem ist aktiver und dadurch sind Blutdruck und Puls erhöht. Auch deine Haut wird schlaffer, wenn du zu wenig schläfst. Schon kurzfristiger Schlafmangel kann sich negativ auf deinen Glukosestoffwechsel auswirken und die Fähigkeit deines Körpers, Glukose abzubauen, wird bereits nach vier Tagen Schlafmangel um 50 % verringert.

Sicher hast du schon bemerkt, dass du dich nach einer unruhigen Nacht nicht so gut konzentrieren kannst und deine kognitive Leistungsfähigkeit reduziert ist. Du bist vielleicht reizbarer, grübelst vermehrt und bist anfällig für depressive Verstimmungen. Tatsächlich hat man herausgefunden, dass sich nach einem Jahr Schlafstörungen das Risiko für eine Depression um das 14-fache erhöht. Besonders die REM-Phase ist für die Verarbeitung deiner emotionalen Erlebnisse des vergangenen Tages sehr wichtig.

Schlafmangel über einen längeren Zeitraum hat viele negative Auswirkungen – physisch und psychisch. Hier nochmals zusammengefasst die Auswirkungen eines langfristigen Schlafmangels: erhöhtes Risiko für Diabetes, Übergewicht, Bluthochdruck, Herz-Kreislauf-Erkrankungen, obstruktive Schlafapnoe, Herzinfarkt, Schlaganfall, verminderte Leistungsfähigkeit, erhöhte Unfall- und Verletzungsgefahr,

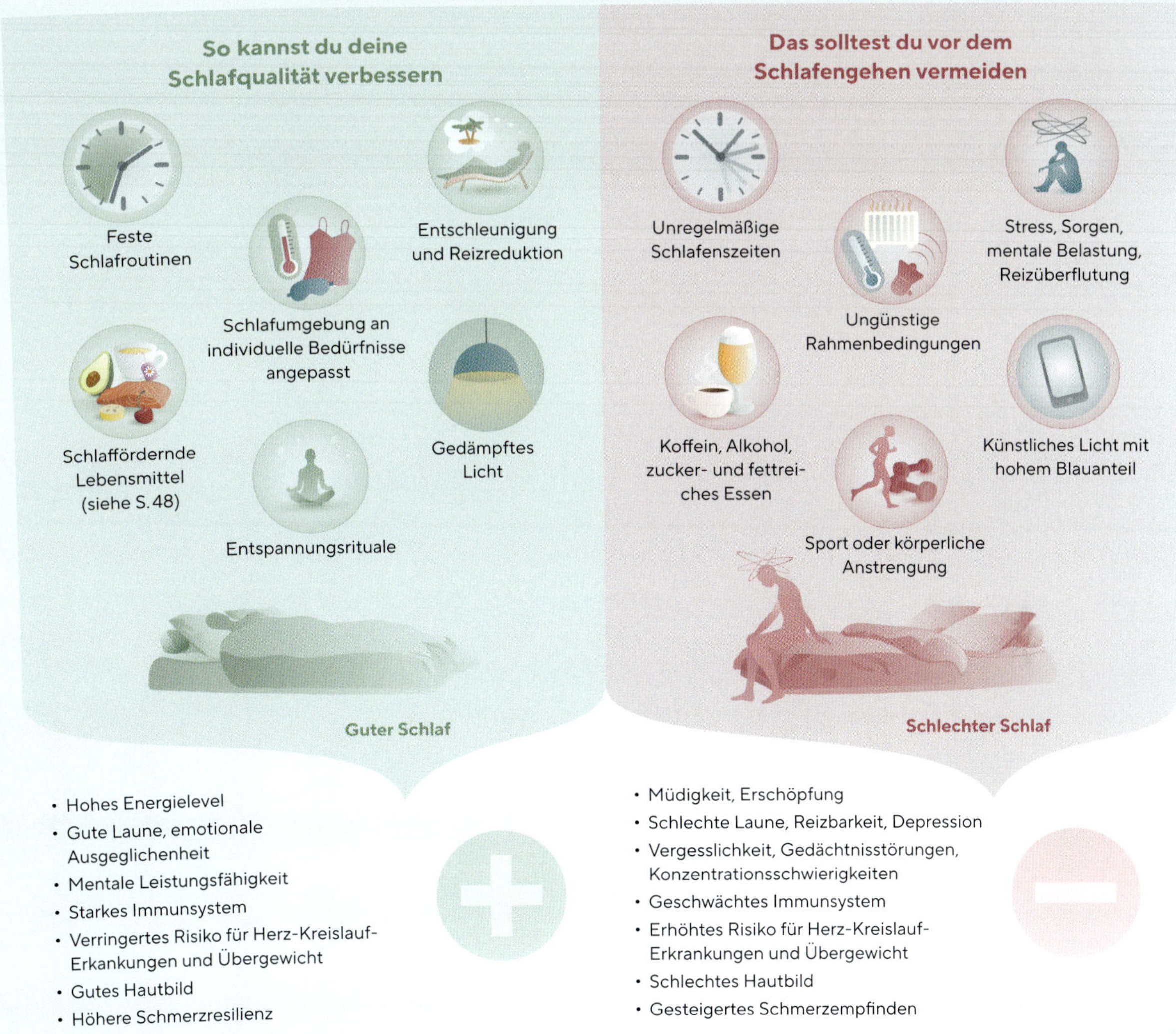
So kannst du deine Schlafqualität verbessern
Feste Schlafroutinen
Schlafumgebung an individuelle Bedürfnisse angepasst
Entschleunigung und Reizreduktion
Schlaffördernde Lebensmittel (siehe S. 48)
Entspannungsrituale
Gedämpftes Licht
Guter Schlaf
• Hohes Energielevel
• Gute Laune, emotionale Ausgeglichenheit
• Mentale Leistungsfähigkeit
• Starkes Immunsystem
• Verringertes Risiko für Herz-Kreislauf-Erkankungen und Übergewicht
• Gutes Hautbild
• Höhere Schmerzresilienz
Das solltest du vor dem Schlafengehen vermeiden
Unregelmäßige Schlafenszeiten
Ungünstige Rahmenbedingungen
Stress, Sorgen, mentale Belastung, Reizüberflutung
Koffein, Alkohol, zucker- und fettreiches Essen
Sport oder körperliche Anstrengung
Künstliches Licht mit hohem Blauanteil
Schlechter Schlaf
• Müdigkeit, Erschöpfung
• Schlechte Laune, Reizbarkeit, Depression
• Vergesslichkeit, Gedächtnisstörungen, Konzentrationsschwierigkeiten
• Geschwächtes Immunsystem
• Erhöhtes Risiko für Herz-Kreislauf-Erkrankungen und Übergewicht
• Schlechtes Hautbild
• Gesteigertes Schmerzempfinden

Depressionen und Angstzustände. Achte gut auf deinen Schlaf und suche dir bei regelmäßigen oder langanhaltenden Schlafproblemen frühzeitig ärztliche Hilfe.

Das kannst du tun

Ob du gut oder schlecht schläfst, hängt teilweise von Faktoren ab, die du nicht oder nur wenig beeinflussen kannst. Aber wie die Grafik oben zeigt, kannst du deine Schlafqualität mit vielen kleinen Stellschrauben verbessern. Dazu gehört auch deine Ernährung: je gesünder, desto besser. Auf der nächsten Seite empfehle ich dir außerdem einige besonders schlaffördernde Lebensmittel und verrate dir weitere Tipps für besseren Schlaf.

Nahrungsergänzung kann bei Schlafproblemen ebenfalls hilfreich sein: Der Mineralstoff Magnesium beruhigt das Nervensystem, und das Hormon Melatonin reguliert deinen Schlaf-Wach-Rhythmus. Es kann gut als Spray eingenommen werden, da es dann direkt über die Schleimhäute in den Stoffwechsel gelangt. Aber Achtung: Nahrungsergänzung ist kein Allheilmittel. Bei regelmäßigen Schlafstörungen solltest du die Ursache beim Arzt oder der Ärztin deines Vertrauens abklären lassen.

NAHRUNGSMITTEL ALS KLEINE HELFER

Besonders ans Herz legen möchte ich dir diese Lebensmittel, die nachweislich positiv auf unseren Schlaf wirken können.

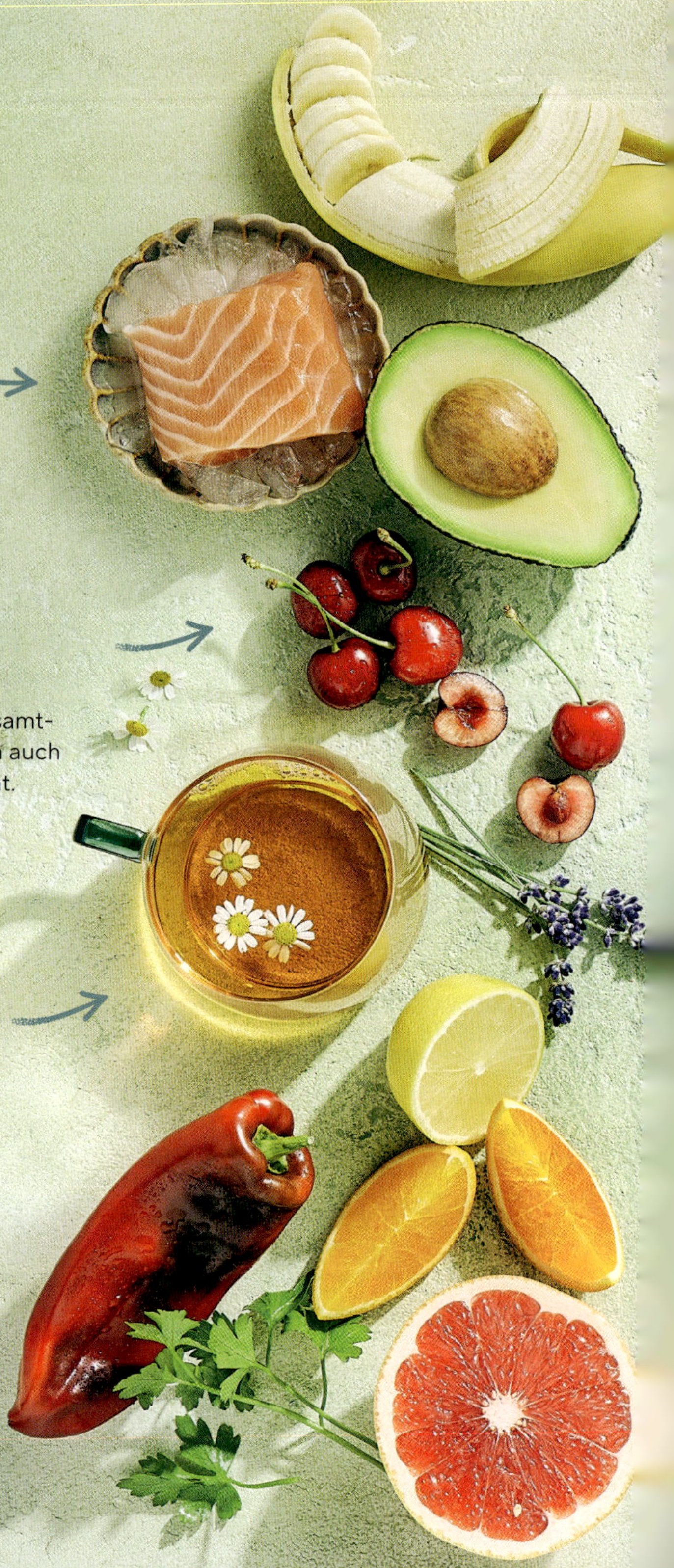

Fisch, Avocado und Leinöl

gutes Fett für guten Schlaf
Omega-3-Fettsäuren verbessern deinen Schlaf, indem sie den Melatonin-Rhythmus beeinflussen und die Schlafdauer verlängern.

Kirschen

für noch mehr Melatonin
Die kleinen Früchtchen können deine Gesamtschlafdauer verbessern und sie reduzieren auch die Anzahl an Aufwachphasen in der Nacht.

Kamillen- und Lavendeltee

noch ein Tässchen mehr, bitte!
Denn eine Tasse davon vor dem Zubettgehen kann dein Nervensystem beruhigen und dich so auf das Einschlafen einstimmen.

Petersilie, Paprika und Zitrusfrüchte

länger schlafen dank Vitamin C
Man hat festgestellt, dass Menschen, die länger schlafen, einen höheren Plasma-Vitamin-C-Spiegel haben, als Menschen, die verkürzt schlafen.

Bananen

dein Tryptophan-Lieferant
Diese Aminosäure ist als Vorstufe für die Bildung des Hormons Serotonin wichtig. Dieses wiederum verkürzt deine Einschlafzeit.

Sonnenlicht

deine Dosis Vitamin D
... fördert die Schlafqualität. Wir nehmen es nur zu einem geringen Teil durch die Nahrung auf (siehe S. 25). Aber schon zehn Minuten Sonnenlicht am Tag lassen dich besser schlummern.

Die besten Tipps

ZUR UMSETZUNG

Was kannst du für einen guten Schlaf tun?

Auch ich hatte Phasen in meinem Leben, in denen ich nur schwer einschlafen konnte oder mich trotz acht Stunden Schlaf immer noch kraftlos gefühlt habe. Als ich mit meiner Ernährungsumstellung begonnen habe, bemerkte ich plötzlich, dass sich auch mein Schlaf verbessert hat. Ich hatte mehr Energie, war leistungsstärker und hatte bessere Laune. Das war der Anlass für mich, mich auch mit dem Thema Schlaf näher zu beschäftigen. Ich möchte dir hier noch einige Tipps geben, die mir (neben der antientzündlichen Ernährung) dabei geholfen haben, meine Schlafqualität zu verbessern.

Schneller einschlafen, weniger grübeln

- Entwickle eine Abendroutine: Überlege dir, was dir abends hilft abzuschalten und zur Ruhe zu kommen. Das kann eine Tasse Kräutertee bei klassischer Musik sein, vielleicht meditierst du gerne oder liest ein gutes Buch. Auf jeden Fall empfehle ich dir, elektrische Geräte vor dem Schlafen abzuschalten und im Bett deine Atmung bewusst zu beobachten.
- Beruhige deine Verdauung: Damit auch dein Magen-Darm-Trakt zur Ruhe kommt, solltest du etwa drei Stunden vor dem Schlafen auf Essen verzichten.
- Sorge für eine gute Schlafumgebung: Halte das Schlafzimmer dunkel, still und kühl. Eine Temperatur von etwa 18 °C ist perfekt.

Längere Tiefschlafphasen

- Halte deine innere Körperuhr stabil, indem du regelmäßige Schlafzeiten einhältst. Es ist sinnvoll, am Wochenende nicht allzu stark davon abzuweichen – auch wenn es manchmal schwerfällt.
- Vermeide Koffein nach 14 Uhr: Denn Koffein wirkt, indem es die Adenosin-Rezeptoren blockiert. Adenosin reichert sich über den Tag immer mehr an und macht dich zunehmend müder. Da Koffein aber eine Halbwertszeit von sechs Stunden hat, wirst du abends langsamer müde, auch wenn der letzte Kaffee schon lange her ist.
- Stell deinen Körper auf Schlaf ein: Bewegung am Tag hat einen positiven Effekt auf deinen Schlaf. Kurz vor dem Einschlafen solltest du deinem Körper aber Ruhe gönnen.

Schlaftagebuch – ein heilsamer Helfer

Um zu verstehen, warum du schlecht schläfst, und um Muster zu erkennen, kannst du ein Schlaftagebuch führen. Hier kannst du dir folgende Dinge notieren: Wann du ins Bett gegangen bist, wie lange du geschlafen hast, wie oft du nachts aufgewacht bist, wann du aufgewacht bist, wie du dich nach dem Aufstehen gefühlt hast, wovon du morgens aufgewacht bist und was du abends vor dem Schlafengehen gemacht hast. Indem du über diese Fragen nachdenkst und die Antworten notierst, erkennst du leichter, was dir vor dem Schlafengehen guttut und was du besser loslassen solltest.

Ernährungs-Hacks

Meine Top 10 für den Alltag

Eine antientzündliche, energiefördernde Ernährung muss nicht kompliziert sein. Im Gegenteil: Es sind oft die kleinen Alltagsentscheidungen, die den größten Unterschied machen. Deshalb teile ich hier meine persönlichen Top 10 Ernährungs-Hacks, die du einfach umsetzen kannst – auch dann, wenn du einen vollen Alltag hast. Sie helfen dir, neue Routinen zu entwickeln, ohne dass du dein ganzes Leben umkrempeln musst. Sie sind leicht anwendbar, flexibel und versorgen dich langfristig mit Energie – ohne dich noch zusätzlich zu stressen.

1

Starte den Tag mit einem ballaststoffreichen Frühstück

Ein warmer Porridge, ein Chia-Pudding oder ein Smoothie mit Beeren und Leinsamen – dein Frühstück bestimmt, wie du dich den Tag über fühlst. Je ballaststoffreicher du isst, desto stabiler bleibt dein Blutzucker – und desto stabiler dein Energielevel.

2

Bereite deine Snacks vor (Meal Prep)

Snacks wie Energy Balls, Nussriegel oder herzhafte Gemüse-Pattys kannst du am besten gleich in größeren Mengen vorbereiten und einfrieren oder im Kühlschrank lagern. So hast du immer einen nährstoffreichen Snack zur Hand, um deine Batterien aufzuladen – ganz ohne Heißhungerattacke!

3

Plane deine Mahlzeiten grob für jede Woche vor

Ein einfacher Wochenplan sorgt dafür, dass du bewusster einkaufst, weniger improvisieren musst – und schneller gesunde Entscheidungen triffst. Aber keine Sorge: Der Plan darf flexibel bleiben und auch mal spontan verändert werden.

4

Trinke vor jeder Mahlzeit ein Glas Wasser

Das hilft deiner Verdauung, füllt den Magen ein wenig und schützt dich vor Heißhungerattacken sowie unbewusstem Überessen. Außerdem tust du auf diese Weise ganz automatisch etwas für deine Flüssigkeitsbilanz (siehe S. 66/67).

5

Vermeide Blutzuckerspitzen

Kombiniere Kohlenhydrate immer mit etwas Fett oder Protein – zum Beispiel Obst mit Nussmus oder Vollkornbrot mit Hummus. So bleibt dein Blutzucker stabil und du fühlst dich länger satt und wach. Wie sich dein Blutzuckerspiegel auf dein Energielevel auswirkt, erkläre ich dir auf S. 96/97 genauer.

6

Nimm dir Zeit für deine Mahlzeiten

Langsames Essen hilft deinem Körper, besser zu verdauen, und du wirst schneller satt. Außerdem signalisierst du deinem Nervensystem mit dem bewussten Kauen: Jetzt darfst du entspannen. Gerade abends ist das besonders wichtig.

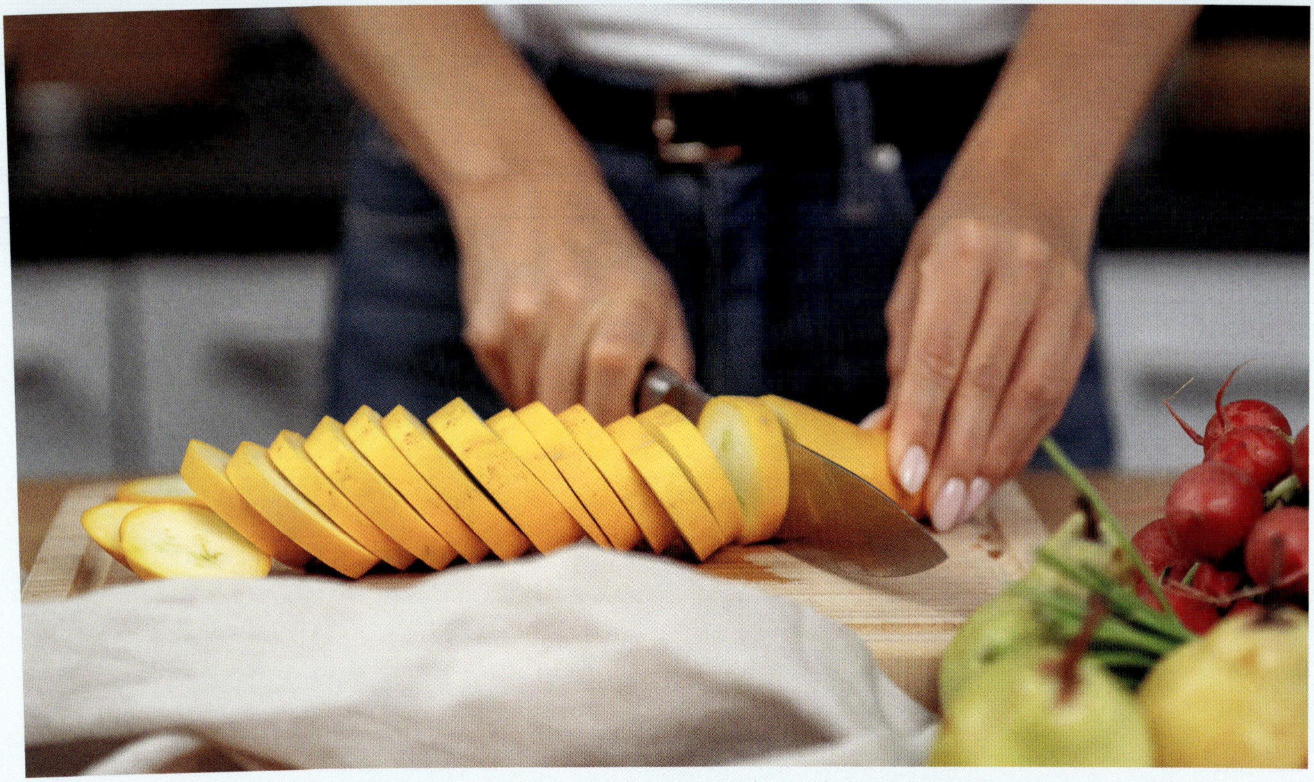

7
Verwende hochwertige Gewürze – und das am besten täglich!

Ingwer, Kurkuma, Zimt, Kreuzkümmel und Co. bringen nicht nur Geschmack auf den Teller, sondern auch entzündungshemmende Power. Am besten schon beim Kochen mit in die Pfanne geben. Hochwertige Gewürze erkennst du an einem frischen und intensiven Aroma. Bewahre sie am besten licht- und luftdicht verschlossen auf, damit sie ihr Aroma nicht verlieren und ihre wertvollen Inhaltsstoffe nicht durch Sauerstoff zerstört werden.

8
Baue täglich grüne Lebensmittel in deine Speisen ein

Ob Spinat, Brokkoli oder Kräuter – sie alle liefern Chlorophyll, Ballaststoffe und viele wichtige Mikronährstoffe. Schon eine Handvoll am Tag macht da einen Unterschied für deine Entzündungswerte.

9
Verwende Nüsse und Samen als Topping

Sie enthalten Proteine, Ballaststoffe, gesunde Fette und sekundäre Pflanzenstoffe – und machen aus einem einfachen Gericht schnell ein rundum nährstoffreiches. Aber Achtung: lieber roh oder schonend geröstet statt gesalzen genießen, und vergiss nicht, dass gerade Nüsse oft ganz schön viele Kalorien liefern.

10
Vergiss den Genuss nicht, es soll doch schmecken

Ernährung darf Spaß machen! Gönn dir Lieblingsgerichte in gesunder Variante, koche bunt, iss warm und kalt im Wechsel, probiere neue Rezepte aus – und iss mit allen Sinnen! Genuss ist kein Bonus, sondern Teil deines Energiesystems.

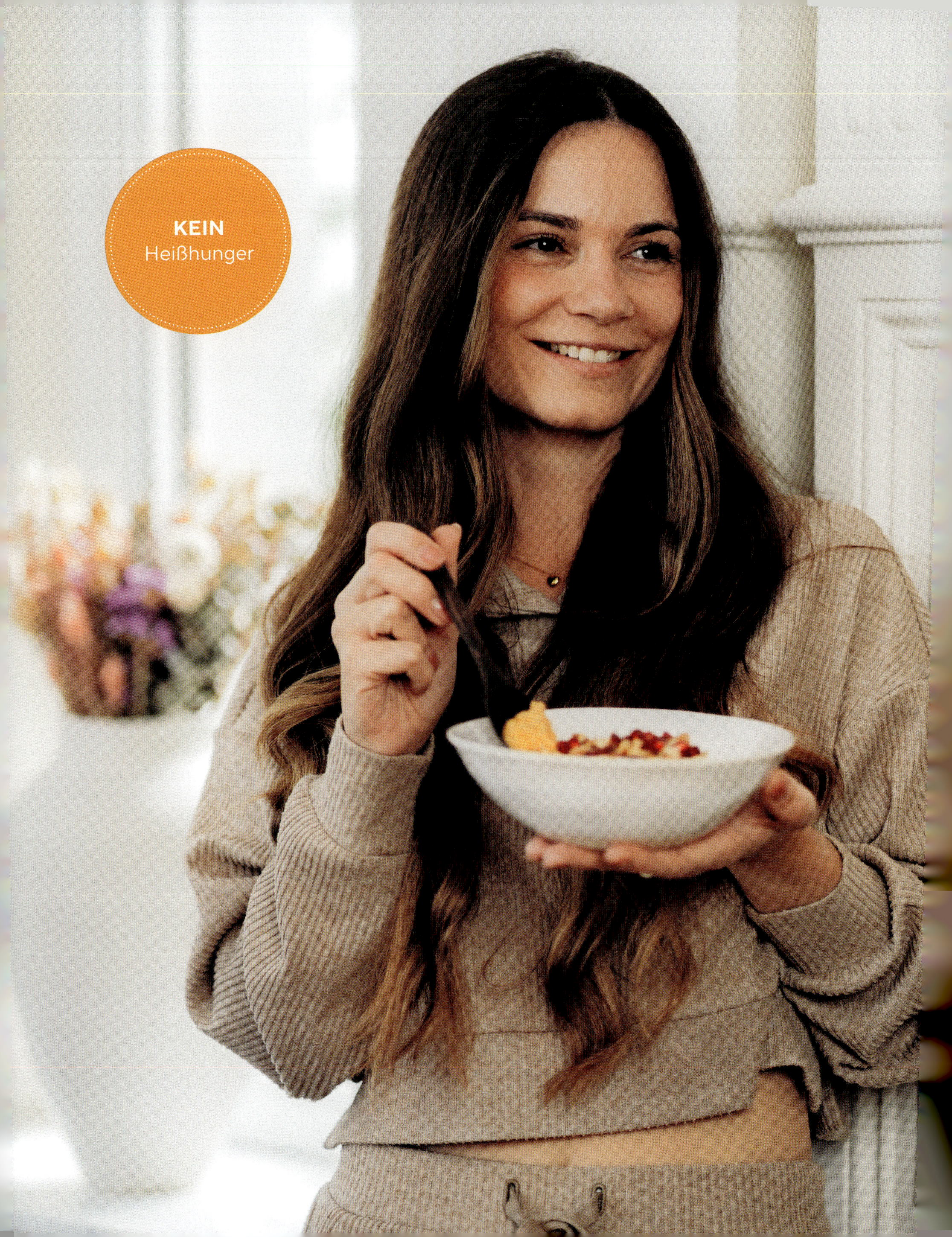
KEIN
Heißhunger

FRÜHSTÜCK

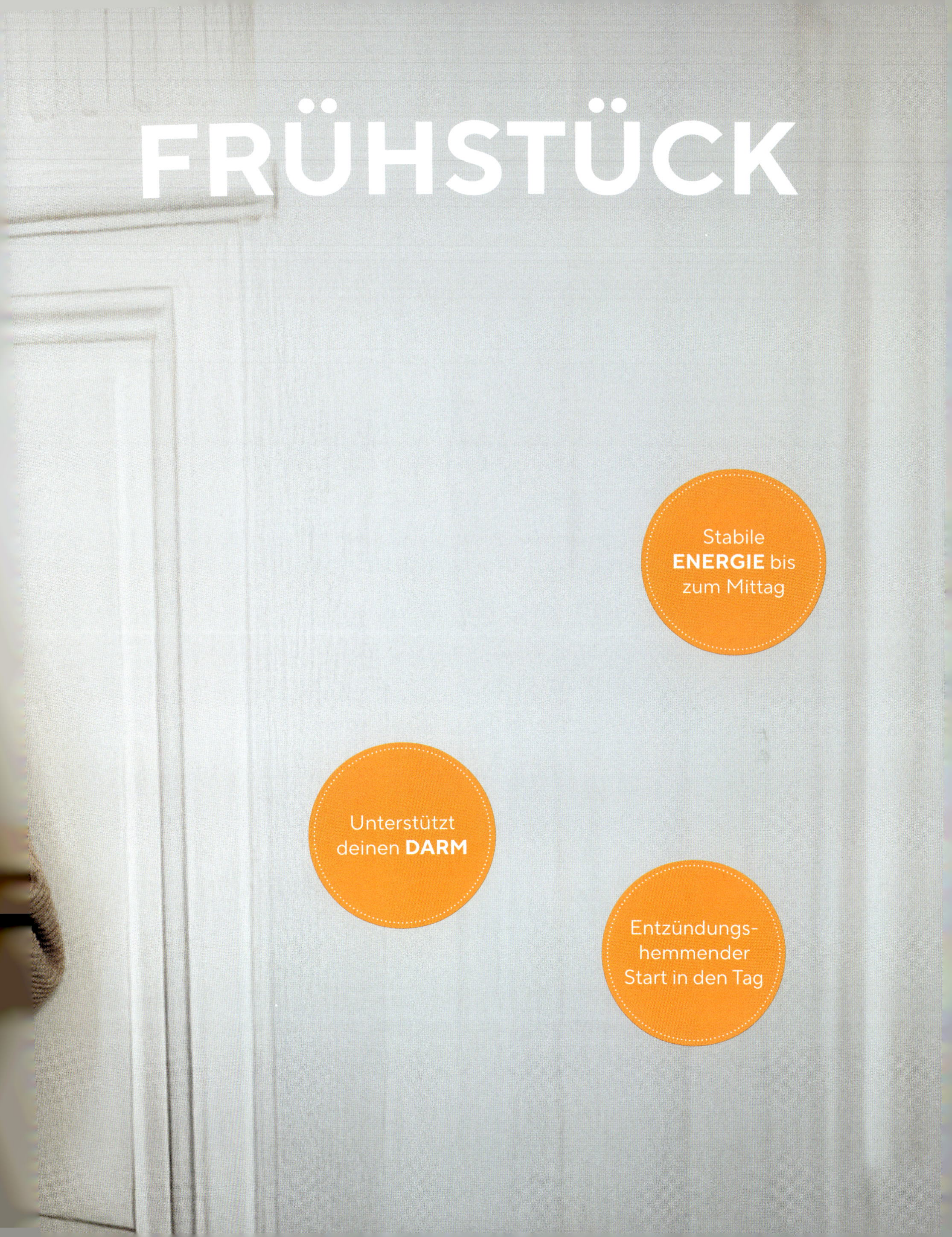

Stabile **ENERGIE** bis zum Mittag

Unterstützt deinen **DARM**

Entzündungs-hemmender Start in den Tag

Golden Milk Oatmeal mit Beeren und Nussmus

ZUBEREITUNGSZEIT:
10 Minuten
MENGE: 2 Portionen

Für das Oatmeal:

100 g Haferflocken (glutenfrei)
200 ml ungesüßter Pflanzendrink (z. B. Kokos- oder Haferdrink)
½ TL gemahlene Kurkuma
¼ TL Ingwerpulver
schwarzer Pfeffer
1 TL Zimtpulver
1 TL Ahornsirup (optional)

Für das Topping:

1 Handvoll frische Beeren (z. B. Blau-, Brom-, Him- und Johannisbeeren)
1 EL Mandel- oder Cashewmus
1 TL Kokosraspel, geröstet (optional)

Nährwerte pro Portion:
Kohlenhydrate: 40 g
Proteine: 9 g
Fett: 10 g
Ballaststoffe: 6 g
Kalorien: 303 kcal

GUT FÜR DICH!

Kurkuma und Ingwer wirken entzündungshemmend und unterstützen die Verdauung. Haferflocken liefern lang anhaltende Energie, während frische Beeren reich an Antioxidantien sind. Ein Klecks Nussmus sorgt für gesunde Fette, die die Aufnahme der fettlöslichen Wirkstoffe von Kurkuma fördern.

1. Für das Oatmeal die Haferflocken mit dem Pflanzendrink in einen kleinen Topf geben und bei mittlerer Hitze unter Rühren erhitzen. Kurkuma, Ingwerpulver, 1 Prise schwarzen Pfeffer, Zimt und nach Belieben Ahornsirup einrühren.
2. Das Oatmeal unter gelegentlichem Rühren etwa 5 Minuten köcheln lassen, bis es eine cremige Konsistenz erreicht hat. Falls es zu dick ist, noch etwas Pflanzendrink hinzufügen.
3. Das fertige Oatmeal auf Schalen verteilen. Mit frischen Beeren, 1 Klecks Mandel- oder Cashewmus und nach Belieben mit gerösteten Kokosraspeln garnieren. Direkt servieren und genießen.

Jules Tipp

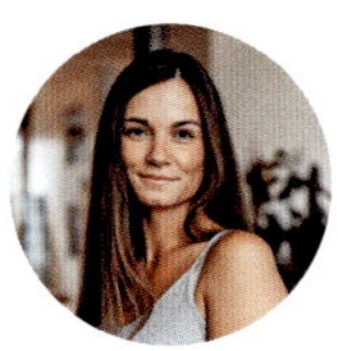

Für eine intensivere Würze das Oatmeal mit frisch geriebenem Ingwer und 1 Prise gemahlenem Kardamom verfeinern. Es lässt sich auch gut vorbereiten und vor dem Servieren einfach erneut erwärmen.

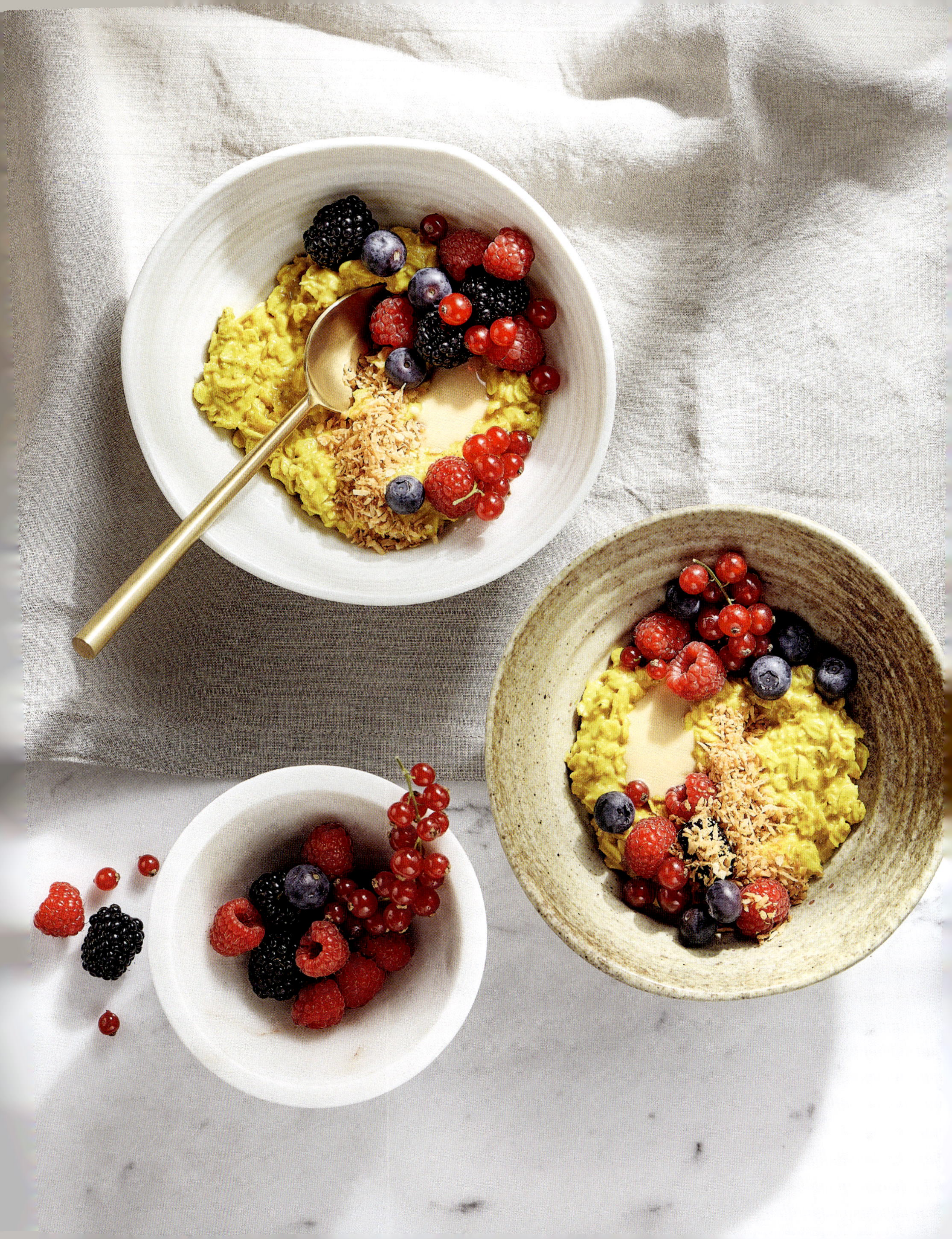

Overnight Oats mit Beeren

ZUBEREITUNGSZEIT:
5 Minuten
ZIEHZEIT: über Nacht
MENGE: 2 Portionen

100 g Haferflocken (glutenfrei)
200 ml ungesüßter Mandeldrink
1 EL Leinsamen
1 TL Ahornsirup oder Agavendicksaft (optional)
100 g gemischte Beeren (z. B. Blau-, Brom-, Erd- und Himbeeren)
2 EL gehackte Walnüsse zum Garnieren

GUT FÜR DICH!
Overnight Oats bieten schon am Morgen lang anhaltende Energie für einen stabilen Blutzuckerspiegel. Beeren liefern Antioxidantien gegen Entzündungen und Walnüsse Omega-3-Fettsäuren für ein gesundes Darmmikrobiom.

1. Am Vorabend die Haferflocken in eine Schüssel geben, den Mandeldrink hinzufügen und gut umrühren, sodass die Haferflocken vollständig bedeckt sind.
2. Leinsamen und nach Belieben Ahornsirup oder Agavendicksaft ebenfalls unterrühren. Die Mischung abdecken und im Kühlschrank über Nacht (mindestens 6 Stunden) ziehen lassen.
3. Am nächsten Morgen die Beeren verlesen, waschen und trocken tupfen. Die Oats aus dem Kühlschrank nehmen und mit den Beeren und gehackten Walnüssen garnieren. Direkt genießen oder einfach für unterwegs in ein gut verschließbares Glas füllen.

Jules Tipp

Die Oats lassen sich variieren – statt Beeren Apfelstücke oder Bananenscheiben nehmen. Für mehr Protein 1 EL pflanzliche Joghurtalternative unterrühren.

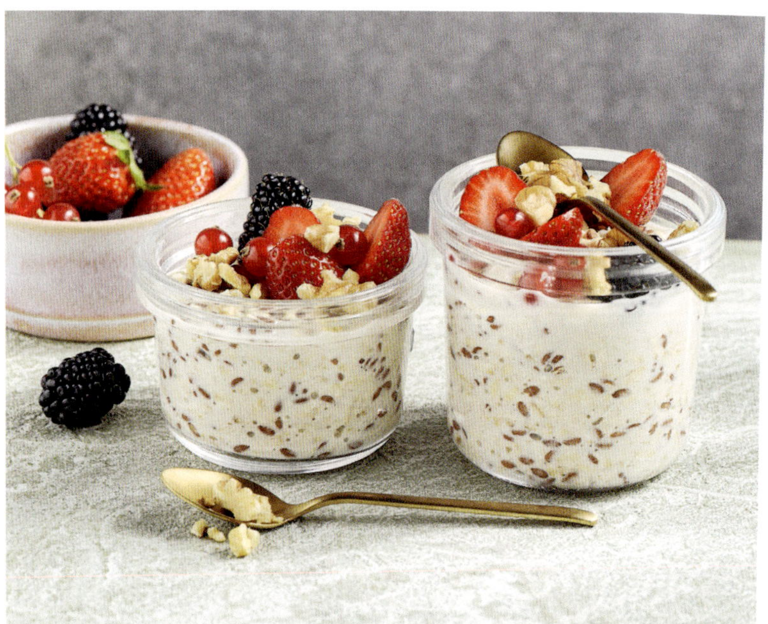

Nährwerte pro Portion:
Kohlenhydrate: 40 g
Proteine: 10 g
Fett: 10 g
Ballaststoffe: 12 g
Kalorien: 327 kcal

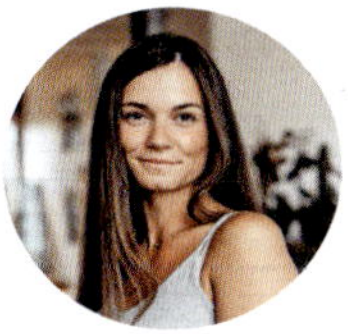

Jules Tipp

Wer den Porridge besonders cremig mag, rührt am Ende noch 1 EL pflanzliche Joghurtalternative unter. Für eine nussige Note gehackte Mandeln oder Walnüsse darüberstreuen.

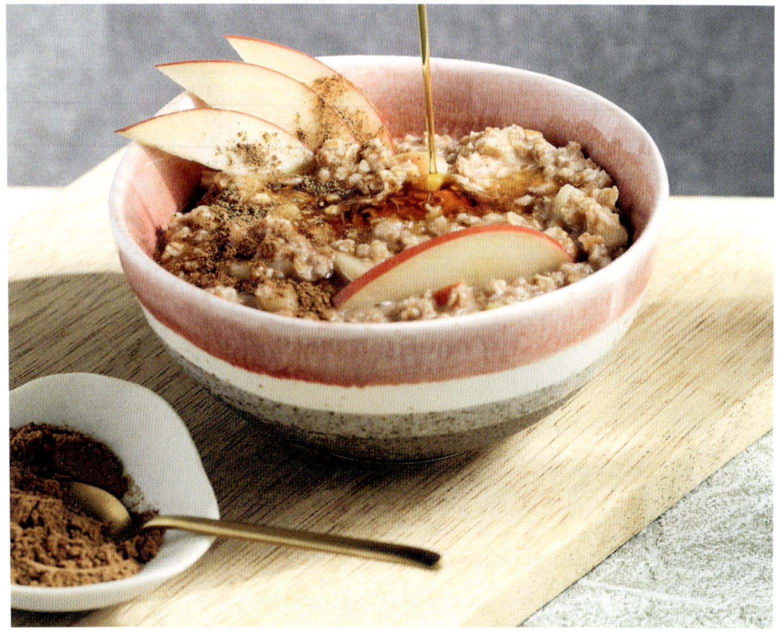

Dinkel-Porridge mit Apfel

ZUBEREITUNGSZEIT: 10 Minuten
MENGE: 2 Portionen

100 g Dinkelflocken
200 ml ungesüßter Pflanzendrink (z. B. Haferdrink)
1 Apfel
1 TL Zimtpulver
1 TL Ahornsirup (optional)

GUT FÜR DICH!

Dinkel liefert komplexe Kohlenhydrate, die langsam Energie freisetzen. Apfel und Zimt stabilisieren den Blutzuckerspiegel und wirken beruhigend auf den Magen, was für einen erholsamen Schlaf wichtig ist.

1. Die Dinkelflocken mit dem Pflanzendrink in einen Topf geben und unter Rühren bei mittlerer Hitze zum Köcheln bringen.
2. Inzwischen den Apfel waschen, vierteln, entkernen und in kleine Würfel schneiden. Den Apfel mit dem Zimt zum Porridge geben und alles noch etwa 5 Minuten köcheln lassen, bis die Konsistenz cremig ist. Nach Belieben mit Ahornsirup süßen und gut umrühren.
3. Den Porridge in Schalen füllen und nach Belieben mit zusätzlichen Apfelspalten oder 1 Prise Zimt garnieren.

Nährwerte pro Portion:
Kohlenhydrate: 56 g
Proteine: 8 g
Fett: 3 g
Ballaststoffe: 6 g
Kalorien: 298 kcal

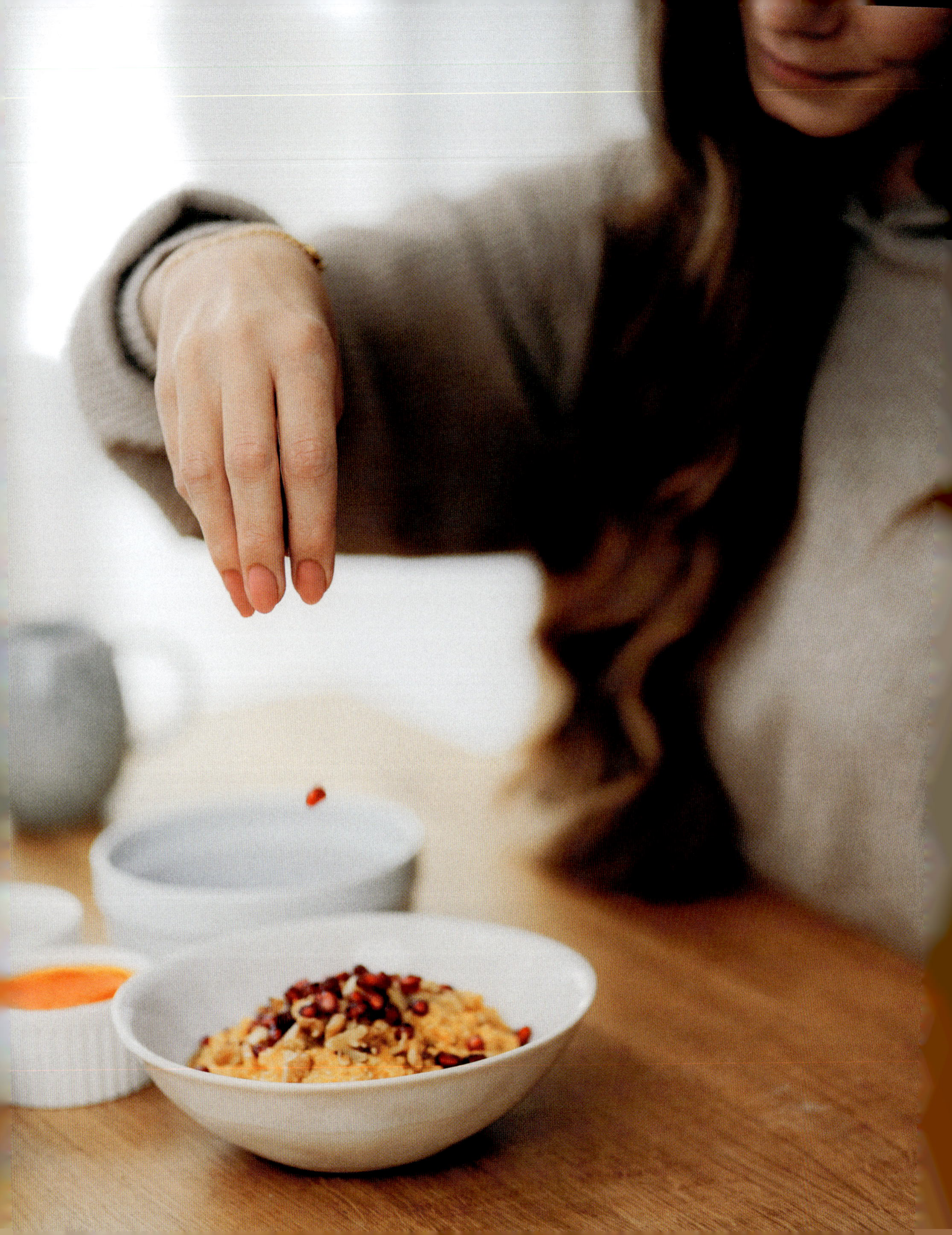

Kürbis-Porridge mit Walnüssen und Herbst-Topping

ZUBEREITUNGSZEIT: 15 Minuten
MENGE: 2 Portionen

Für den Porridge:

- 100 g Haferflocken (glutenfrei)
- 200 ml ungesüßter Pflanzendrink (z. B. Mandeldrink)
- 100 g Kürbispüree (selbst gemacht, siehe Tipp, oder aus der Dose)
- 1 TL Zimtpulver
- 1 TL Ahornsirup (optional)

Für das Topping:

- 1 EL gehackte Walnüsse
- 1 EL Granatapfelkerne
- 1 TL Kürbiskerne (optional)
- 1 Prise gemahlene Muskatnuss (optional)

Nährwerte pro Portion:
Kohlenhydrate: 37 g
Proteine: 10 g
Fett: 9 g
Ballaststoffe: 6 g
Kalorien: 282 kcal

GUT FÜR DICH!
Kürbis liefert Ballaststoffe und Beta-Carotin, das unser Immunsystem stärkt. Walnüsse enthalten entzündungshemmende Omega-3-Fettsäuren, die das Darmmikrobiom unterstützen. Herbstliche Toppings wie Granatapfelkerne und Kürbiskerne sorgen für Geschmack, Textur und weitere Nährstoffe.

1. Für den Porridge Haferflocken, Pflanzendrink, Kürbispüree, Zimt und nach Belieben Ahornsirup in einen kleinen Topf geben und gut verrühren. Alles bei mittlerer Hitze unter Rühren zum Köcheln bringen.
2. Den Porridge 5–7 Minuten köcheln lassen, bis er die gewünschte Cremigkeit erreicht hat. Falls er zu fest ist, noch etwas Pflanzendrink oder Wasser hinzufügen.
3. Den Porridge auf Schalen verteilen, mit gehackten Walnüssen und Granatapfelkernen sowie nach Belieben mit Kürbiskernen garnieren und nach Belieben mit etwas Muskatnuss bestäuben.

Jules Tipp

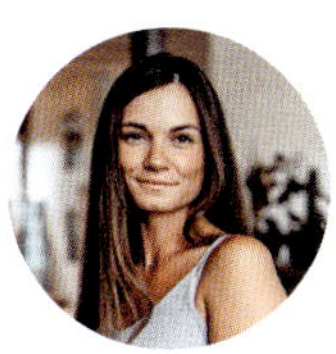

Für das Püree 250 g Hokkaido-Kürbis waschen, entkernen und würfeln. In einem kleinen Topf mit etwas Wasser 10–15 Minuten weich garen. Danach das Wasser abgießen und den Kürbis im Topf mit dem Pürierstab fein pürieren. 250 g Kürbis ergeben 200–220 g Püree, also etwas mehr, als du für den Porridge benötigst. Verwende den Rest für ein anderes Gericht, oder friere ihn portionsweise ein – perfekt für mehrere Portionen im Herbst. Wer mag, kann auch 1 Prise Vanille oder etwas Ingwer in den Porridge geben, um ihn noch wärmender zu gestalten.

Kokos-Chia-Pudding mit Mangopüree

ZUBEREITUNGSZEIT: 5 Minuten
KÜHLZEIT: 1 Stunde (über Nacht)
MENGE: 2 Portionen

200 g Kokosmilch
3 EL Chiasamen
1 TL Ahornsirup (optional)
½ reife Mango
Chiasamen und Kokosraspel zum Garnieren (optional)

GUT FÜR DICH!

Chiasamen sind reich an wertvollen Omega-3-Fettsäuren und Ballaststoffen, die das Darmmikrobiom unterstützen. Kokosmilch sorgt für gesunde Fette und Mango liefert Vitamin C, das die Immunabwehr stärkt.

1. Die Kokosmilch in eine Schüssel geben. Die Chiasamen und nach Belieben den Ahornsirup hinzufügen und alles gut verrühren, damit sich die Samen gleichmäßig verteilen. Die Mischung etwa 5 Minuten stehen lassen, dann nochmals umrühren, um eine Klümpchenbildung zu vermeiden.
2. Anschließend die Mischung auf Schalen oder Gläser verteilen, abdecken und mindestens 1 Stunde (oder über Nacht) in den Kühlschrank stellen, bis die Chiasamen aufquellen und eine puddingartige Konsistenz entstanden ist.
3. Währenddessen die Mango schälen, das Fruchtfleisch erst vom Stein und dann in Stücke schneiden. Die Mangostücke im Mixer oder in einem hohen Rührbecher mit dem Pürierstab zu einer glatten Masse verarbeiten.
4. Den Chia-Pudding aus dem Kühlschrank nehmen und das Mangopüree darübergeben. Nach Belieben mit zusätzlichen Chiasamen oder Kokosraspeln garnieren und sofort genießen.

Jules Tipp

Für eine cremigere Konsistenz die Kokosmilch vor dem Einweichen mit 1 Schuss Pflanzendrink verdünnen. Wer etwas mehr Süße mag, kann das Mangopüree mit etwas zusätzlichem Ahornsirup verfeinern.

Nährwerte pro Portion:
Kohlenhydrate: 13 g
Proteine: 4 g
Fett: 25 g
Ballaststoffe: 5 g
Kalorien: 294 kcal

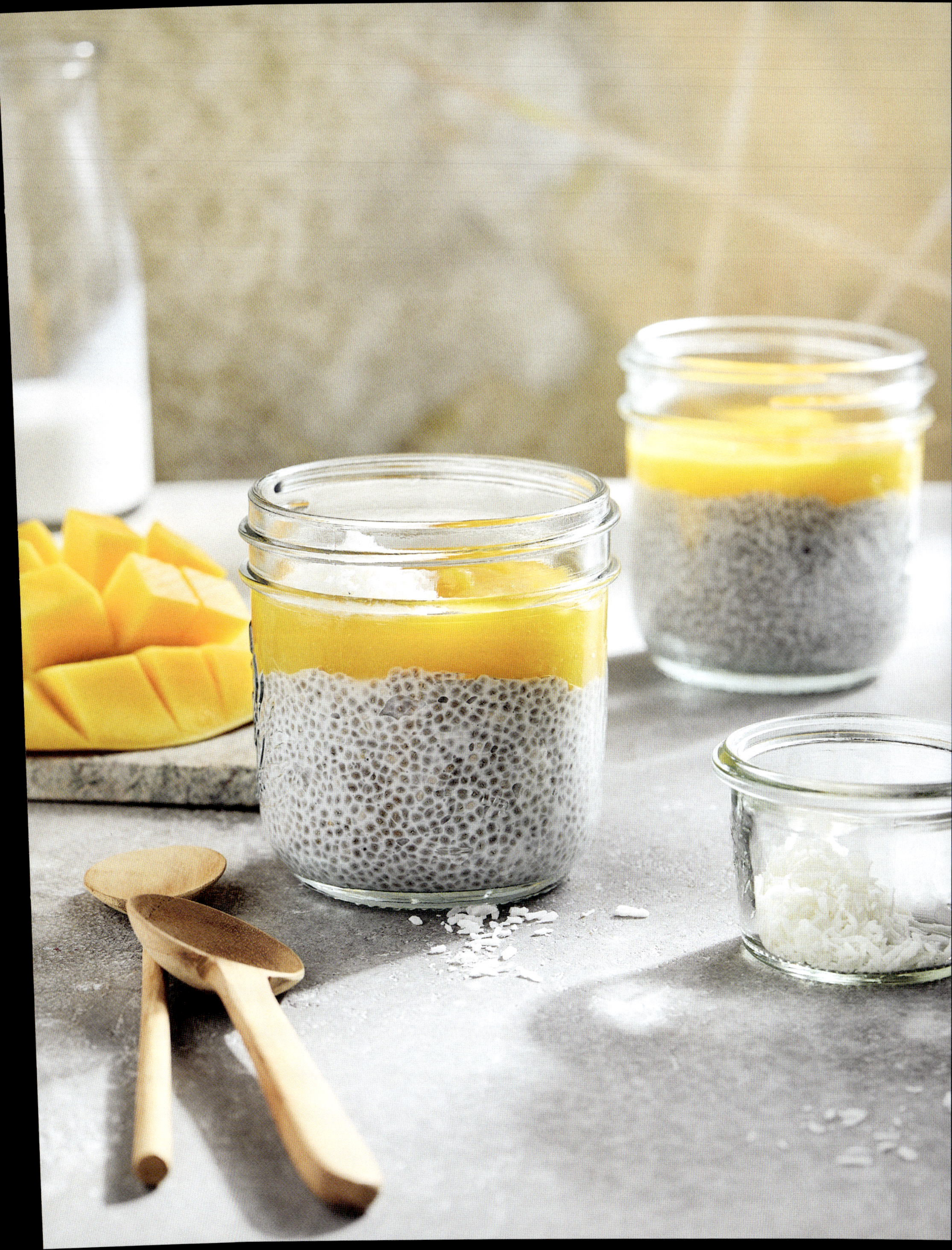

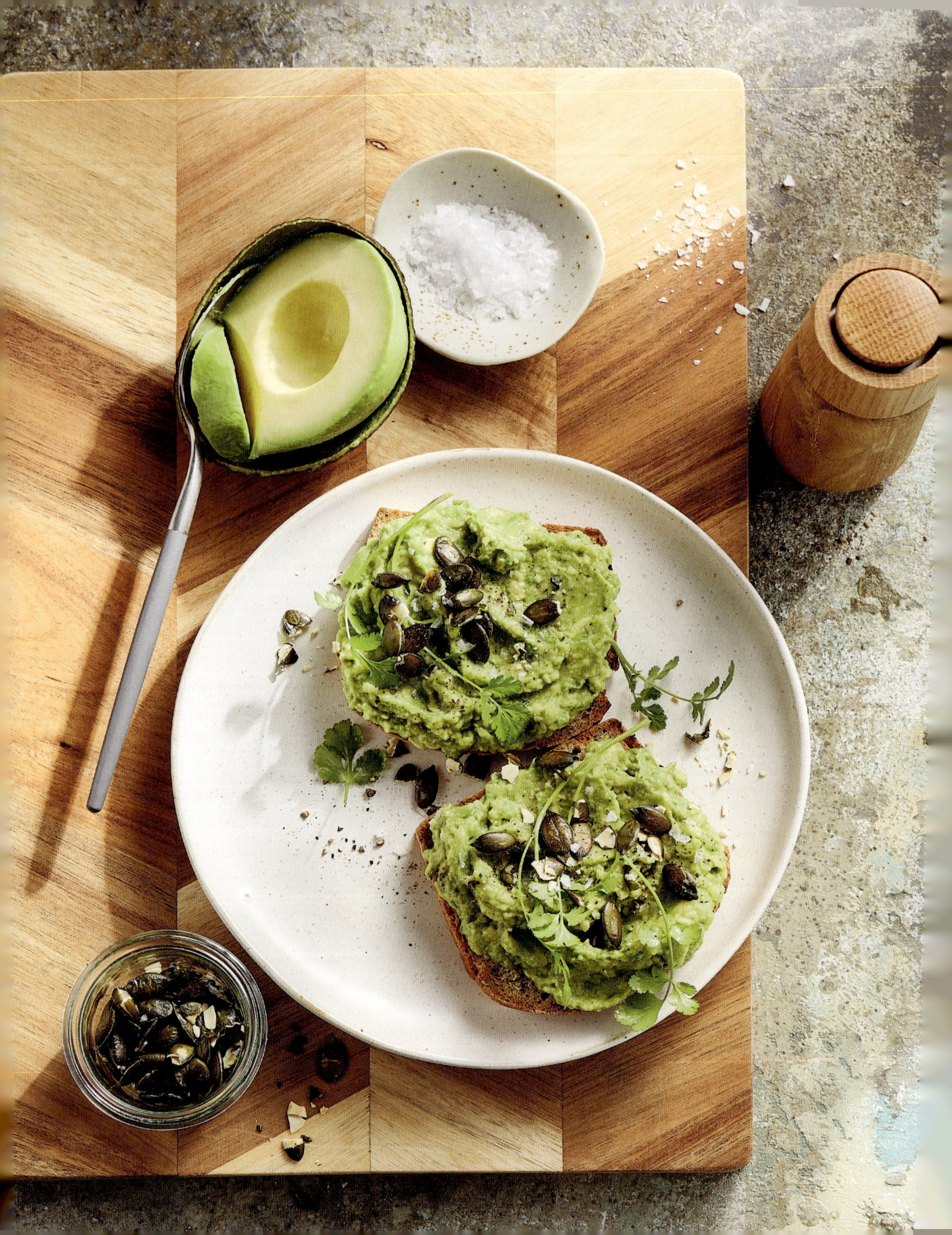

Avocadotoast mit Kürbiskernen

ZUBEREITUNGSZEIT: 10 Minuten
MENGE: 2 Portionen

1 reife Avocado
Meersalz
Pfeffer
1 Spritzer Zitronensaft (optional)
2 Scheiben Vollkornbrot (siehe S. 81)
1 EL Kürbiskerne
frische Kräuter zum Garnieren (z. B. Koriandergrün oder Petersilie; optional)

GUT FÜR DICH!
Avocado liefert gesunde Fette und Ballaststoffe, die die Verdauung unterstützen und lang anhaltende Energie liefern. Kürbiskerne sind eine gute Quelle für Magnesium, das zur Nervenstärkung beiträgt.

1. Die Avocado halbieren, den Kern entfernen und das Fruchtfleisch aus der Schale lösen. Dann in einer Schüssel mit einer Gabel zerdrücken und mit je 1 Prise Meersalz und Pfeffer und optional mit 1 Spritzer Zitronensaft vermengen.
2. Die Vollkornbrotscheiben nach Belieben im Toaster leicht rösten. Die Avocadomasse gleichmäßig auf die Brotscheiben streichen.
3. Die Kürbiskerne darüberstreuen und die Brote nach Belieben noch mit frischen Kräutern garnieren. Direkt servieren oder für unterwegs vorbereiten.

Jules Tipp

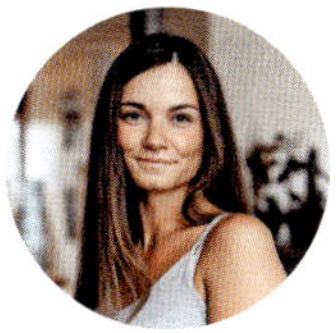

Für mehr Geschmack die Kürbiskerne kurz in einer Pfanne ohne Fett anrösten. Alternativ lassen sich auch Sonnenblumenkerne oder Sesam als Topping für die Toasts verwenden.

Nährwerte pro Portion:
Kohlenhydrate: 22 g
Proteine: 7 g
Fett: 22 g
Ballaststoffe: 10 g
Kalorien: 339 kcal

Süßkartoffel-»Toast« mit Hummus und Gemüse

ZUBEREITUNGSZEIT:
15 Minuten
BACKEN: 20 Minuten
MENGE: 2 Portionen

Für die Toasts:

1 große Süßkartoffel
1 Handvoll Babyspinat
½ Avocado
1 Handvoll Kirschtomaten
100 g Hummus (siehe S. 155 oder Fertigprodukt)

Für das Topping:

1 EL Kürbiskerne
Chiliflocken (optional)
1 TL Zitronensaft

Nährwerte pro Portion:
Kohlenhydrate: 53 g
Proteine: 12 g
Fett: 35 g
Ballaststoffe: 14 g
Kalorien: 593 kcal

GUT FÜR DICH!

Süßkartoffeln liefern komplexe Kohlenhydrate und den Pflanzenfarbstoff Beta-Carotin, der entzündungshemmend wirkt. Hummus bietet pflanzliches Eiweiß und gesunde Fette, während frisches Gemüse für Ballaststoffe und Vitamine sorgt, die deine Verdauung unterstützen.

1. Den Backofen auf 200 °C (Ober-/Unterhitze) vorheizen und ein Backblech mit Backpapier auslegen. Die Süßkartoffel mit der Gemüsebürste gründlich waschen und in vier etwa 1 cm dicke Scheiben schneiden (Reste anderweitig verwenden).
2. Die Süßkartoffelscheiben nebeneinander auf das Blech legen und im Ofen auf der mittleren Schiene 15–20 Minuten backen, bis sie weich und leicht gebräunt sind. Dabei nach der Hälfte der Zeit wenden.
3. Währenddessen den Babyspinat verlesen, gründlich waschen und in einem Sieb abtropfen lassen. Die Avocado schälen und in dünne Scheiben schneiden. Die Kirschtomaten waschen und halbieren. Ggf. den Hummus zubereiten.
4. Die Kürbiskerne in einer kleinen Pfanne ohne Fett 2–3 Minuten anrösten, bis sie duften. Herausnehmen und abkühlen lassen.
5. Die gebackenen Süßkartoffelscheiben aus dem Ofen nehmen und kurz abkühlen lassen. Dann auf Teller verteilen, jeweils mit einer großzügigen Schicht Hummus bestreichen und mit Avocado, Spinat und Tomaten belegen. Mit gerösteten Kürbiskernen, 1 Prise Chiliflocken (nach Belieben) und Zitronensaft toppen.

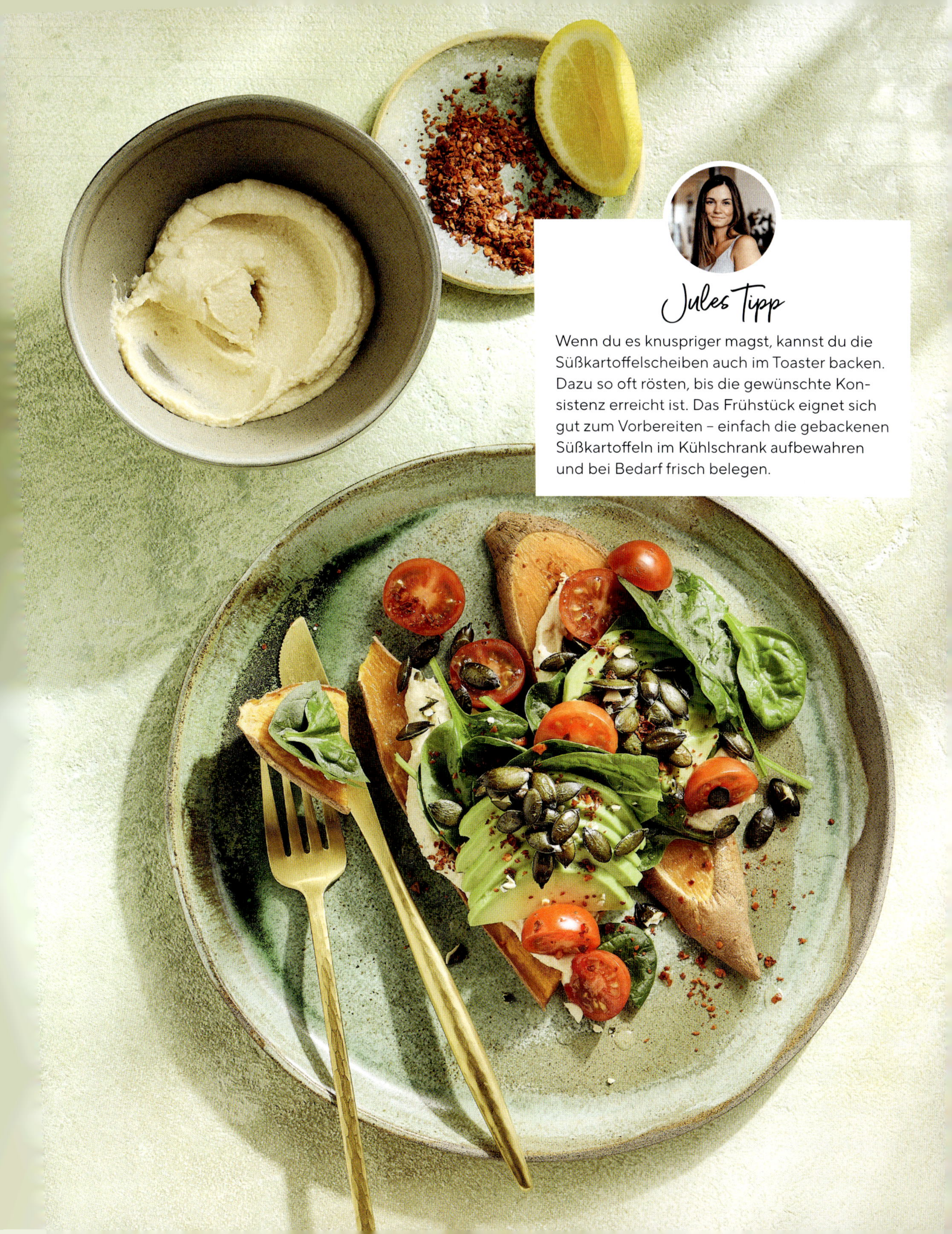

Jules Tipp

Wenn du es knuspriger magst, kannst du die Süßkartoffelscheiben auch im Toaster backen. Dazu so oft rösten, bis die gewünschte Konsistenz erreicht ist. Das Frühstück eignet sich gut zum Vorbereiten – einfach die gebackenen Süßkartoffeln im Kühlschrank aufbewahren und bei Bedarf frisch belegen.

Hydriert bleiben

Energie durch Flüssigkeit

Wasser ist Leben – und wird leider oft unterschätzt. Viele Menschen achten genau darauf, was sie essen, vergessen aber oft, auch genug zu trinken. Dabei ist Flüssigkeit für deinen Körper genauso essenziell wie Nährstoffe. Ohne ausreichend Wasser kann dein Körper Energie nicht effizient nutzen – selbst die beste Mahlzeit bringt dir dann wenig. Schon ein leichter Flüssigkeitsmangel kann sich auf Konzentration, Kreislauf und Wohlbefinden auswirken. Müdigkeit, Kopfschmerzen oder ein plötzlicher Leistungsabfall haben oft eine einfache Ursache: Du hast zu wenig getrunken.

Warum ist Wasser so wichtig?

Dein Körper besteht zu rund 60 % aus Wasser. Fast alle Prozesse in deinem Körper sind darauf angewiesen: Verdauung, Stoffwechsel, Nährstofftransport oder Entgiftung. Ballaststoffe zum Beispiel können nur dann optimal wirken, wenn du genug trinkst. Lösliche Ballaststoffe, zum Beispiel Pektine im Apfel, quellen im Darm auf und bilden eine Art Gel. Dieses Gel verlangsamt die Aufnahme von Nährstoffen und stabilisiert so den Blutzuckerspiegel. Auch das Gehirn und die Muskulatur brauchen eine kontinuierliche Flüssigkeitszufuhr, um optimal zu funktionieren.

Wie viel ist genug?

Ein guter Richtwert sind etwa 30–40 ml Wasser pro kg Körpergewicht. Bei 60 kg Körpergewicht entspricht das 1,8–2,0 l täglich – bei Bewegung, Hitze oder Stress kann es entsprechend mehr sein. Diese Menge solltest du idealerweise über den Tag verteilt trinken.

Achte besonders auf dein Trinkverhalten ...

- morgens direkt nach dem Aufstehen,
- während stressiger Phasen,
- bei sportlicher Aktivität,
- bei ballaststoffreicher Ernährung,
- bei trockener Heizungsluft oder Hitze.

Oft verwechseln wir übrigens Durst mit Hunger – ein Glas Wasser vor dem Essen kann helfen, den Appetit besser einzuschätzen und schon mal etwas zu lindern.

Ganz einfach mehr trinken

- Starte den Tag mit einem Glas lauwarmem Wasser mit 1 Spritzer Zitronensaft.
- Stell dir eine schöne Trinkflasche oder Karaffe sichtbar auf den Tisch – oder nimm sie für unterwegs mit.
- Trink regelmäßig – nicht erst, wenn du Durst hast.
- Verfeinere dein Wasser mit Blättern von Minze oder Zitronenmelisse, mit Gurkenscheiben, Beeren oder Zimtstangen.

Gesund trinken

Neben Wasser mit oder ohne Kohlensäure eignen sich auch ungesüßte Kräutertees, verdünnte Saftschorlen (z. B. mit zuckerärmerem Sanddorn- oder Granatapfelsaft) oder Kokoswasser zum gesunden Durstlöschen. Kaffee und schwarzer bzw. grüner Tee zählen in moderaten Mengen ebenfalls zur Flüssigkeitsbilanz – du musst also nicht ausschließlich Wasser trinken.

Lieber nicht!

Gesüßte Getränke und Alkohol sind weniger geeignet und du solltest sie nur selten trinken. Zucker aus gesüßten Getränken – vor allem Fruktose – wird sehr schnell aufgenommen, lässt den Blutzucker steil ansteigen und wieder abfallen. Das kann Heißhunger und Konzentrationsprobleme fördern. Du nimmst dadurch in kurzer Zeit und fast nebenbei viel Energie auf, schädigst Zähne und Darm. Alkohol enthält sogar noch mehr Energie als Zucker und schädigt unter anderem dein Gehirn.

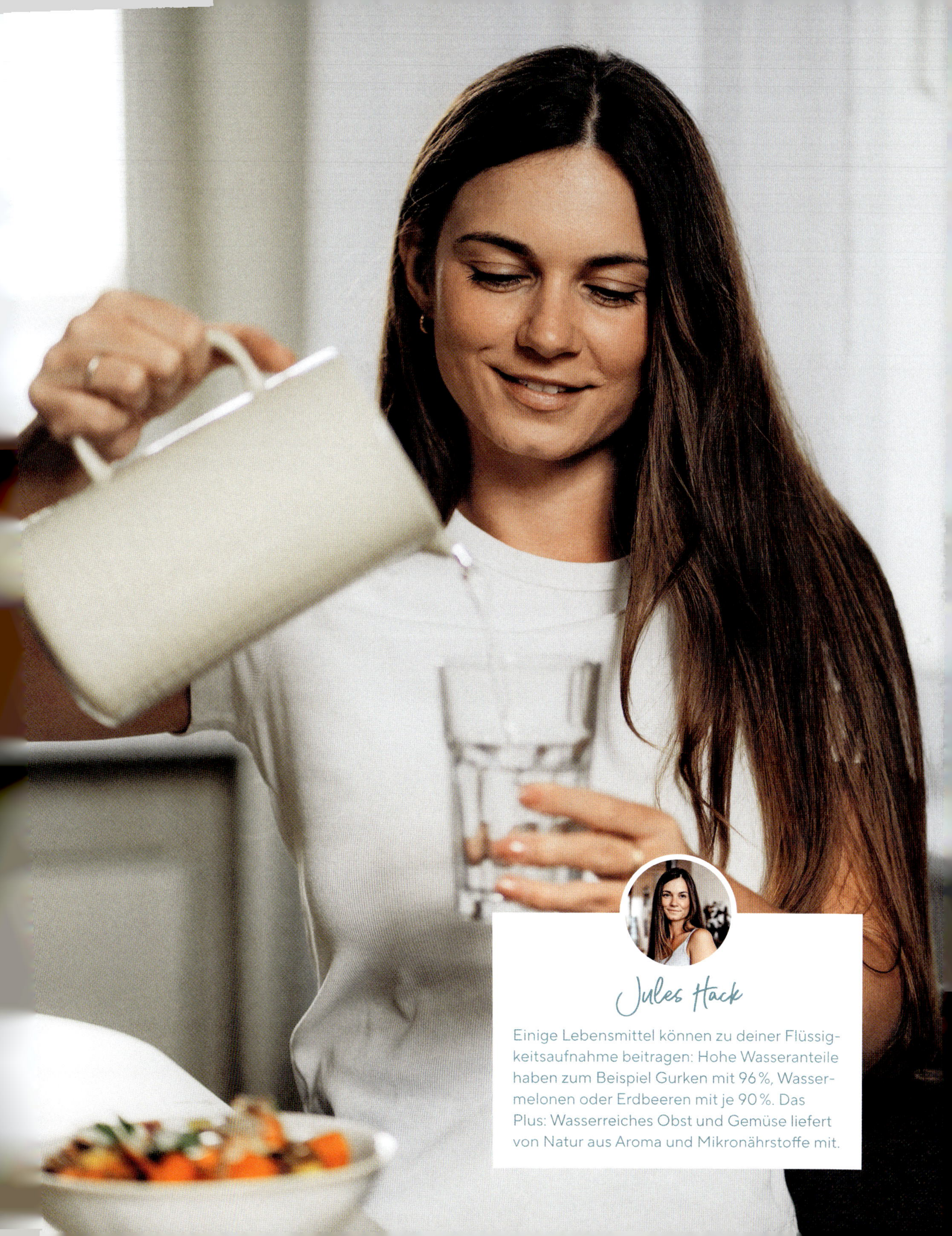

Jules Hack

Einige Lebensmittel können zu deiner Flüssigkeitsaufnahme beitragen: Hohe Wasseranteile haben zum Beispiel Gurken mit 96 %, Wassermelonen oder Erdbeeren mit je 90 %. Das Plus: Wasserreiches Obst und Gemüse liefert von Natur aus Aroma und Mikronährstoffe mit.

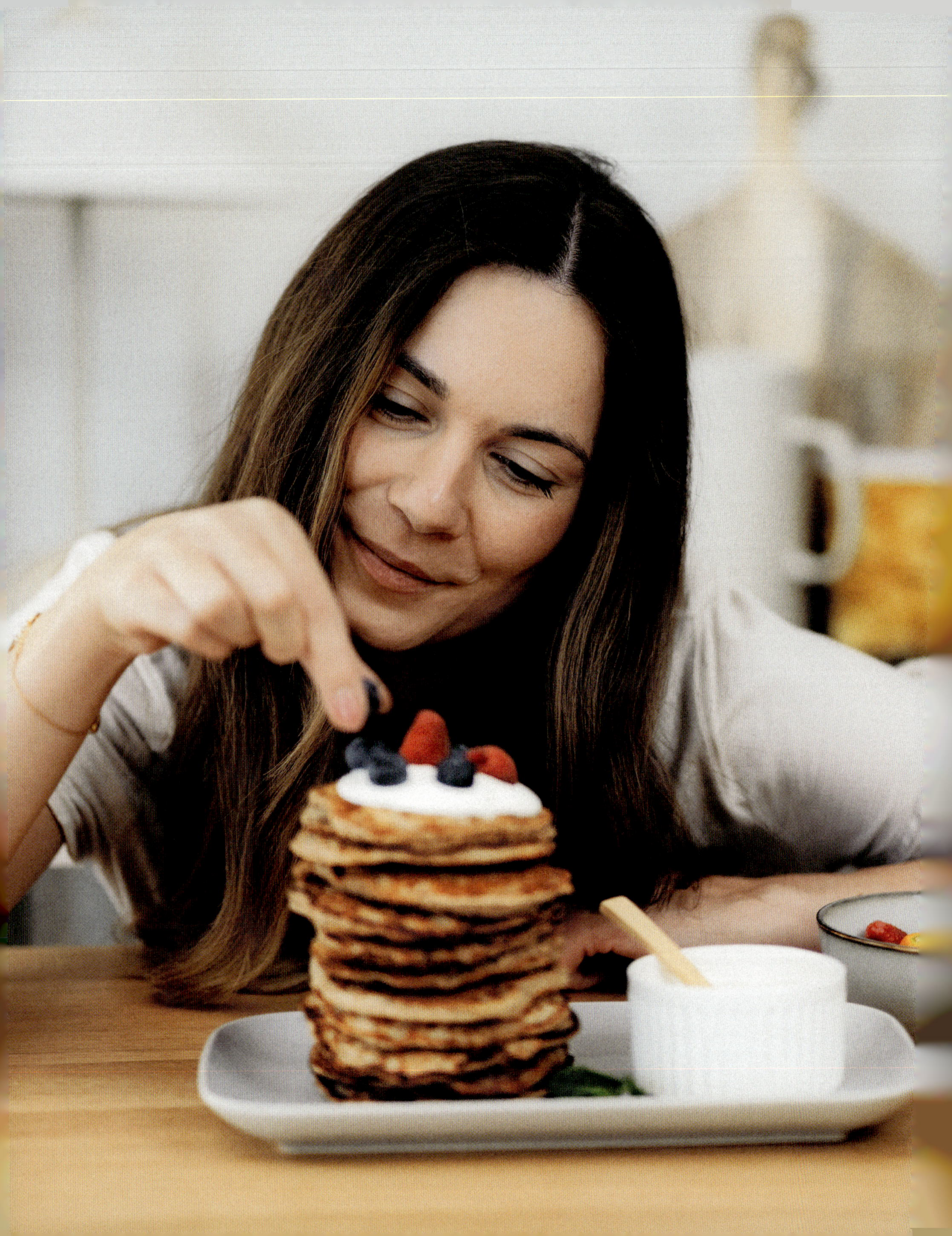

Bananen-Hafer-Pancakes

ZUBEREITUNGSZEIT:
15 Minuten
MENGE: 2 Portionen

100 g Haferflocken (glutenfrei)
1 reife Banane
1 TL Backpulver
1 TL Zimtpulver
150 ml ungesüßter Pflanzendrink (z. B. Mandel- oder Haferdrink)
1 TL Kokosöl zum Braten
Obst, Nüsse oder pflanzliche Joghurtalternative zum Garnieren (optional)

GUT FÜR DICH!

Haferflocken liefern komplexe Kohlenhydrate für lang anhaltende Energie und fördern durch Ballaststoffe die Darmgesundheit. Bananen sind eine Quelle für Tryptophan, das die Serotoninbildung und damit eine positive Stimmung unterstützt.

1. Für den Teig die Haferflocken im Mixer oder in der Küchenmaschine zu feinem Mehl mahlen. Die Banane schälen und in einer Rührschüssel mit einer Gabel so lange zerdrücken, bis eine glatte Masse entstanden ist. Hafermehl, Backpulver und Zimt zur Banane geben und alles gut vermengen.
2. Nach und nach den Pflanzendrink dazugeben und unterrühren, bis ein gleichmäßiger, dickflüssiger Teig entstanden ist.
3. Das Kokosöl in einer Pfanne erhitzen. Den Teig portionsweise in die Pfanne geben und die Pancakes bei mittlerer Hitze auf jeder Seite 2–3 Minuten goldbraun backen. Herausnehmen und warm halten.
4. Die Pancakes noch warm servieren und nach Belieben mit Obst, Nüssen oder 1 Klecks pflanzlicher Joghurtalternative garnieren.

Jules Tipp

Für extra Süße den Teig zusätzlich mit einer halben Banane oder etwas Dattelpaste (siehe S. 137) anreichern. Die Pancakes lassen sich auch gut einfrieren und bei Bedarf im Toaster oder in der Pfanne aufwärmen.

Nährwerte pro Portion:
Kohlenhydrate: 51 g
Proteine: 8 g
Fett: 9 g
Ballaststoffe: 6 g
Kalorien: 332 kcal

Hafer-Himbeer-Muffins

ZUBEREITUNGSZEIT: 15 Minuten
BACKZEIT: 25 Minuten
MENGE: 6 Muffins

6 Muffin-Papierbackförmchen oder Fett für die Form
100 g Haferflocken (glutenfrei)
50 g gemahlene Mandeln
1 TL Backpulver
1 TL Zimtpulver
1 reife Banane
100 ml ungesüßter Mandeldrink
1 TL Ahornsirup (optional)
50 g Himbeeren

GUT FÜR DICH!

Diese Muffins enthalten Haferflocken und Himbeeren, die beide lang anhaltende Energie liefern und den Blutzuckerspiegel stabil halten. Dank ihrer Antioxidantien können sie Entzündungen reduzieren. Perfekt für ein schnelles Frühstück!

1. Den Backofen auf 180 °C (Ober-/Unterhitze) vorheizen und eine Muffinform mit Papierbackförmchen auslegen oder leicht einfetten.
2. Die Haferflocken im Mixer oder in der Küchenmaschine zu feinem Mehl mahlen. In einer Rührschüssel das Hafermehl mit gemahlenen Mandeln, Backpulver und Zimt vermengen.
3. Die Banane schälen und mit einer Gabel zerdrücken. Dann mit dem Mandeldrink und nach Belieben mit Ahornsirup unter die trockenen Zutaten rühren, sodass ein gleichmäßiger Teig entsteht. Zuletzt die Himbeeren verlesen, waschen und trocken tupfen. Die Beeren vorsichtig unter den Teig heben, sodass sie nicht vollständig zerfallen.
4. Den Teig gleichmäßig auf die Muffinförmchen verteilen und die Muffins im Ofen auf der mittleren Schiene etwa 25 Minuten backen, bis sie goldbraun sind (Stäbchenprobe!).
5. Die Muffins aus dem Ofen nehmen und kurz in der Form abkühlen lassen, dann aus den Mulden lösen und auf einem Kuchengitter vollständig auskühlen lassen.

Jules Tipp

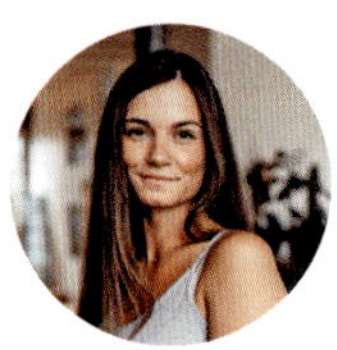

Die Muffins schmecken frisch am besten, lassen sich aber auch gut einfrieren und bei Bedarf wieder auftauen. Wer mag, kann zusätzlich gehackte Nüsse oder etwas abgeriebene Bio-Zitronenschale für eine frische Note in den Teig geben.

Nährwerte pro Stück:
Kohlenhydrate: 14 g
Proteine: 4 g
Fett: 5 g
Ballaststoffe: 3 g
Kalorien: 133 kcal

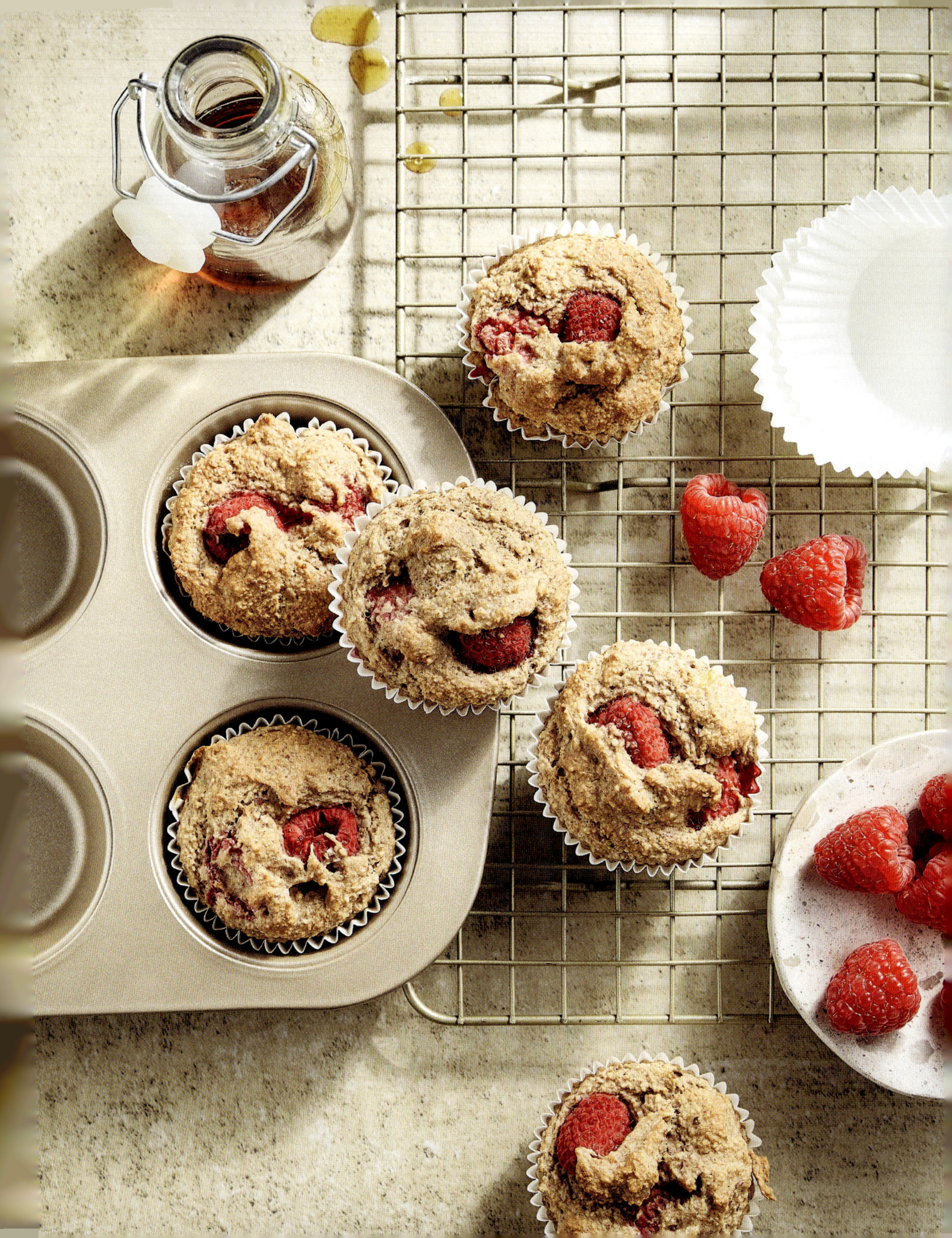

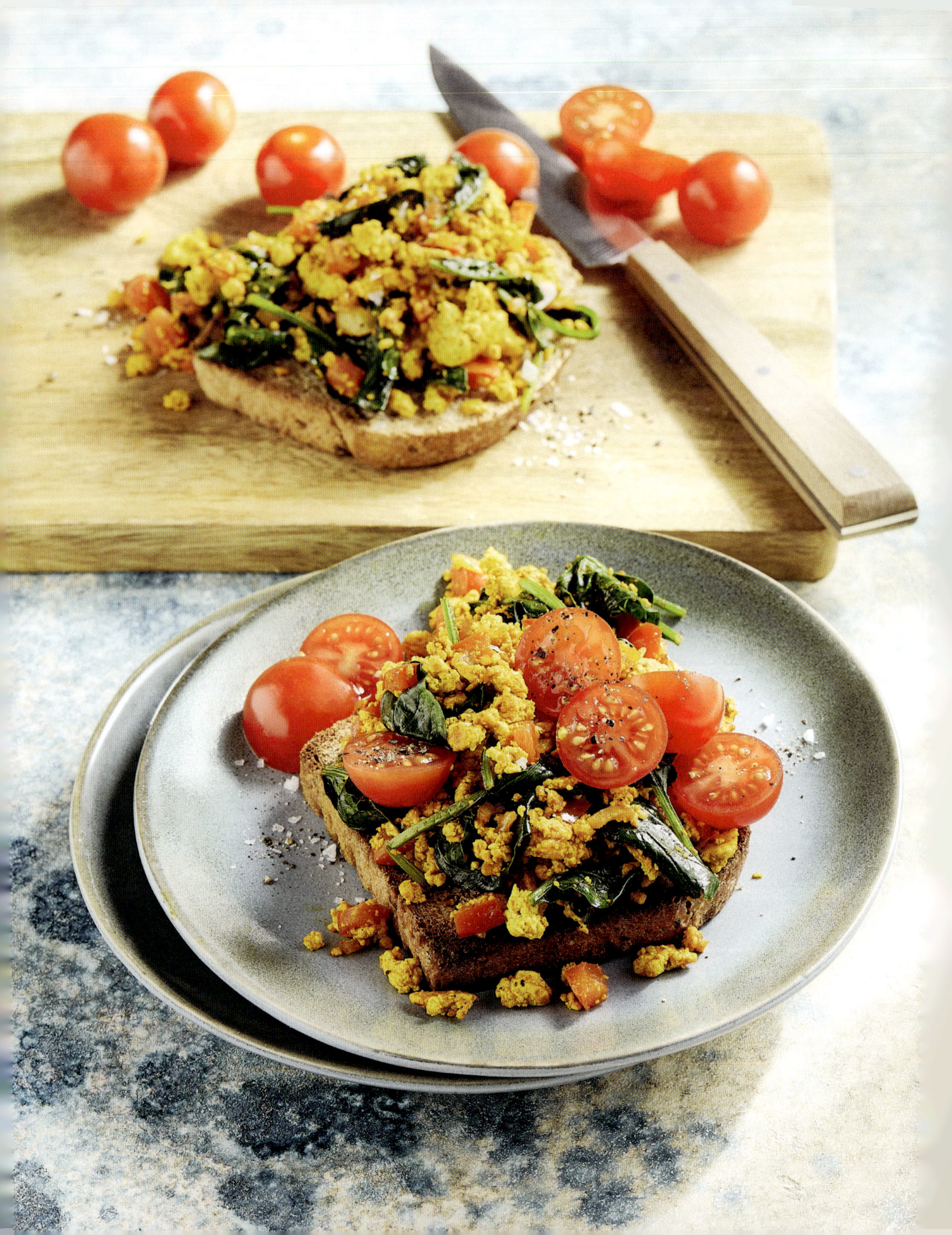

Vollkornbrot mit Tofu-Rührei und Gemüse

ZUBEREITUNGSZEIT:
15 Minuten
MENGE: 2 Portionen

Für das Tofu-Rührei:
- 200 g Tofu (abgetropft)
- ½ Zwiebel
- ½ rote Paprika
- 1 EL Olivenöl
- 1 TL gemahlene Kurkuma
- 1 TL Paprikapulver edelsüß
- Salz
- Pfeffer
- 1 Handvoll Spinat, grob gehackt

Für das Frühstück:
- 2 Scheiben Vollkornbrot (siehe S. 81)
- 1 TL pflanzliche Margarine oder 1 Avocado (optional)
- 1 Handvoll Kirschtomaten, halbiert

Nährwerte pro Portion:
Kohlenhydrate: 22 g
Proteine: 15 g
Fett: 14 g
Ballaststoffe: 7 g
Kalorien: 302 kcal

GUT FÜR DICH!

Tofu ist eine hervorragende pflanzliche Eiweißquelle, die den Körper mit lang anhaltender Energie versorgt. Das Vollkornbrot liefert dazu komplexe Kohlenhydrate und Ballaststoffe für eine gesunde Verdauung, während frisches Gemüse Vitamine und Mineralstoffe enthält, die den Stoffwechsel unterstützen.

1. Den Tofu mit den Händen oder einer Gabel in kleine, rühreiartige Stücke zerbröseln. Die Zwiebel schälen und hacken, die Paprika waschen, putzen und fein würfeln. Das Olivenöl in einer Pfanne bei mittlerer Hitze erhitzen und die Zwiebel darin glasig anschwitzen. Die Paprikawürfel hinzufügen und 2–3 Minuten mitbraten, bis sie weich werden.
2. Den zerbröselten Tofu dazugeben, alles mit Kurkuma, Paprikapulver, Salz und Pfeffer würzen und gut umrühren. Dann den Spinat unterheben und alles noch etwa 2 Minuten garen, bis der Tofu warm und gut gewürzt ist.
3. Die Vollkornbrotscheiben optional mit Margarine bestreichen oder dünn geschnittenen Avocadoscheiben belegen und mit dem Tofu-Rührei belegen. Mit den halbierten Kirschtomaten garnieren.

Jules Tipp

Für einen würzigeren Geschmack das Tofu-Rührei mit ein wenig Hefeflocken oder schwarzem Salz (Kala Namak) verfeinern. Wer es cremiger mag, kann am Ende noch 1 Schuss ungesüßten Pflanzendrink unter das Tofu-Rührei mischen.

Avocado-Bohnen-Bowl mit Gemüse und Crunch

ZUBEREITUNGSZEIT:
15 Minuten
MENGE: 2 Portionen

Für die Bowl:
1 Handvoll Babyspinat
1 kleine Zucchini
1 TL Olivenöl
200 g Schwarze Bohnen (aus Glas oder Dose)
1 Handvoll Kirschtomaten, halbiert
½ Avocado, in Scheiben geschnitten

Für den Crunch:
1 TL Olivenöl
1 Scheibe Vollkornbrot, gewürfelt (siehe S. 81)
½ TL Paprikapulver edelsüß

Für das Dressing:
1 EL Zitronensaft
1 EL Olivenöl
½ TL Dijon-Senf
Salz
Pfeffer

Nährwerte pro Portion:
Kohlenhydrate: 26 g
Proteine: 10 g
Fett: 19 g
Ballaststoffe: 13 g
Kalorien: 346 kcal

GUT FÜR DICH!

Schwarze Bohnen liefern pflanzliches Eiweiß und Ballaststoffe für lang anhaltende Energie und eine gesunde Verdauung. Die Avocado enthält gesunde Fette, die deinen Blutzuckerspiegel stabilisieren, und der Vollkorn-Crunch on top sorgt für eine knusprige Textur und noch mehr komplexe Kohlenhydrate.

1. Für die Bowl den Spinat verlesen, gründlich waschen und in einem Sieb abtropfen lassen. Die Zucchini putzen, waschen und quer in dünne Scheiben schneiden. Das Olivenöl in einer Pfanne erhitzen und die Zucchinischeiben darin etwa 3 Minuten anbraten, bis sie leicht gebräunt sind.
2. Für den Crunch das Olivenöl in einer Pfanne erhitzen, die Brotwürfel hineingeben und mit Paprikapulver bestreuen. Dann unter gelegentlichem Wenden 3–4 Minuten knusprig rösten.
3. Für das Dressing Zitronensaft, Olivenöl, Senf, Salz und Pfeffer in einer kleinen Schüssel vermengen und gut verrühren.
4. Die Bohnen in einem Sieb abbrausen und abtropfen lassen. Mit den angebratenen Zucchini, Kirschtomaten und Babyspinat auf Schalen verteilen. Die Avocado darauf anrichten und den Crunch darüberstreuen. Das Dressing gleichmäßig über die Bowl geben.

Jules Tipp

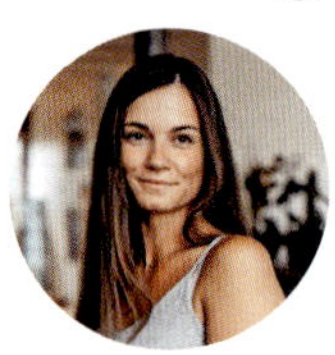

Die Bowl lässt sich hervorragend vorbereiten – den Vollkorn-Crunch aber erst kurz vor dem Servieren darüberstreuen, damit er knusprig bleibt. Wer es würziger mag, kann das Dressing mit 1 Prise Kreuzkümmel oder etwas Knoblauchpulver verfeinern.

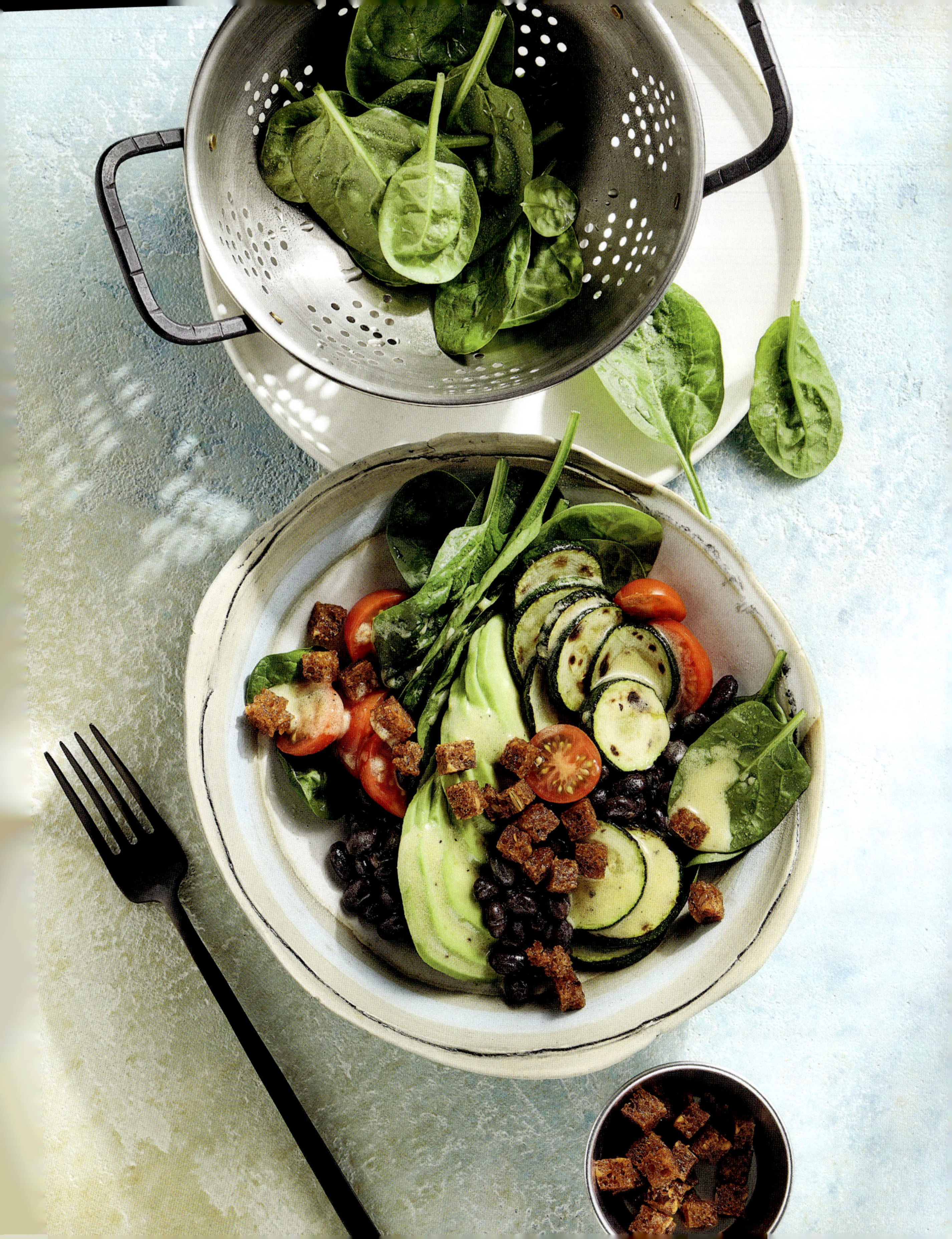

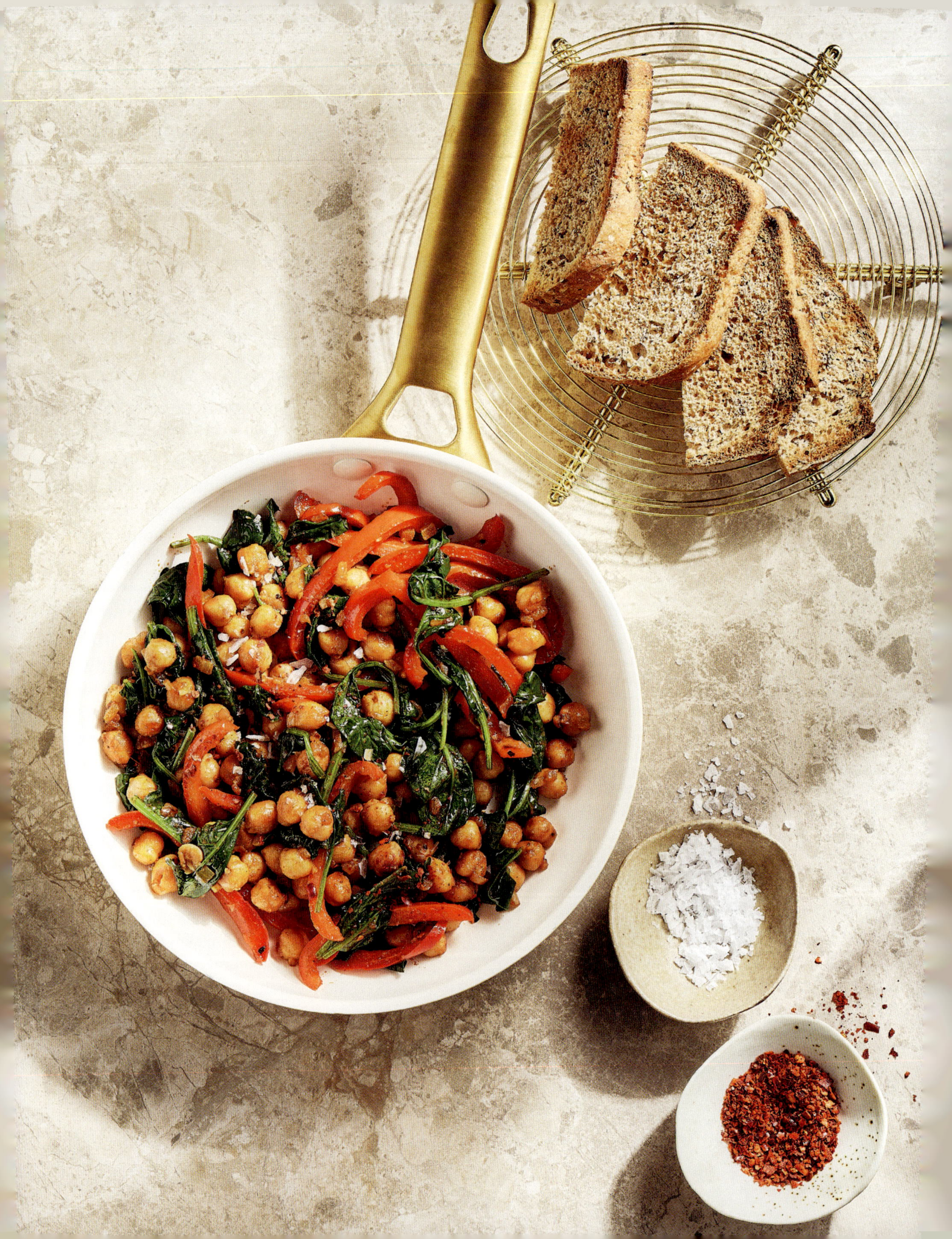

Pikante Kichererbsenpfanne mit Vollkornbrot

ZUBEREITUNGSZEIT: 15 Minuten
MENGE: 2 Portionen

- 200 g Kichererbsen (aus Glas oder Dose)
- 1 Handvoll Babyspinat
- 1 kleine Zwiebel
- 1 Knoblauchzehe
- 1 rote Paprika
- 1 EL Olivenöl
- 1 TL Paprikapulver edelsüß
- Chiliflocken
- Salz
- Pfeffer
- 2 Scheiben Vollkornbrot, geröstet (siehe S. 81)

Nährwerte pro Portion:
Kohlenhydrate: 39 g
Proteine: 10 g
Fett: 8 g
Ballaststoffe: 14 g
Kalorien: 298 kcal

GUT FÜR DICH!

Kichererbsen sind eine hervorragende Quelle für pflanzliches Eiweiß und Ballaststoffe, die deine Darmgesundheit fördern. Paprika und Spinat liefern wichtige Vitamine und Mineralstoffe, während die leichte Schärfe der Chili den Stoffwechsel anregt und den Kreislauf in Schwung bringt.

1. Die Kichererbsen in einem Sieb abbrausen und abtropfen lassen. Den Spinat verlesen, gründlich waschen und in einem Sieb abtropfen lassen.
2. Zwiebel und Knoblauch schälen und hacken, die Paprika waschen, putzen und in Streifen schneiden. Das Olivenöl in einer großen Pfanne erhitzen und gehackte Zwiebel und Knoblauch darin bei mittlerer Hitze 2–3 Minuten anschwitzen, bis sie glasig sind.
3. Die geschnittene Paprika hinzufügen und weitere 3–4 Minuten anbraten, bis sie weich wird. Die Kichererbsen in die Pfanne geben und alles mit Paprikapulver, 1 Prise Chiliflocken, Salz und Pfeffer würzen.
4. Alles gut vermengen und etwa 5 Minuten unter gelegentlichem Rühren braten. Den Babyspinat unterheben und 1–2 Minuten mitgaren, bis er zusammenfällt.
5. Die Kichererbsenpfanne auf Teller verteilen und mit den gerösteten Vollkornbrotscheiben servieren.

Jules Tipp

Für extra Geschmack etwas Zitronensaft oder gehackte Petersilie über die Pfanne geben. Der Kichererbsen-Mix eignet sich auch gut als Füllung für Wraps oder als Meal-Prep-Gericht für den nächsten Tag.

Herzhaftes Saatenbrot

GUT FÜR DICH!
Dieses eiweißreiche Saatenbrot ist reich an Ballaststoffen und gesunden Fettsäuren, die die Darmgesundheit unterstützen und für ein lang anhaltendes Sättigungsgefühl sorgen. Leinsamen und Sonnenblumenkerne liefern Omega-3-Fettsäuren und Magnesium, die entzündungshemmend wirken und den Energiehaushalt stabilisieren.

ZUBEREITUNGSZEIT: 15 Minuten
BACKZEIT: 50 Minuten
MENGE: 1 Kastenform (etwa 25 cm Länge, 10 Scheiben)

Fett für die Form (optional)
100 g Sonnenblumenkerne
50 g Kürbiskerne
50 g Leinsamen
50 g Chiasamen
50 g heller Sesam
150 g Haferflocken (glutenfrei)
1 TL Salz
1 TL Backpulver
2 Eier (oder als vegane Variante: 2 EL geschrotete Leinsamen) + 6 EL Wasser)
300 ml Wasser
1 EL Apfelessig
2 EL Olivenöl

1. Den Backofen auf 180 °C (Ober-/Unterhitze) vorheizen und die Form mit Backpapier auslegen oder leicht einfetten.
2. In einer Rührschüssel alle trockenen Zutaten – Sonnenblumenkerne, Kürbiskerne, Leinsamen, Chiasamen, Sesam, Haferflocken, Salz und Backpulver – vermengen.
3. In einer weiteren Schüssel die Eier mit Wasser, Apfelessig und Olivenöl verquirlen. Für die vegane Variante einfach Leinsamen und Wasser verrühren und etwa 10 Minuten quellen lassen, bis eine gelartige Konsistenz entsteht. Dann genau wie die Eier verwenden. Die flüssige Mischung zu den trockenen Zutaten geben und alles so lange verrühren, bis eine homogene Masse entstanden ist.
4. Den Teig in die Kastenform geben und gleichmäßig verteilen. Das Brot im Ofen auf der mittleren Schiene etwa 50 Minuten backen, bis die Kruste fest und leicht goldbraun ist (Stäbchenprobe!).
5. Das Brot aus dem Ofen nehmen und in der Form etwa 10 Minuten abkühlen lassen, dann aus der Form lösen und auf einem Kuchengitter vollständig auskühlen lassen.

Nährwerte pro Scheibe:
Kohlenhydrate: 11 g
Proteine: 11 g
Fett: 17 g
Ballaststoffe: 5 g
Kalorien: 261 kcal

Jules Tipp

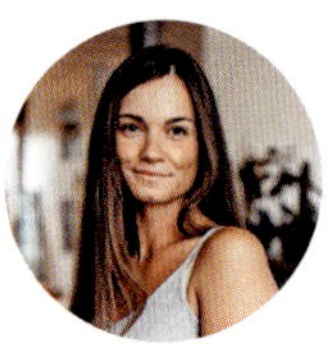

Das Saatenbrot hält sich luftdicht verpackt bis zu 5 Tage frisch. Es kann auch in Scheiben geschnitten und eingefroren werden – einfach nach Bedarf im Toaster oder Backofen aufbacken. Wer eine noch herzhaftere Note mag, kann das Brot mit gehackten Walnüssen oder getrockneten Kräutern wie Rosmarin und Thymian verfeinern.

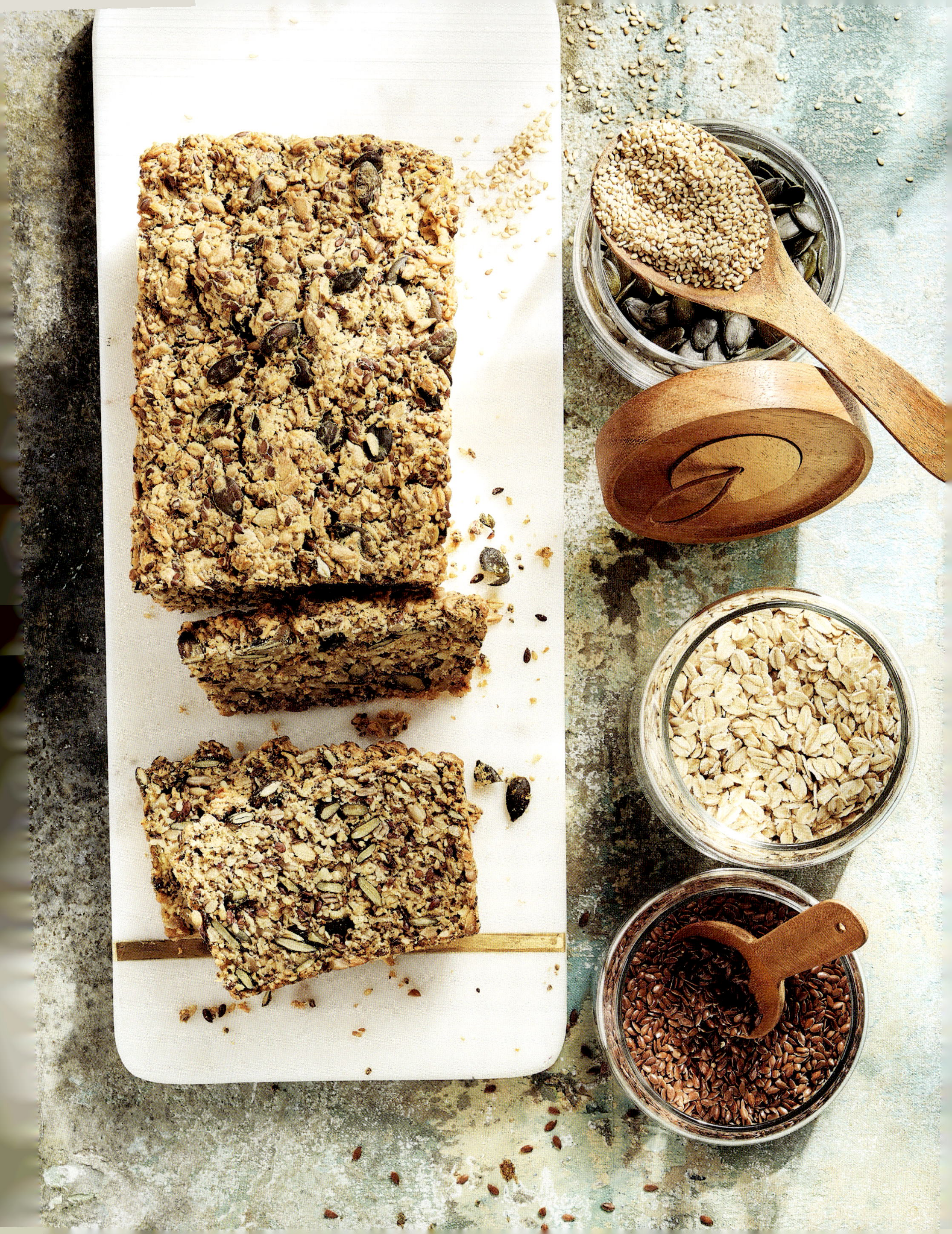

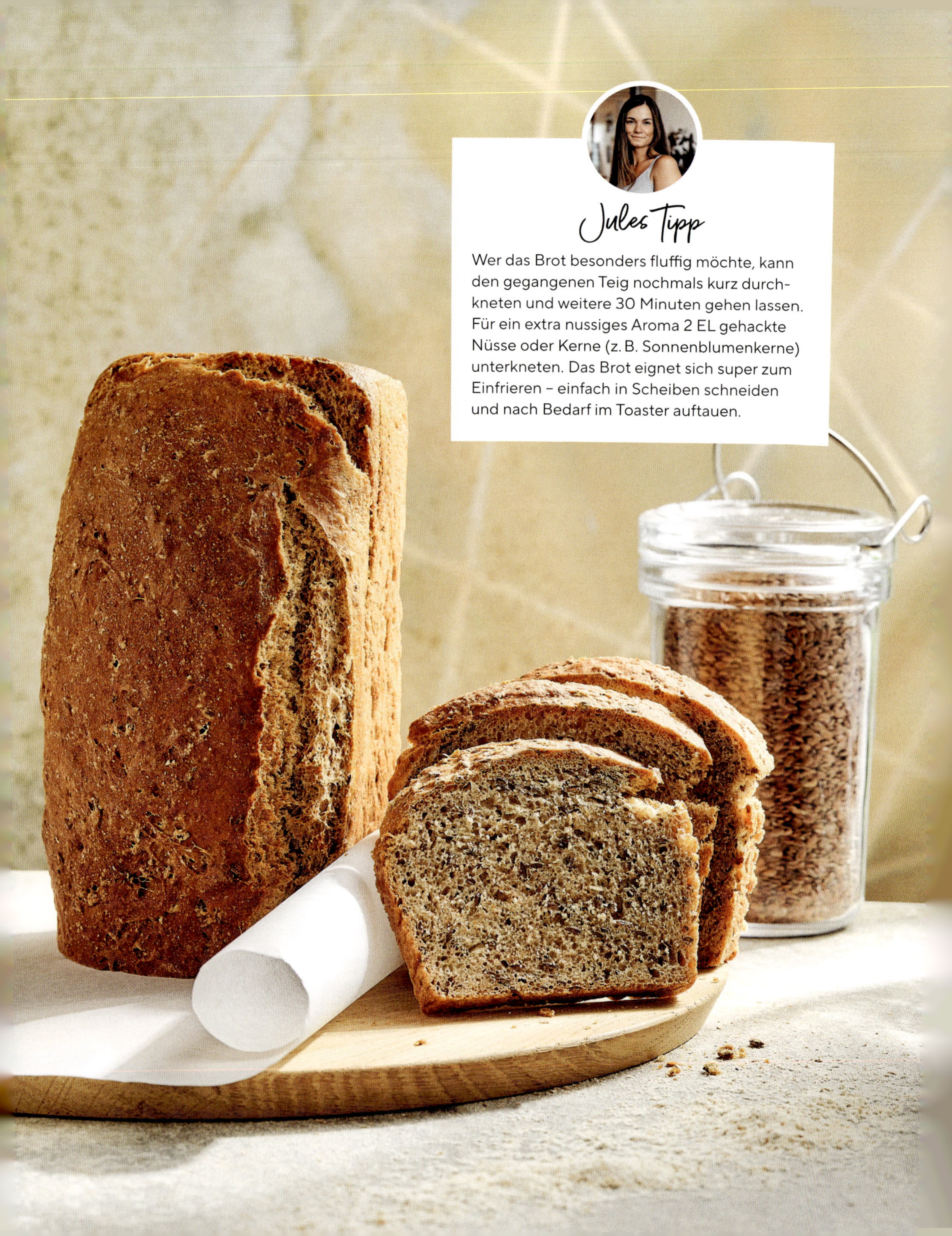

Jules Tipp

Wer das Brot besonders fluffig möchte, kann den gegangenen Teig nochmals kurz durchkneten und weitere 30 Minuten gehen lassen. Für ein extra nussiges Aroma 2 EL gehackte Nüsse oder Kerne (z. B. Sonnenblumenkerne) unterkneten. Das Brot eignet sich super zum Einfrieren – einfach in Scheiben schneiden und nach Bedarf im Toaster auftauen.

Vollkornbrot

ZUBEREITUNGSZEIT:
15 Minuten
GEHZEIT: 1 Stunde 15 Minuten
BACKZEIT: 45 Minuten
MENGE: 1 Kastenform
(etwa 30 cm Länge, 12 Scheiben)

500 g Dinkelvollkornmehl
1 TL Salz
2 EL Leinsamen (oder Chiasamen)
1 Päckchen Trockenhefe (7 g; oder 20 g frische Hefe)
300 ml lauwarmes Wasser
1 TL Ahornsirup (oder Honig, dann ist das Brot aber nicht vegan!)
1 EL Apfelessig
2 EL Olivenöl
Fett für die Form (optional)

GUT FÜR DICH!

Das Brot ist reich an Ballaststoffen, die deine Darmgesundheit unterstützen und für ein lang anhaltendes Sättigungsgefühl sorgen. Die komplexen Kohlenhydrate garantieren eine stabile Energieversorgung, während das Vollkornmehl wertvolle Mineralstoffe liefert. Durch die lange Gehzeit und den Apfelessig wird das Brot besonders bekömmlich und leicht verdaulich.

1. Das Vollkornmehl in eine Rührschüssel geben und mit Salz und Leinsamen (oder Chiasamen) vermengen. Die Trockenhefe in eine kleine Schüssel geben, mit 300 ml lauwarmem Wasser und Ahornsirup verrühren. Den Vorteig etwa 5 Minuten stehen lassen, bis sich kleine Bläschen bilden.
2. Anschließend die Hefemischung mit Apfelessig und Olivenöl zu den trockenen Zutaten geben. Alles mit den Händen oder den Knethaken der Küchenmaschine 5–7 Minuten zu einem geschmeidigen Teig kneten. Falls er zu klebrig ist, noch etwas Mehl hinzufügen; falls er zu trocken ist, noch etwas Wasser einarbeiten.
3. Den Teig in der Schüssel mit einem sauberen Küchentuch abgedeckt an einem warmen Ort etwa 1 Stunde gehen lassen, bis sich die Größe verdoppelt hat.
4. Inzwischen die Form leicht einfetten oder mit Backpapier auslegen. Nach dem Gehen den Teig hineingeben und glatt streichen. Den Backofen auf 200 °C (Ober-/Unterhitze) vorheizen. Währenddessen den Teig weitere 15 Minuten in der Form gehen lassen.
5. Dann das Brot im Ofen auf der mittleren Schiene etwa 45 Minuten backen, bis es eine goldbraune Kruste hat (Stäbchenprobe!).
6. Das Brot aus dem Ofen nehmen, erst 10 Minuten in der Form abkühlen lassen und anschließend auf einem Kuchengitter vollständig auskühlen lassen.

Nährwerte pro Scheibe:
Kohlenhydrate: 29 g
Proteine: 6 g
Fett: 3 g
Ballaststoffe: 4 g
Kalorien: 189 kcal

Bananenbrot mit Haselnüssen

ZUBEREITUNGSZEIT: 10 Minuten
BACKZEIT: 50 Minuten
MENGE: 1 kleine Kastenform (etwa 20 cm Länge, 8 Scheiben)

Fett für die Form (optional)
3 reife Bananen
80 ml Pflanzenöl (z. B. Kokos- oder Rapsöl)
80 ml Ahornsirup oder Agavendicksaft
1 TL Vanilleextrakt
200 g Weizenvollkornmehl (optional glutenfrei)
1 TL Backpulver
1 TL Natron
Salz
1 TL Zimtpulver
50 g gehackte Haselnüsse

Nährwerte pro Scheibe:
Kohlenhydrate: 34 g
Proteine: 4 g
Fett: 13 g
Ballaststoffe: 5 g
Kalorien: 282 kcal

GUT FÜR DICH!
Dieses Bananenbrot liefert durch Bananen und Vollkornmehl wertvolle Ballaststoffe, die das Darmmikrobiom unterstützen und die Verdauung fördern. Haselnüsse enthalten Vitamin E, gesunde Fette und Magnesium, die die Zellgesundheit und Energieproduktion unterstützen.

1. Den Backofen auf 180 °C (Ober-/Unterhitze) vorheizen und die Form mit Backpapier auslegen oder leicht einfetten.
2. Die reifen Bananen schälen und in einer Rührschüssel mit einer Gabel so lange fein zerdrücken, bis eine glatte Masse entstanden ist. Pflanzenöl, Ahornsirup (oder Agavendicksaft) und Vanilleextrakt hinzufügen und gut vermengen.
3. In einer weiteren Schüssel Vollkornmehl, Backpulver, Natron, 1 Prise Salz und Zimt mischen. Dann die trockenen Zutaten nach und nach zu den feuchten Zutaten geben und vorsichtig unterrühren, bis ein gleichmäßiger Teig entstanden ist.
4. Zuletzt die gehackten Haselnüsse unterheben und den Teig in die vorbereitete Kastenform füllen. Das Bananenbrot im Ofen auf der mittleren Schiene etwa 50 Minuten backen, bis es goldbraun ist (Stäbchenprobe!).
5. Das Brot aus dem Ofen nehmen und in der Form etwa 10 Minuten abkühlen lassen, dann aus der Form lösen und auf einem Kuchengitter vollständig auskühlen lassen.

Jules Tipp

Das Bananenbrot schmeckt frisch am besten, aber am nächsten Tag noch intensiver. Es kann gut eingefroren und bei Bedarf portionsweise aufgetaut werden. Wer mag, kann zusätzlich etwas dunkle Schokoladen- oder Kokosraspel in den Teig mischen.

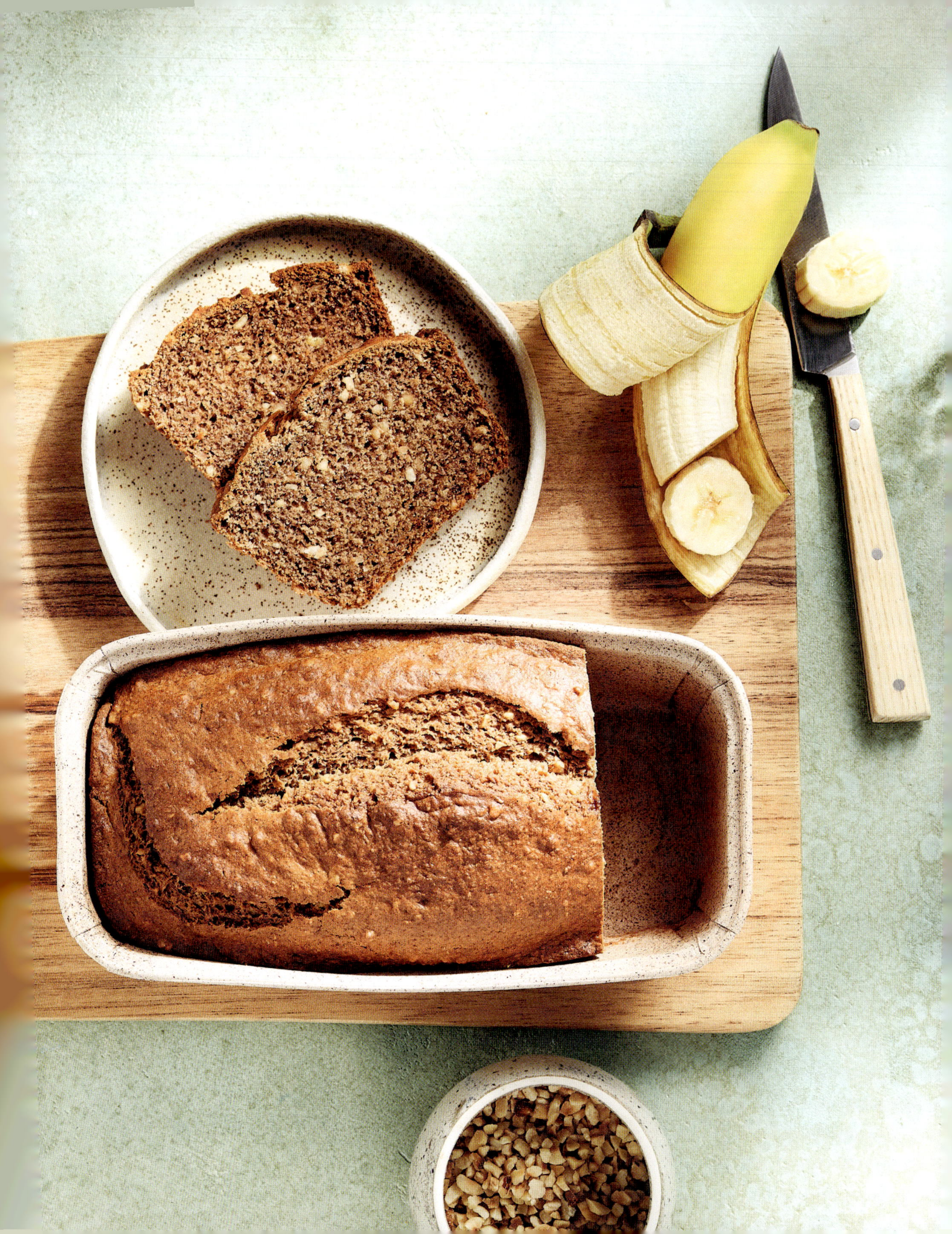

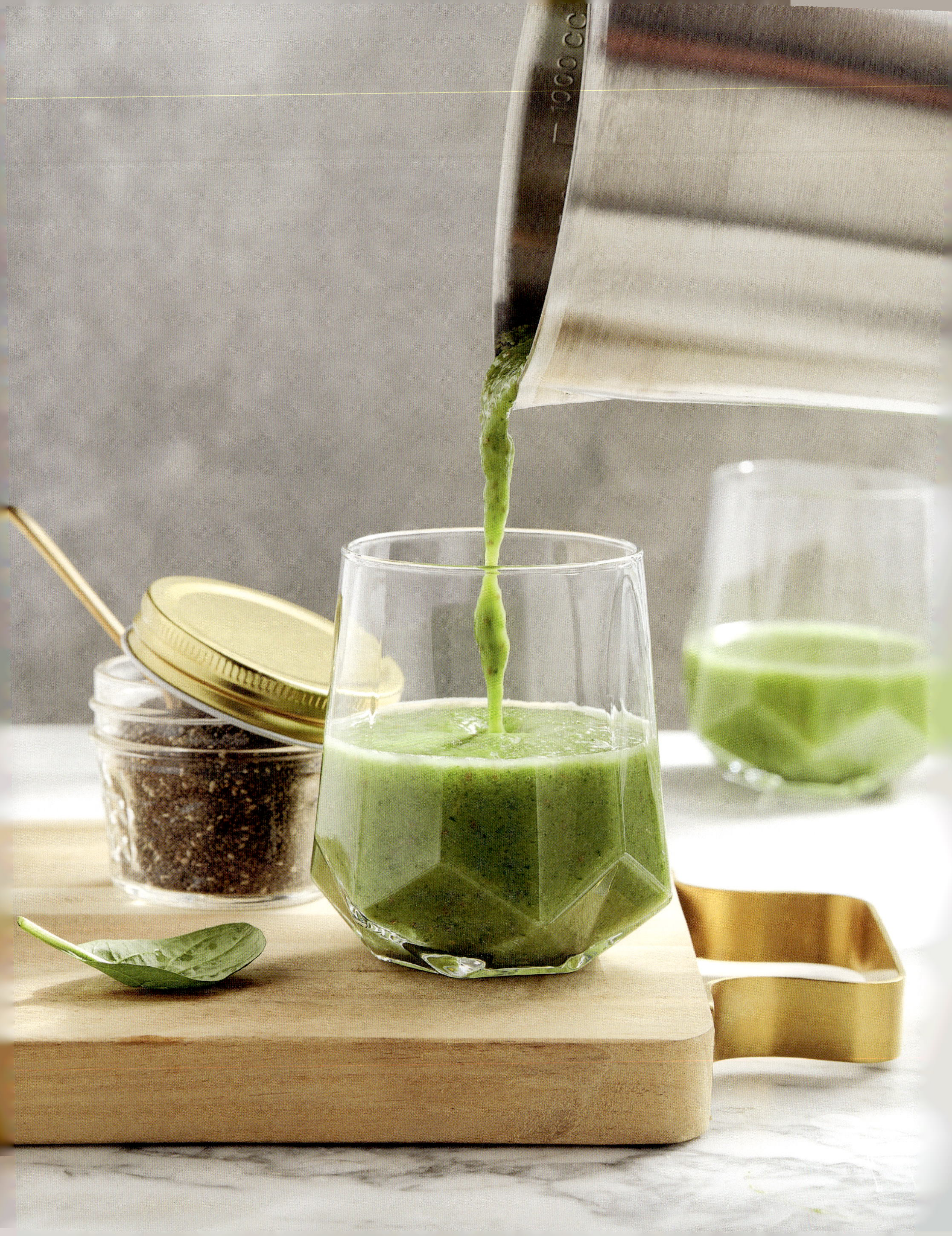
1000cc

Grüner Smoothie mit Spinat und Chia

ZUBEREITUNGSZEIT: 5 Minuten
MENGE: 2 Portionen

1 Handvoll Babyspinat
½ Avocado
½ Apfel
1 EL Chiasamen
200 ml Kokoswasser (aus dem Tetrapak)
1 TL Zitronensaft

Nährwerte pro Portion:
Kohlenhydrate: 12 g
Proteine: 2 g
Fett: 10 g
Ballaststoffe: 5 g
Kalorien: 157 kcal

GUT FÜR DICH!
Chiasamen liefern Ballaststoffe und Omega-3-Fettsäuren, die dein Darmmikrobiom unterstützen und Entzündungen lindern. Der Smoothie fördert die Verdauung und verleiht einen leichten Energie-Kick.

1. Den Spinat verlesen, gründlich waschen und in einem Sieb abtropfen lassen. Aus der Avocadohälfte den Kern entfernen und das Fruchtfleisch aus der Schale lösen. Den Apfel waschen, halbieren, entkernen und in Stücke schneiden.
2. Alle Zutaten in den Mixer geben und auf höchster Stufe etwa 1 Minute mixen, bis eine cremige, gleichmäßige Konsistenz entstanden ist.
3. Den Smoothie in Gläser füllen und sofort servieren.

Jules Tipp

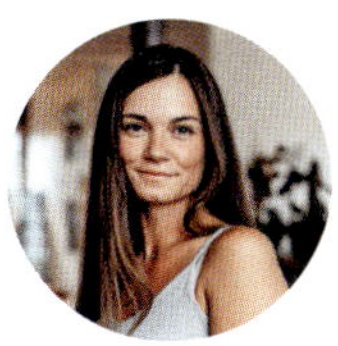

Für eine noch frischere Note ein kleines Stück Ingwer oder 1 Handvoll Minze hinzufügen. Der Smoothie lässt sich auch vorbereiten und kann bis zu 24 Stunden im Kühlschrank aufbewahrt werden. Vor dem Trinken gut schütteln oder umrühren.

MITTAGESSEN

KLARER KOPF am Nachmittag

Ballaststoff-reich & darm-freundlich

SÄTTIGUNG ohne Völlegefühl

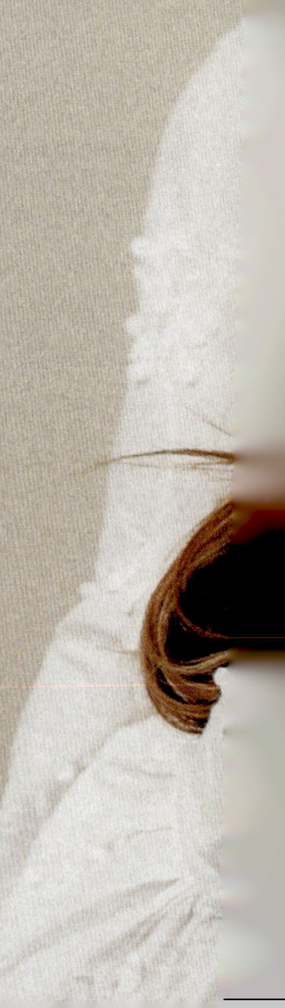

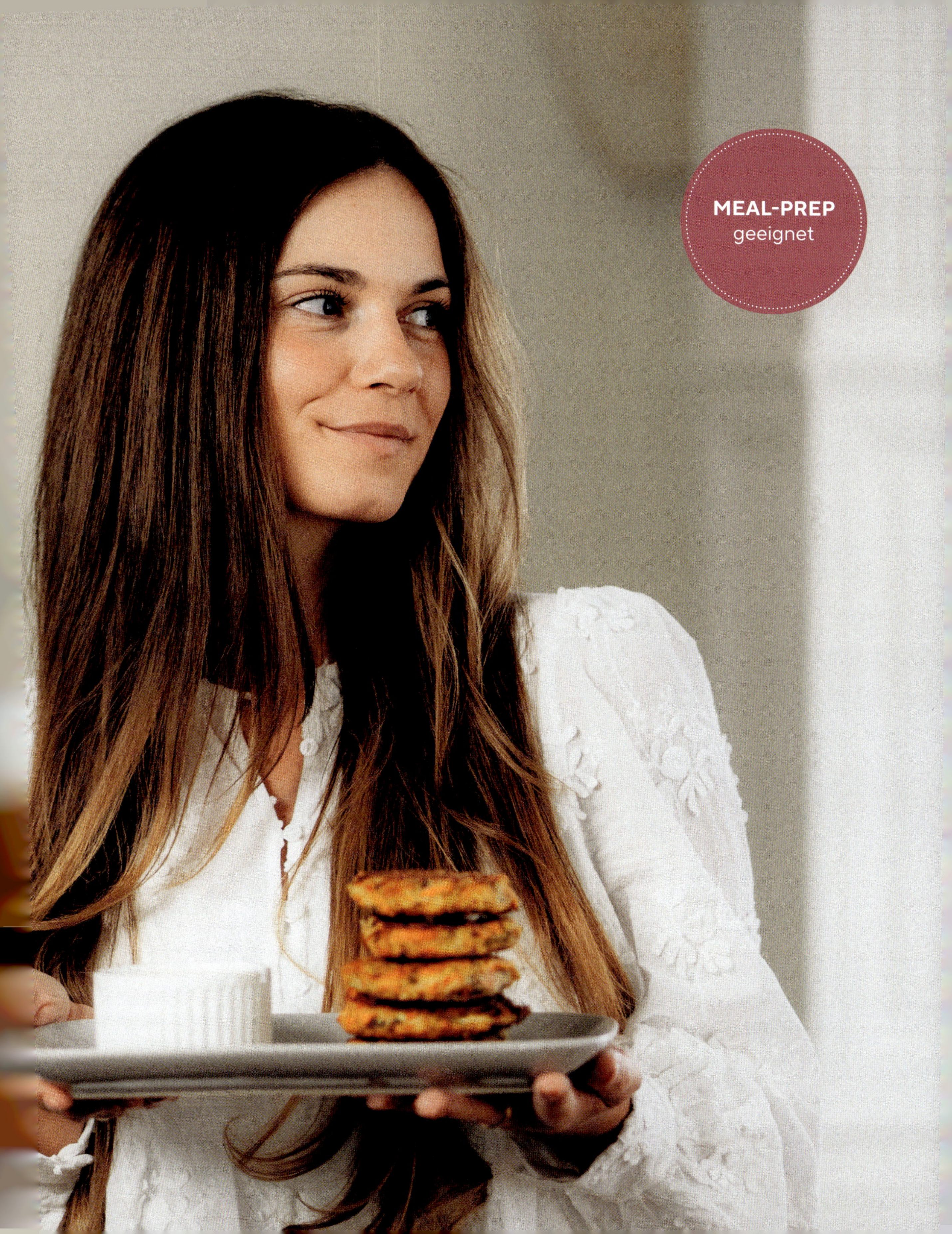
MEAL-PREP
geeignet

Linsensuppe mit Gemüse

ZUBEREITUNGSZEIT: 10 Minuten
GARZEIT: 20 Minuten
MENGE: 2 Portionen

1 kleine Zwiebel
1 Knoblauchzehe
1 Karotte
1 Stange Staudensellerie
1 EL Olivenöl
100 g Rote Linsen
1 TL gemahlene Kurkuma
½ TL gemahlener Kreuzkümmel
½ TL Ingwerpulver
600 ml vegane Gemüsebrühe
Salz
Pfeffer
etwas Koriandergrün oder Petersilie zum Garnieren (optional)

Nährwerte pro Portion:
Kohlenhydrate: 32 g
Proteine: 16 g
Fett: 5 g
Ballaststoffe: 14 g
Kalorien: 264 kcal

GUT FÜR DICH!

Rote Linsen liefern hochwertiges Pflanzeneiweiß und Ballaststoffe, die die Verdauung unterstützen. Kurkuma und Ingwer sind bekannt für ihre entzündungshemmenden Eigenschaften, während Knoblauch das Immunsystem stärkt. Die Suppe bietet eine wärmende und beruhigende Mahlzeit.

1. Die Zwiebel und den Knoblauch schälen und hacken. Karotte und Sellerie schälen, die Karotte hacken, den Sellerie in Scheiben schneiden. Das Olivenöl in einem großen Topf bei mittlerer Hitze erhitzen und die Zwiebel und den Knoblauch darin etwa 2 Minuten anbraten, bis sie glasig sind. Die gewürfelte Karotte und die Selleriescheiben hinzufügen und weitere 2–3 Minuten anschwitzen.
2. Die Roten Linsen dazugeben und gut umrühren. Dann alles mit Kurkuma, Kreuzkümmel und Ingwer würzen und kurz anrösten, damit sich die Aromen entfalten. Die Brühe dazugießen, alles gut verrühren und zum Kochen bringen.
3. Die Hitze reduzieren und die Suppe bei schwacher Hitze noch etwa 20 Minuten köcheln lassen, bis die Linsen weich sind und die Suppe eine sämige Konsistenz bekommen hat. Dabei ab und zu umrühren.
4. Zuletzt die Linsensuppe mit Salz und Pfeffer abschmecken und in Schalen anrichten. Nach Belieben mit frischen Kräutern wie Koriandergrün oder Petersilie garnieren.

Jules Tipp

Die Suppe schmeckt am nächsten Tag meist noch besser, da sich die Aromen weiter entfalten konnten. Wer sie besonders cremig mag, kann einfach einen Teil pürieren. Als Beilage für noch mehr Protein passen z. B. 100 g Garnelen (am Spieß gebraten) oder 100 g geräucherter Tofu pro Portion.

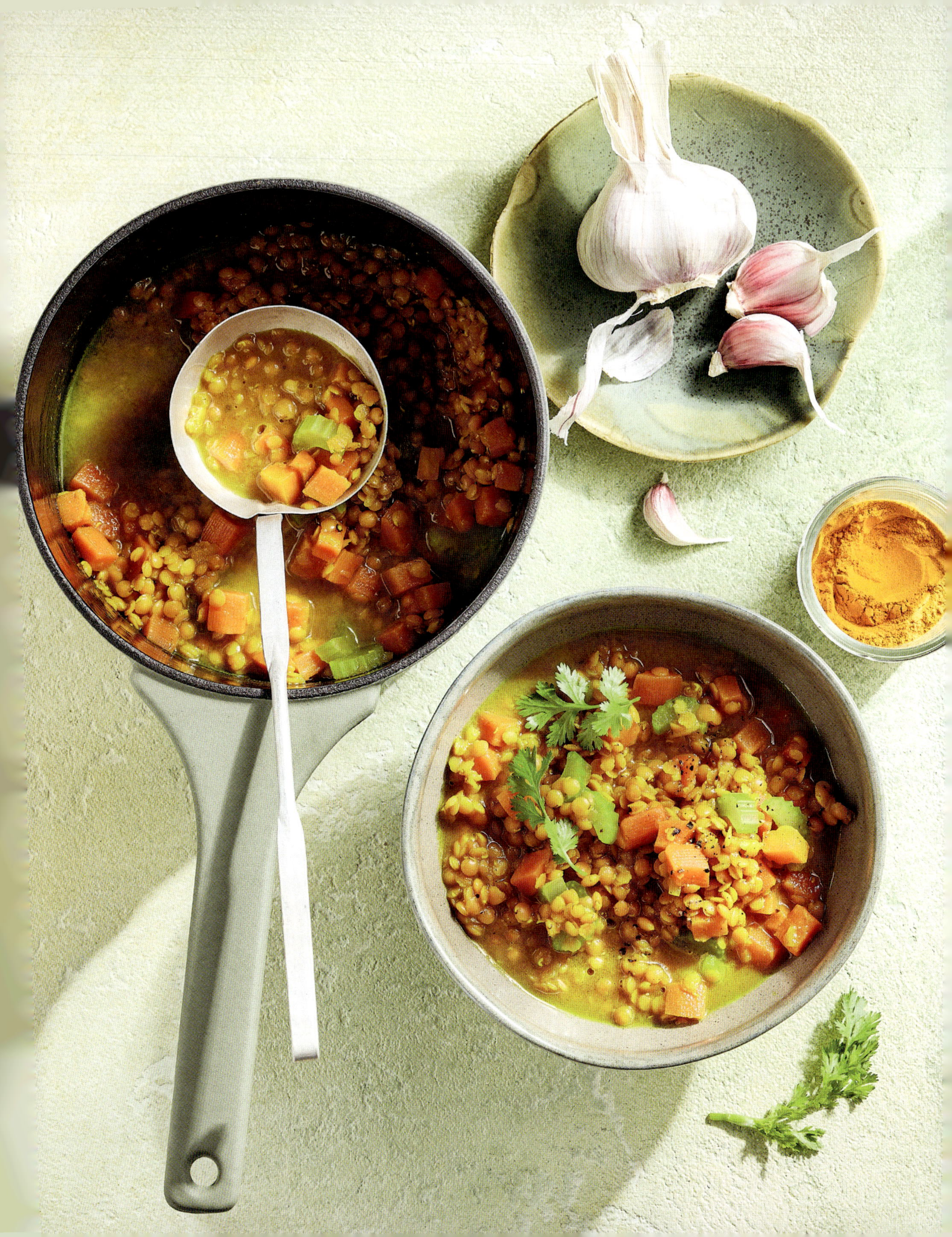

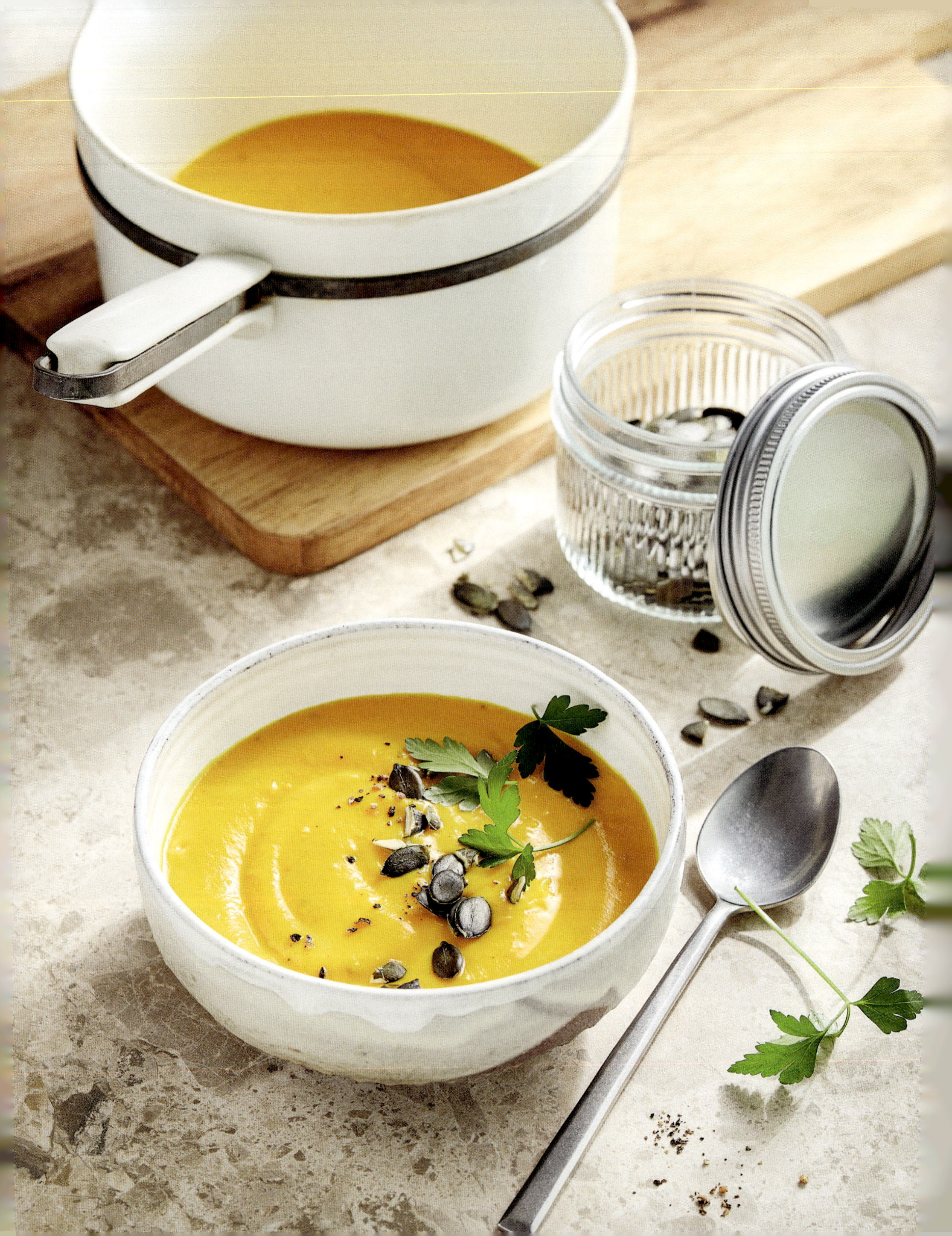

Kürbissuppe mit Seidentofu

ZUBEREITUNGSZEIT:
35 Minuten
MENGE: 2 Portionen

1 kleine Zwiebel
1 Knoblauchzehe
500 g Hokkaido-Kürbis
1 EL Olivenöl
500 ml vegane Gemüsebrühe
1 TL gemahlene Kurkuma
½ TL Ingwerpulver
100 g Seidentofu
Salz
Pfeffer
einige Kürbiskerne und Petersilie zum Garnieren

GUT FÜR DICH!
Der orange Kürbis ist reich an Beta-Carotin, das als Antioxidans entzündungshemmend wirkt und dein Immunsystem unterstützt. Seidentofu liefert hochwertiges Pflanzeneiweiß und sorgt für eine cremige Konsistenz, ohne dass Sahne nötig ist.

1. Die Zwiebel und den Knoblauch schälen und hacken. Den Kürbis waschen, putzen und entkernen, dann grob würfeln. Das Olivenöl in einem großen Topf bei mittlerer Hitze erhitzen und Zwiebel und Knoblauch darin 2–3 Minuten glasig anschwitzen. Die Kürbiswürfel dazugeben und weitere 3 Minuten anbraten, dabei ab und zu umrühren.
2. Alles mit der Gemüsebrühe ablöschen, Kurkuma und Ingwer hinzufügen und gut untermengen. Die Suppe zugedeckt bei mittlerer Hitze 15–20 Minuten köcheln lassen, bis der Kürbis weich ist.
3. Anschließend den Seidentofu zur Suppe geben und alles im Topf mit dem Pürierstab fein mixen, sodass eine cremige Konsistenz entsteht. Falls sie zu dick ist, noch etwas Wasser oder Brühe hinzufügen.
4. Zuletzt die Suppe mit Salz und Pfeffer abschmecken und nochmals kurz erhitzen, ohne sie aufzukochen. In Schalen füllen und mit Kürbiskernen und Petersilie garnieren.

Jules Tipp

Für eine leicht nussige Geschmacksnote die Suppe gerne noch mit 1 TL geröstetem Sesamöl verfeinern. Sie eignet sich hervorragend als wärmende Mahlzeit für kalte Tage und lässt sich als Meal Prep auch gut vorbereiten oder einfrieren.

Nährwerte pro Portion:
Kohlenhydrate: 33 g
Proteine: 9 g
Fett: 8 g
Ballaststoffe: 6 g
Kalorien: 245 kcal

Süßkartoffel-Kichererbsen-Curry

ZUBEREITUNGSZEIT: 15 Minuten
GARZEIT: 25 Minuten
MENGE: 2 Portionen

150 g Kichererbsen (aus Glas oder Dose)
1 mittelgroße Süßkartoffel
1 TL Kokosöl
½ TL frisch geriebener Ingwer
1 EL Currypulver
½ TL gemahlene Kurkuma
200 g Kokosmilch
Salz
Pfeffer
frische Kräutern zum Garnieren (z. B. Koriandergrün, optional)

Nährwerte pro Portion:
Kohlenhydrate: 51 g
Proteine: 10 g
Fett: 28 g
Ballaststoffe: 12 g
Kalorien: 502 kcal

GUT FÜR DICH!

Süßkartoffeln liefern lang anhaltende Energie durch komplexe Kohlenhydrate, während Kichererbsen pflanzliches Protein und Ballaststoffe beisteuern. Das Curry enthält zudem entzündungshemmende Gewürze wie Kurkuma und Ingwer.

1. Die Kichererbsen in einem Sieb abbrausen und abtropfen lassen. Die Süßkartoffel schälen und würfeln. Das Kokosöl in einem großen Topf erhitzen und den geriebenen Ingwer darin bei mittlerer Hitze etwa 1 Minute anbraten, bis er duftet.
2. Die gewürfelte Süßkartoffel dazugeben und weitere 2–3 Minuten braten, dabei ab und zu umrühren. Currypulver und Kurkuma darüberstreuen, gut vermengen und kurz anrösten, damit sich die Aromen entfalten.
3. Die abgetropften Kichererbsen und die Kokosmilch hinzufügen und alles mit Salz und Pfeffer abschmecken.
4. Das Curry bei mittlerer Hitze 20–25 Minuten köcheln lassen, bis die Süßkartoffel weich ist. Dabei ab und zu umrühren. Falls das Curry zu dick wird, noch etwas Wasser oder Gemüsebrühe hinzufügen.
5. Das Curry auf Schalen verteilen und nach Belieben mit frischen Kräutern (z. B. Koriandergrün) garnieren.

Jules Tipp

Das Curry schmeckt noch intensiver, wenn es vor dem Servieren kurz durchziehen konnte. Es lässt sich gut vorbereiten und schmeckt auch noch am nächsten Tag. Wer eine zusätzliche Eiweißquelle möchte, kann z. B. ein gekochtes Ei oder ca. 100 g gebratenen Tempeh pro Portion ergänzen.

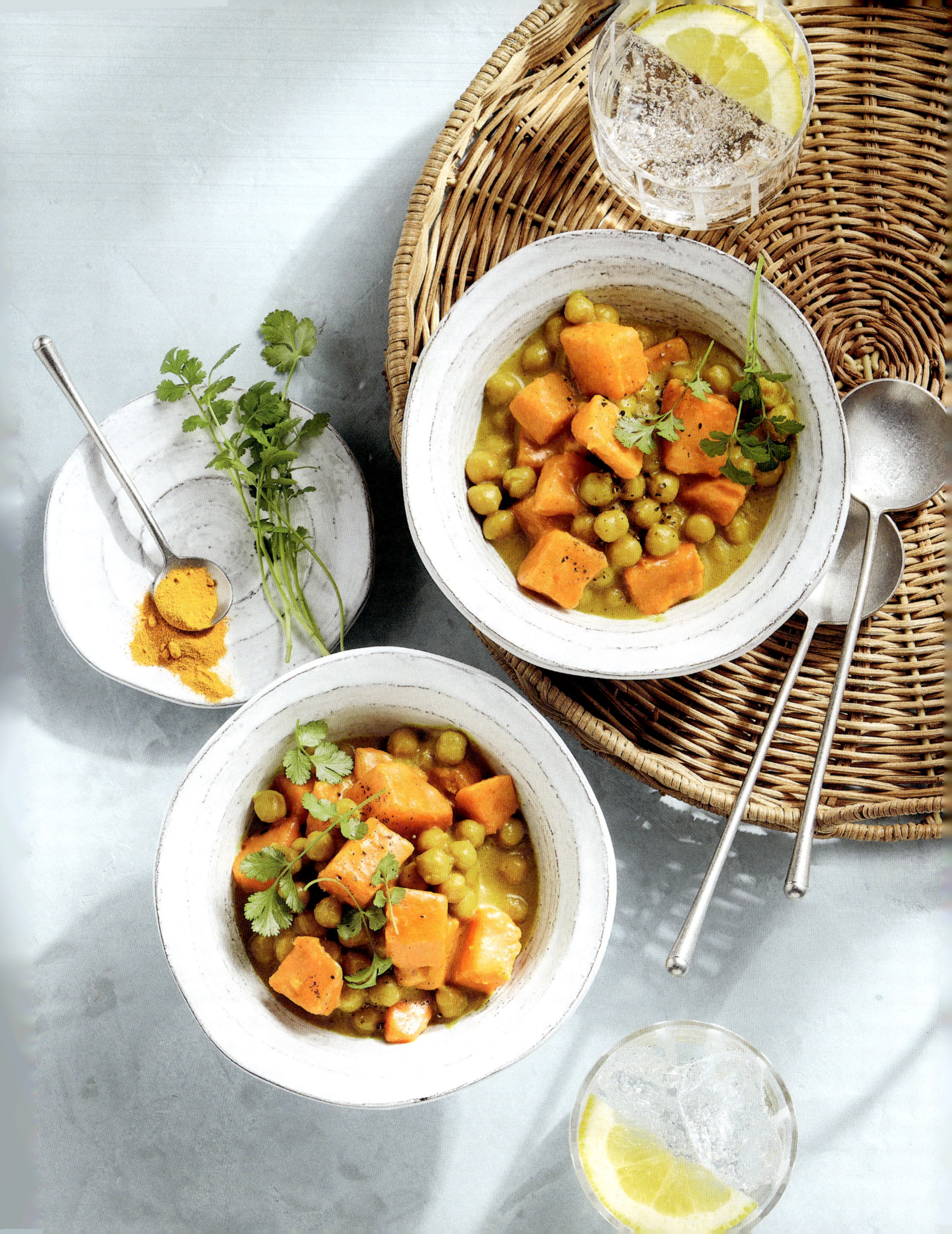

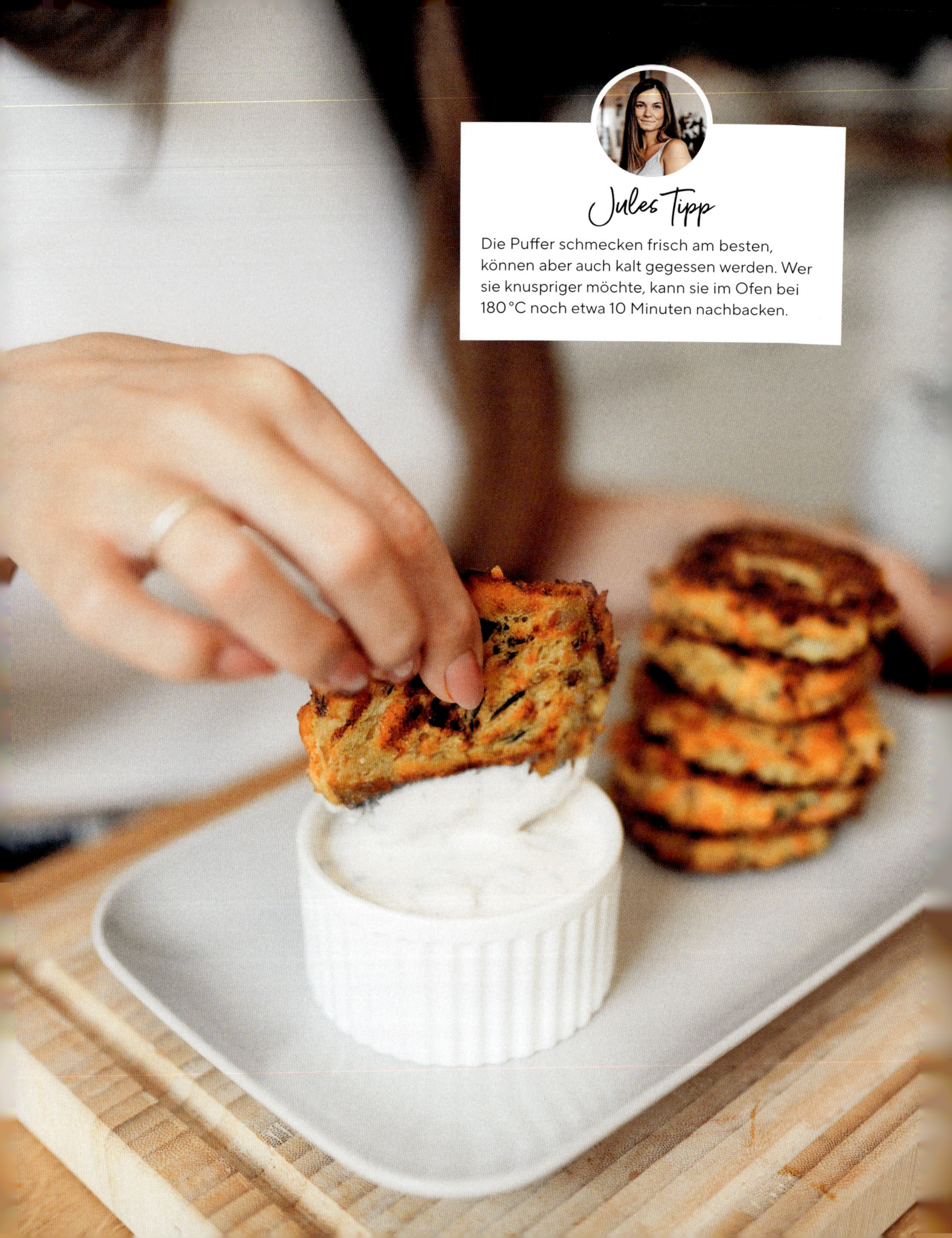

Jules Tipp

Die Puffer schmecken frisch am besten, können aber auch kalt gegessen werden. Wer sie knuspriger möchte, kann sie im Ofen bei 180 °C noch etwa 10 Minuten nachbacken.

Hirse-Gemüse-Puffer mit Kräuterdip

ZUBEREITUNGSZEIT: 30 Minuten
MENGE: 2 Portionen

Für die Puffer:
- 100 g Hirse
- 200 ml Wasser
- 1 Karotte
- 1 Zucchini
- 2 EL Sojaskyr
- 1 EL Olivenöl
- 1 EL Leinsamen (geschrotet)
- 2 EL Kichererbsenmehl
- 1 TL gemahlener Kreuzkümmel
- Salz
- Pfeffer
- 1 EL Öl zum Braten

Für den Kräuterdip:
- 100 g pflanzliche Joghurtalternative
- 1 EL gehackte frische Kräuter (z. B. Petersilie, Dill, Schnittlauch)
- 1 TL Zitronensaft
- Salz

Nährwerte pro Portion:
Kohlenhydrate: 43 g
Proteine: 10 g
Fett: 12 g
Ballaststoffe: 7 g
Kalorien: 335 kcal

GUT FÜR DICH!
Hirse ist ein basisches Urgetreide, das den Darm beruhigt und wichtige Mineralstoffe wie Magnesium und Eisen liefert. Die Puffer sind reich an Ballaststoffen, der Dip unterstützt mit entzündungshemmenden Eigenschaften die Darmgesundheit.

1. Für die Puffer die Hirse in einem Sieb heiß abbrausen, um die Bitterstoffe zu entfernen. Dann in einem kleinen Topf mit 200 ml Wasser aufkochen. Die Hitze reduzieren und die Hirse noch 10–12 Minuten köcheln lassen, bis das Wasser vollständig aufgenommen ist. Anschließend vom Herd nehmen und abkühlen lassen.
2. Während die Hirse abkühlt, die Karotte und Zucchini putzen, schälen bzw. waschen und auf der Gemüsereibe fein raspeln. Falls die Zucchini viel Flüssigkeit enthält, mit den Händen leicht ausdrücken.
3. Die gekochte Hirse in eine große Schüssel geben und mit der geraspelten Karotte und Zucchini sowie Skyr und Olivenöl vermengen. Die geschroteten Leinsamen, Kichererbsenmehl, Kreuzkümmel, Salz und Pfeffer hinzufügen und alles so lange vermengen, bis eine formbare Masse entstanden ist. Falls sie zu feucht ist, noch etwas Kichererbsenmehl hinzufügen.
4. Aus der Masse mit den Händen acht kleine Puffer formen und leicht flach drücken. In einer Pfanne etwas Öl erhitzen und die Puffer darin bei mittlerer Hitze auf jeder Seite 3–4 Minuten goldbraun anbraten.
5. Währenddessen für den Kräuterdip den Joghurt mit Kräutern, Zitronensaft und 1 Prise Salz vermengen. Die Hirse-Gemüse-Puffer aus der Pfanne nehmen und auf Küchenpapier kurz abtropfen lassen. Dann mit dem Kräuterdip servieren.

Blutzucker-Balance im Alltag

Konstanter Energiefluss statt Auf und Ab

Wie stabil dein Blutzucker ist, hat einen enormen Einfluss darauf, wie du dich fühlst: wach oder müde, ausgeglichen oder gereizt, klar im Kopf oder völlig durch den Wind. Deshalb ist die Blutzucker-Balance ein zentrales Thema, wenn es darum geht, Energie zurückzugewinnen – und eines, das du mit der Ernährung aktiv beeinflussen kannst.

Warum der Blutzucker schwankt

Jedes Mal, wenn du Kohlenhydrate isst – sei es eine Scheibe Brot, ein Stück Obst oder ein Müsliriegel –, zerlegt dein Körper diese in Zucker, genauer: in Glukose. Diese Glukose gelangt ins Blut und dein Blutzuckerspiegel steigt. Um ihn wieder zu regulieren, schüttet dein Körper das Hormon Insulin aus, das die Glukose aus dem Blut in die Zellen schleust. Dort wird sie entweder direkt als Energie genutzt oder – wenn du gerade keine brauchst – gespeichert.

Das Problem: Wenn du viele einfache Kohlenhydrate auf einmal zu dir nimmst (z. B. aus Weißbrot, Süßigkeiten oder Fruchtsäften), steigt dein Blutzuckerspiegel schnell an – und fällt danach ebenso schnell wieder ab. Das Auf und Ab führt zu Müdigkeit, Heißhunger, Konzentrationsproblemen und langfristig sogar zu Entzündungsprozessen im Körper.

Das Ziel: sanfte Welle statt Achterbahnfahrt

Eine ausgeglichene Blutzuckerkurve sieht anders aus: Statt steiler Gipfel und tiefer Täler möchtest du sanfte Wellen. Ein möglichst stabiler Blutzuckerspiegel bedeutet konstant verfügbare Energie, weniger Heißhunger und bessere Konzentration.

So hältst du deinen Blutzucker in Balance

- **Starte mit Proteinen und Fetten:** Ganz egal, ob Hauptmahlzeit oder kleiner Snack: Beginne beim Essen am besten mit eiweiß- oder fettreichen Komponenten (z. B. Nüsse, Tofu, Eier, Hummus, Avocado). Diese verlangsamen die gesamte Verdauung und damit auch die Aufnahme von Zucker ins Blut.
- **Ballaststoffe sind dein bester Freund:** Denn sie bremsen den Blutzuckeranstieg, liefern dafür kontinuierlich wenig Kohlenhydrate und halten dich

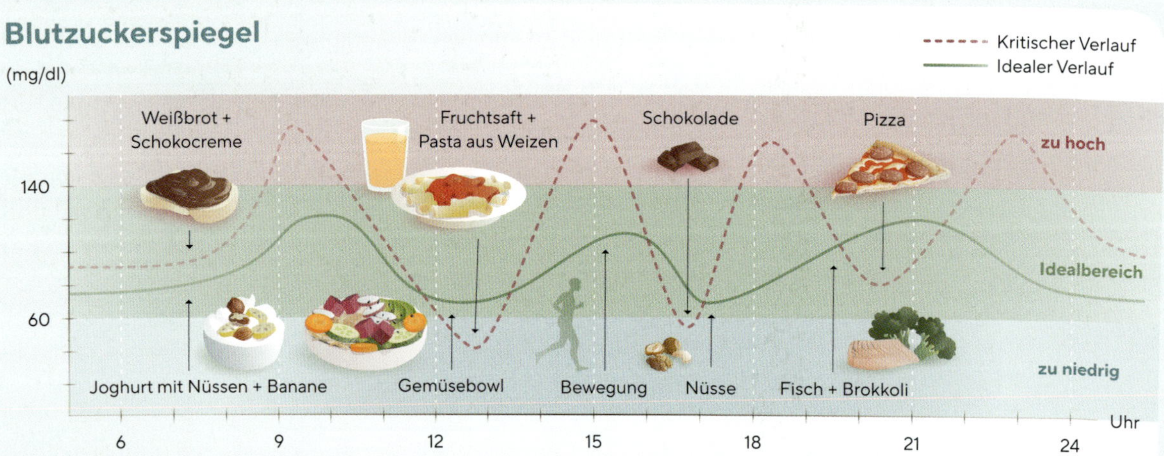

Die Kurven zeigen beispielhaft und stark vereinfacht, wie sich die Ernährung auf den Blutzuckerspiegel auswirkt. Wie stark die Schwankungen ausfallen, hängt aber auch von individuellen Faktoren (z. B. Stoffwechsel, Hormone, Mikrobiom, Stress) ab.

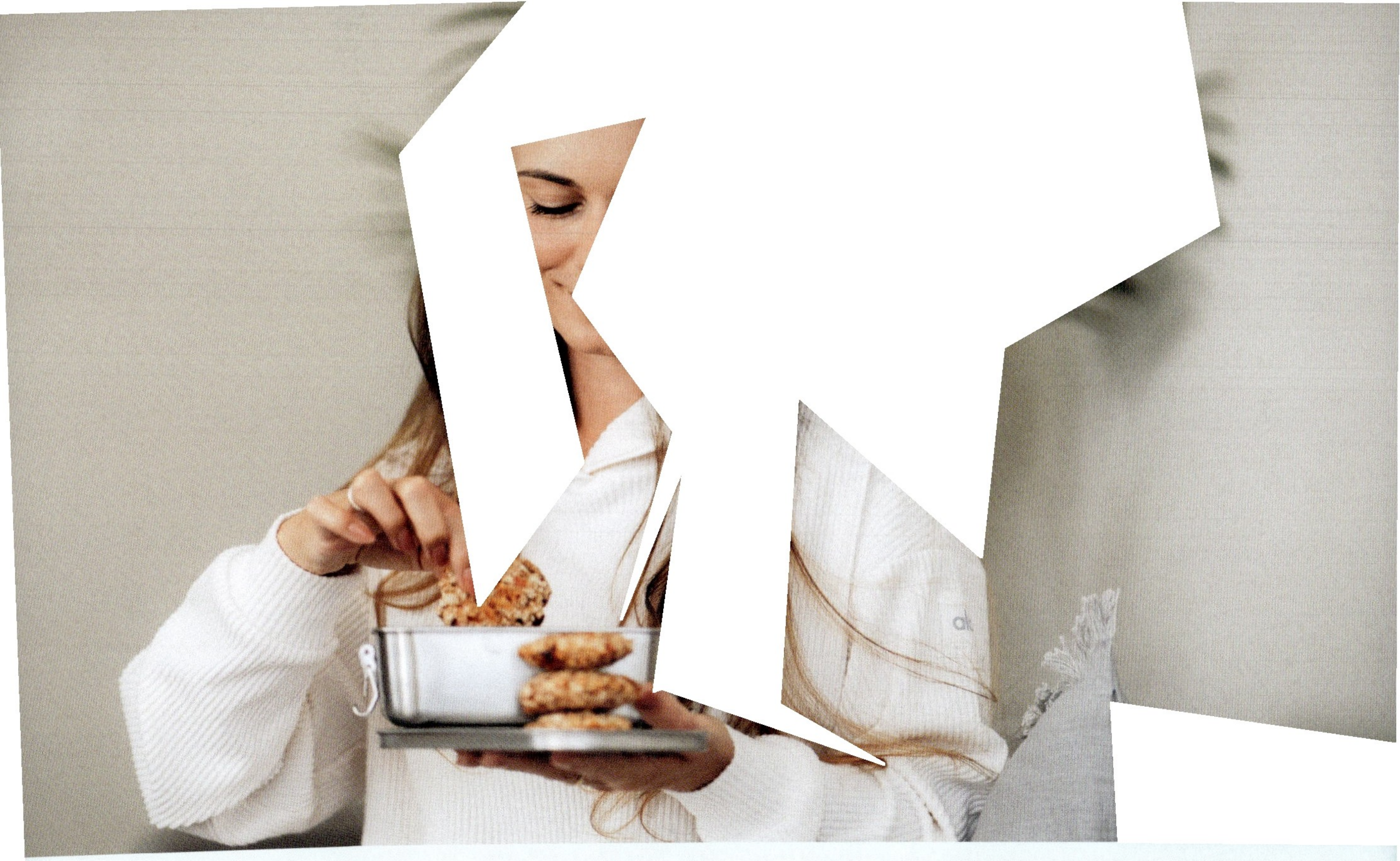

lange anhaltend satt. Ideale Lieferanten für Ballaststoffe sind Gemüse, Hülsenfrüchte, Vollkorn, Nüsse, Leinsamen oder Chiasamen.

- **Obst clever kombinieren:** Eine Banane ist als Zuckeralternative super – in Kombination mit Nussmus oder ein paar Nüssen noch besser. So wird der Fruchtzucker etwas gebremst und dein Blutzucker bleibt stabil.
- **Vermeide isolierte Zuckerquellen:** Reiner Zucker in Getränken oder Snacks (z. B. Softdrinks, Fruchtsäfte, Kekse) lässt deinen Blutzucker schnell steigen und dann rasch wieder abstürzen.
- **Iss in Ruhe und kaue gründlich:** Das hilft deinem Körper zu verdauen – und reduziert die Geschwindigkeit, mit der Glukose ins Blut gelangt.
- **Bewegung hilft immer:** Schon ein kurzer Spaziergang nach dem Essen kann helfen, den Blutzucker zu senken, weil deine Muskeln die Glukose verbrauchen, um dir Energie zu spenden.

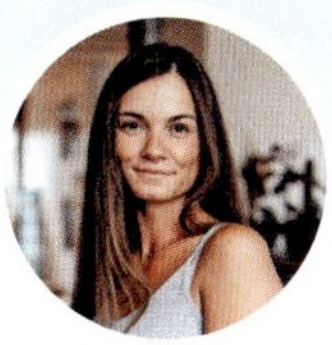

Jules Tipps FÜR DEN ALLTAG

Wenn du doch mal etwas Süßes isst, genieß es bewusst – und kombiniere es mit einem Spaziergang, einer Portion Nüsse oder einem proteinreichen Snack. So schützt du deinen Körper vor starken Blutzuckerschwankungen. Ein stabiler Blutzucker ist wie ein ruhiger, gleichmäßiger Fluss: Er versorgt deinen Körper kontinuierlich mit Energie, ohne zu überfordern oder zu ermüden. Mit ein paar alltagstauglichen Tricks kannst du dein Energielevel spürbar verbessern – ohne Verzicht, sondern mit mehr Bewusstsein für die Reihenfolge, Kombination und Qualität deiner Mahlzeiten.

Kichererbsensalat mit Zitronen-Tahin-Dressing

ZUBEREITUNGSZEIT:
10 Minuten
MENGE: 2 Portionen

Für den Salat:
240 g Kichererbsen (aus Glas oder Dose)
½ Gurke
1 Handvoll Kirschtomaten
10 Kalamata-Oliven (entsteint)

Für das Dressing:
1 EL Tahin (Sesampaste)
Saft von ½ Zitrone
1 TL Olivenöl
½ TL Dijon-Senf
1 Knoblauchzehe, gehackt oder gepresst
Paprikapulver edelsüß (optional)
Salz
Pfeffer
1–2 EL Wasser

Nährwerte pro Portion:
Kohlenhydrate: 20 g
Proteine: 10 g
Fett: 15 g
Ballaststoffe: 10 g
Kalorien: 289 kcal

GUT FÜR DICH!

Kichererbsen liefern reichlich Ballaststoffe und pflanzliches Protein, die beide dein Darmmikrobiom stärken. Oliven und Kräuter enthalten antientzündliche Antioxidantien und gesunde Fette, die den Blutzuckerspiegel stabil halten. Das cremige Tahin-Dressing bietet noch mehr Entzündungshemmer und ist ein echtes Aroma-Highlight.

1. Die Kichererbsen in einem Sieb abbrausen und gut abtropfen lassen. Die Gurke waschen und in kleine Würfel schneiden. Die Tomaten waschen und halbieren. Die Oliven in Scheiben schneiden und mit den vorbereiteten Zutaten in eine große Schüssel geben.
2. Für das Dressing Tahin, Zitronensaft, Olivenöl, Dijon-Senf, Knoblauch, Paprikapulver nach Belieben, Salz und Pfeffer in einer kleinen Schüssel vermengen. Nach und nach 1–2 EL Wasser hinzufügen, bis die gewünschte cremige Konsistenz erreicht ist.
3. Alternativ für ein Joghurt-Kräuter-Dressing 3 EL pflanzliche Joghurtalternative mit 1 TL Zitronensaft, 1 TL Olivenöl, 1 TL gehackten Kräutern (z. B. Petersilie oder Dill) sowie Salz und Pfeffer vermengen.
4. Das Dressing über die Salatzutaten geben und alles gut vermengen. Den Kichererbsensalat auf Schalen verteilen und servieren.

Jules Tipp

Der Salat lässt sich gut vorbereiten und im Kühlschrank aufbewahren – er schmeckt durchgezogen sogar noch aromatischer. Als optionale Proteinbeilage passt ein kleines Filet Wildlachs (etwa 100 g, sanft gedämpft oder gebraten), oder du streust 1 EL Hanfsamen über deine Portion.

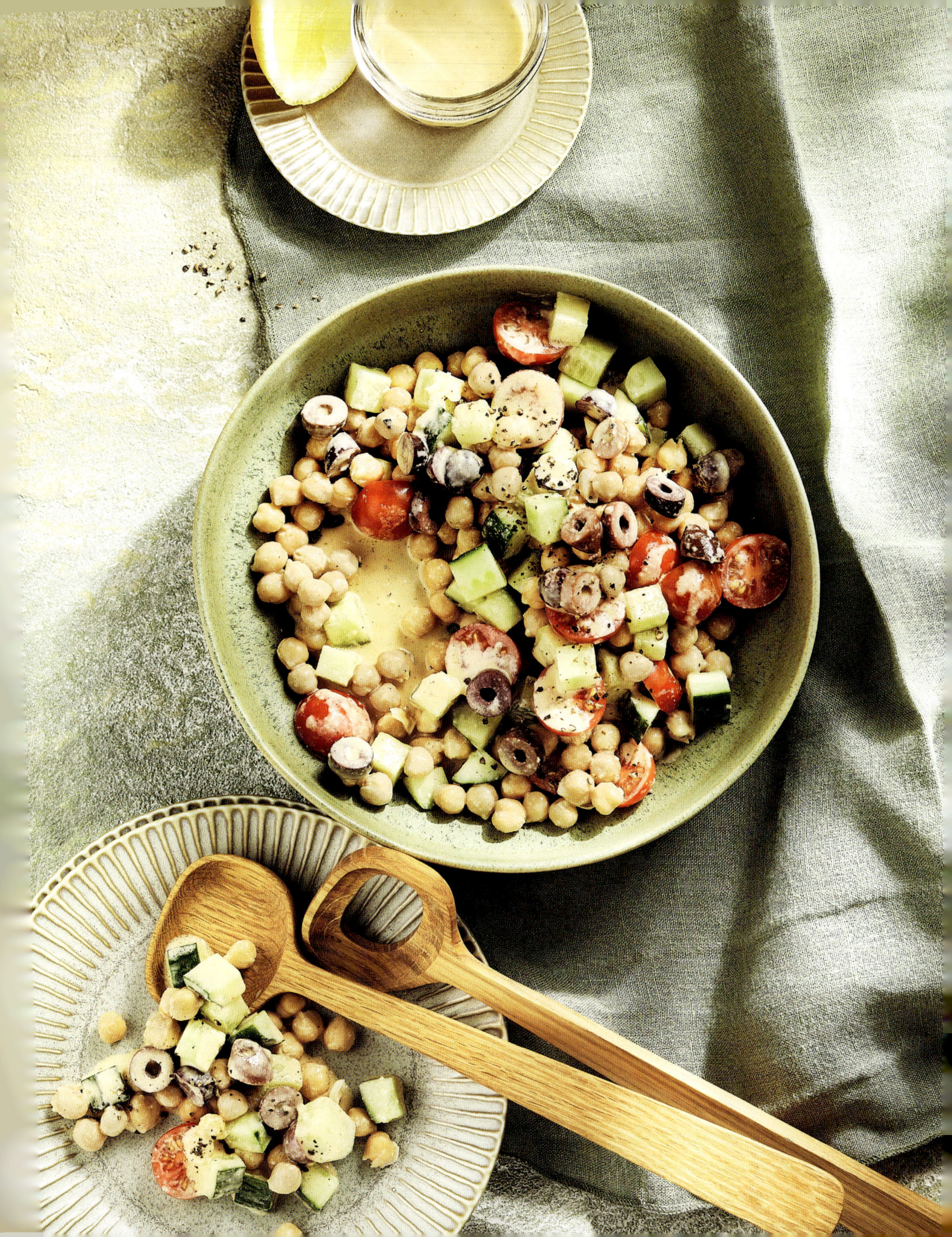

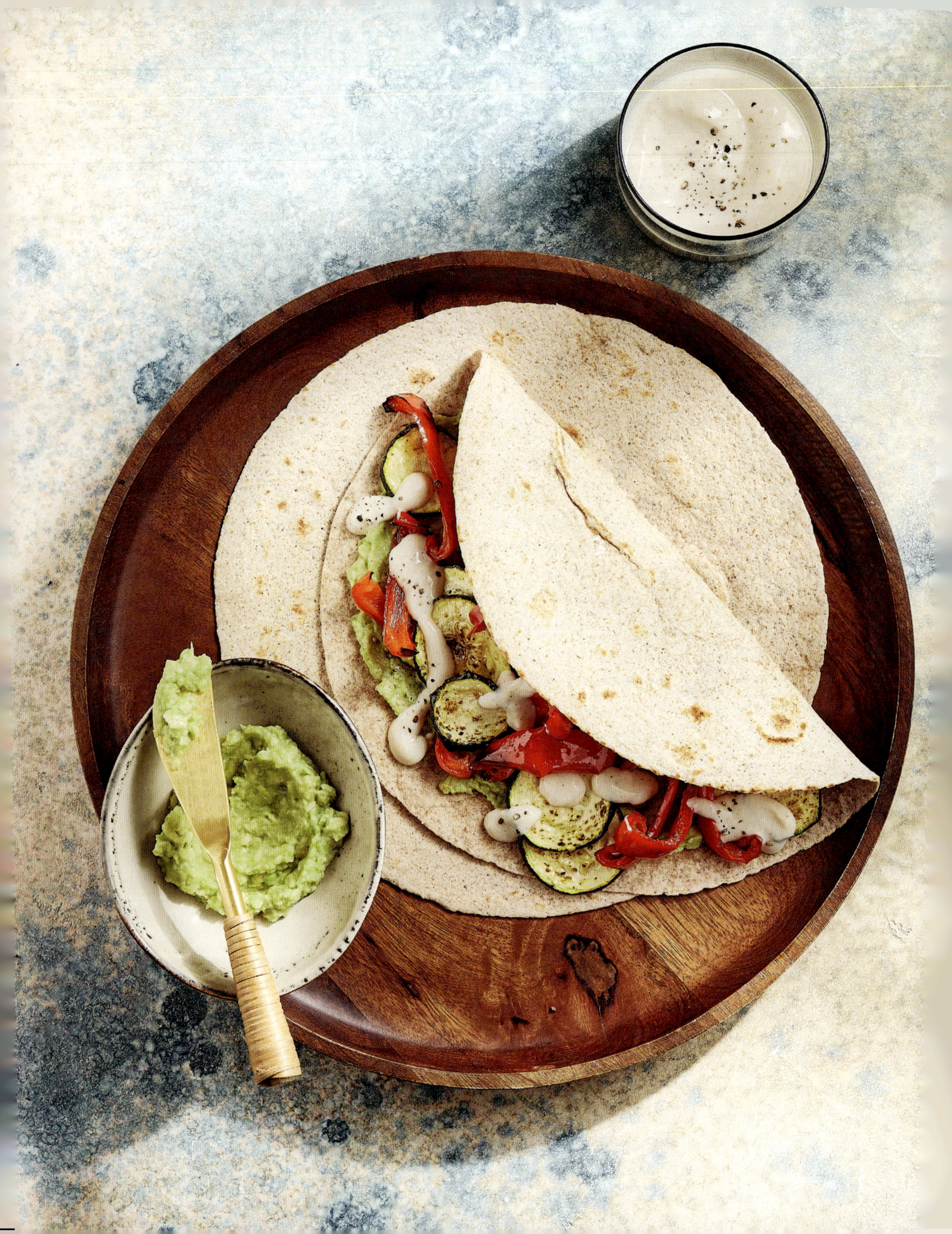

Vollkorn-Wraps mit Avocado und Ofengemüse

ZUBEREITUNGSZEIT: 10 Minuten
BACKZEIT: 15 Minuten
MENGE: 2 Portionen

Für die Wraps:
- 1 rote Paprika
- 1 Zucchini
- 1 EL Olivenöl
- Salz
- Pfeffer
- 2 Vollkorn-Tortilla-Wraps
- ½ Avocado

Für das Dressing:
- 100 g pflanzliche Joghurtalternative
- Saft von ½ Limette
- ½ TL Ahornsirup (oder Agavendicksaft)
- ½ TL gemahlener Kreuzkümmel
- 1 Knoblauchzehe, gehackt
- Salz
- Pfeffer

Nährwerte pro Wrap (inkl. Dressing):
Kohlenhydrate: 39 g
Proteine: 11 g
Fett: 18 g
Ballaststoffe: 10 g
Kalorien: 387 kcal

GUT FÜR DICH!

Vollkorn-Wraps versorgen dich mit komplexen Kohlenhydraten für lang anhaltende Energie. Avocado bietet gesunde Fette, das geröstete Gemüse steigert die Vitaminaufnahme. Und das Limetten-Joghurt-Dressing fügt dem Ganzen noch eine erfrischende Note hinzu und fördert die Verdauung.

1. Den Backofen auf 200 °C (Ober-/Unterhitze) vorheizen und ein Backblech mit Backpapier auslegen. Paprika und Zucchini putzen und waschen, die Paprika in Streifen und die Zucchini in Scheiben schneiden.
2. Das Gemüse in einer Schüssel mit Olivenöl, Salz und Pfeffer vermengen, auf dem Blech verteilen und im Ofen auf der mittleren Schiene etwa 15 Minuten rösten, bis es weich und leicht gebräunt ist.
3. Während das Gemüse im Ofen ist, für das Dressing den Joghurt mit Limettensaft, Ahornsirup, Kreuzkümmel, Knoblauch, Salz und Pfeffer in einer kleinen Schüssel verrühren.
4. Die Wraps nach Packungsangabe leicht erwärmen (in einer Pfanne ohne Fett oder im Backofen etwa 1 Minute). Die Avocado schälen, mit einer Gabel zerdrücken und auf den Wraps verstreichen.
5. Das geröstete Gemüse aus dem Ofen nehmen, auf den Wraps verteilen und mit dem Dressing beträufeln. Die Wraps vorsichtig zusammenklappen und servieren.

Jules Tipp

Die Wraps schmecken auch kalt und lassen sich ideal als Meal Prep vorbereiten. Hier könntest du für noch mehr Proteine 80 g gebratenen Tempeh oder eine kleine Portion (etwa 60 g) gebratene Forelle ergänzen, je nachdem, ob du es lieber pflanzlich oder mit Fisch magst.

Bulgur-Gemüse-Salat mit Granatapfel

ZUBEREITUNGSZEIT: 15 Minuten
QUELLZEIT: 15 Minuten
MENGE: 2 Portionen

300 ml vegane Gemüsebrühe
150 g Vollkorn-Bulgur
½ Gurke
1 Tomate
1 kleine Karotte
1 Bund Petersilie
3 EL Granatapfelkerne
1 EL Olivenöl
Saft von ½ Zitrone
1 TL gemahlener Kreuzkümmel
Salz
Pfeffer

Nährwerte pro Portion:

Kohlenhydrate: 59 g
Proteine: 10 g
Fett: 6 g
Ballaststoffe: 10 g
Kalorien: 349 kcal

GUT FÜR DICH!

Bulgur ist eine Art grober Grieß aus Hartweizen und enthält viele Ballaststoffe, die dein Darmmikrobiom fördern. Granatapfelkerne liefern Antioxidantien, die entzündungshemmend wirken. Mit einer Extraportion Gemüse wie hier Gurke, Tomate und Karotte erhöht sich der Nährstoffgehalt des Salats und macht ihn noch gesünder.

1. Die Brühe in einem kleinen Topf zum Kochen bringen. Den Bulgur hinzufügen, vom Herd nehmen und zugedeckt etwa 15 Minuten quellen lassen, bis die Flüssigkeit vollständig aufgenommen ist. Anschließend mit einer Gabel auflockern und abkühlen lassen.
2. Während der Bulgur zieht, die Gurke und Tomate putzen, waschen und in kleine Würfel schneiden. Die Karotte putzen, schälen und auf der Gemüsereibe grob raspeln. Die Petersilie waschen, trocken tupfen, die Blätter abzupfen und fein hacken.
3. In einer großen Schüssel den abgekühlten Bulgur mit den vorbereiteten Zutaten und den Granatapfelkernen vermengen.
4. Für das Dressing Olivenöl, Zitronensaft, Kreuzkümmel, Salz und Pfeffer in einer kleinen Schüssel verrühren und über die Salatzutaten geben. Alles gut vermengen und den Salat vor dem Servieren etwa 5 Minuten durchziehen lassen.

Jules Tipp

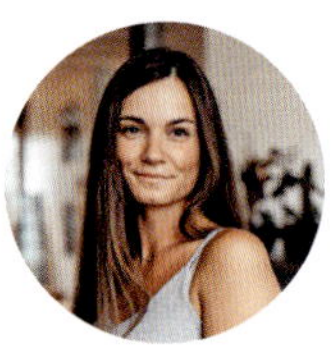

Der Salat schmeckt besonders frisch, wenn er längere Zeit im Kühlschrank durchziehen konnte. Er eignet sich hervorragend als Meal Prep. Wer mehr Proteine hinzufügen möchte, kann geröstete Kichererbsen (siehe S. 153) oder eine Portion Edamame (etwa 100 g, gekocht und leicht gesalzen) ergänzen.

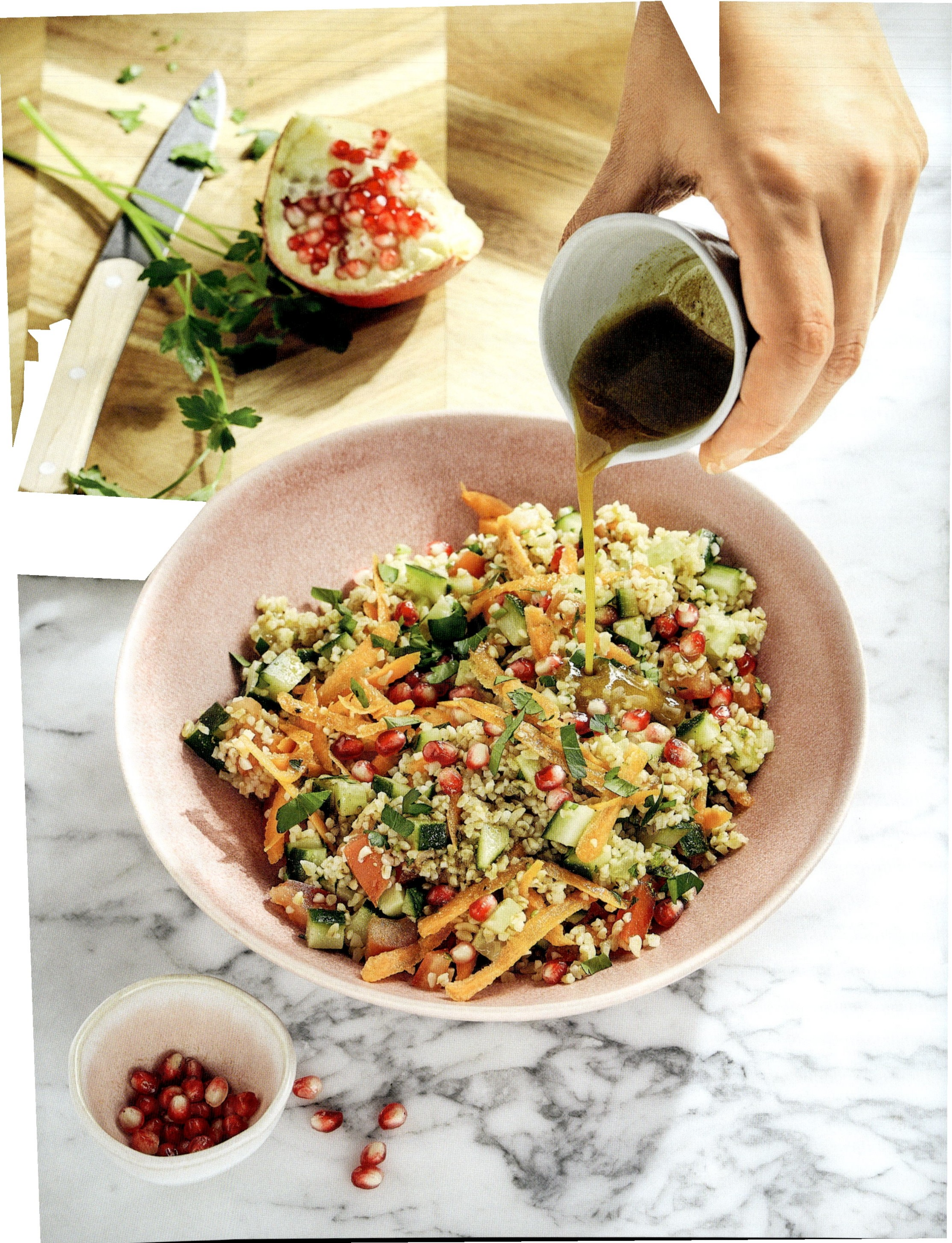

Energie-Booster & Energie-Fresser

Nahrung, die dich pusht – oder ausbremst

Es geht nicht um »gute« oder »schlechte« Lebensmittel – sondern um Wirkung und Balance. Energie-Booster liefern dir das, was du brauchst, um dich langfristig wohlzufühlen. Energie-Fresser sind nicht »verboten«, aber sie sollten bewusst integriert und ausgeglichen werden. Wenn du dich häufiger müde, träge oder gereizt fühlst, lohnt sich ein Blick auf deinen Speiseplan. Schon kleine Anpassungen – wie ein Glas Wasser mehr am Tag oder der Tausch von Weißbrot gegen Vollkorn – können einen spürbaren Unterschied machen.

ENERGIE-BOOSTER FÜR DEINEN ALLTAG

Diese Lebensmittel liefern nicht nur Energie in Form von Kalorien – sie bringen auch genau die Mikronährstoffe mit, die dein Körper für eine stabile, langfristige Energiegewinnung braucht:

- **Vollkorn- oder Pseudo-Getreide wie Hafer, Hirse, Quinoa** enthalten reichleich Ballaststoffe und B-Vitamine, die für den Energiestoffwechsel wichtig sind.
- **Hülsenfrüchte (Linsen, Kichererbsen, Bohnen)** kombinieren komplexe Kohlenhydrate mit pflanzlichem Eiweiß.
- **Gemüse in allen Farben** liefert sekundäre Pflanzenstoffe, Antioxidantien und wichtige Mineralstoffe.
- **Gesunde Fette (Avocado, Nüsse, Samen, Leinöl, Olivenöl)** stabilisieren den Blutzucker (siehe S. 96/97) und versorgen dich mit lang anhaltender Energie.
- **Beeren und Zitrusfrüchte** liefern dir Vitamin C und schützen deine Zellen vor oxidativem Stress (siehe S. 34/35).
- **Fermentierte Lebensmittel (Sauerkraut, Kimchi, Naturjoghurt und pflanzenbasierte Joghurtalternativen)** unterstützen dein Darmmikrobiom (siehe S. 42) und damit auch deine Energiegewinnung.
- **Wasser und Kräutertees** schützen dich vor Konzentrationsproblemen und Müdigkeit (siehe S. 66/67).

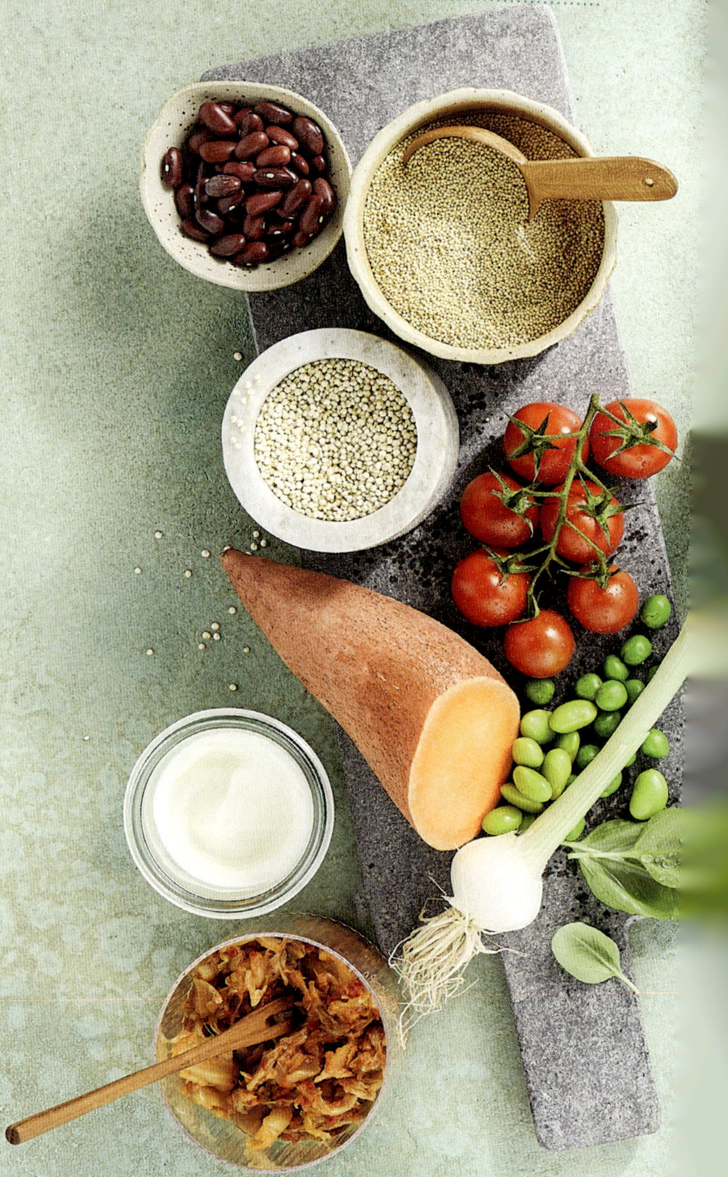

ENERGIE-FRESSER, DIE DU AUF DEM SCHIRM HABEN SOLLTEST

Auch wenn sie im Moment vielleicht »schnell wach« machen – auf Dauer können diese Lebensmittel und Gewohnheiten deine Energie rauben:

- **Zucker- und stärkereiche Lebensmittel (Süßigkeiten, Weißmehlprodukte, Softdrinks)** lassen den Blutzucker schnell steigen – und danach wieder tief fallen. Das Ergebnis: Heißhunger und Energietief.
- **Hochverarbeitete Fertigprodukte** enthalten oft viele Zusatzstoffe, schnelle Kohlenhydrate und Fette, aber wenig Ballaststoffe, Vitamine und sekundäre Pflanzenstoffe – eine Energierechnung, die nicht aufgeht.
- **Alkohol und koffeinreiche Getränke in großen Mengen** stören die Schlafqualität und beeinflussen den Stoffwechsel.
- **Zu fetthaltige oder schwer verdauliche Mahlzeiten am Abend** können deine Verdauung überlasten und deinen Schlaf beeinträchtigen, was sich direkt auf dein Energielevel am nächsten Tag auswirkt.
- **Zu wenig Flüssigkeit –** selbst ein leichtes Flüssigkeitsdefizit macht sich schnell in Form von Konzentrationsstörungen und Müdigkeit bemerkbar.

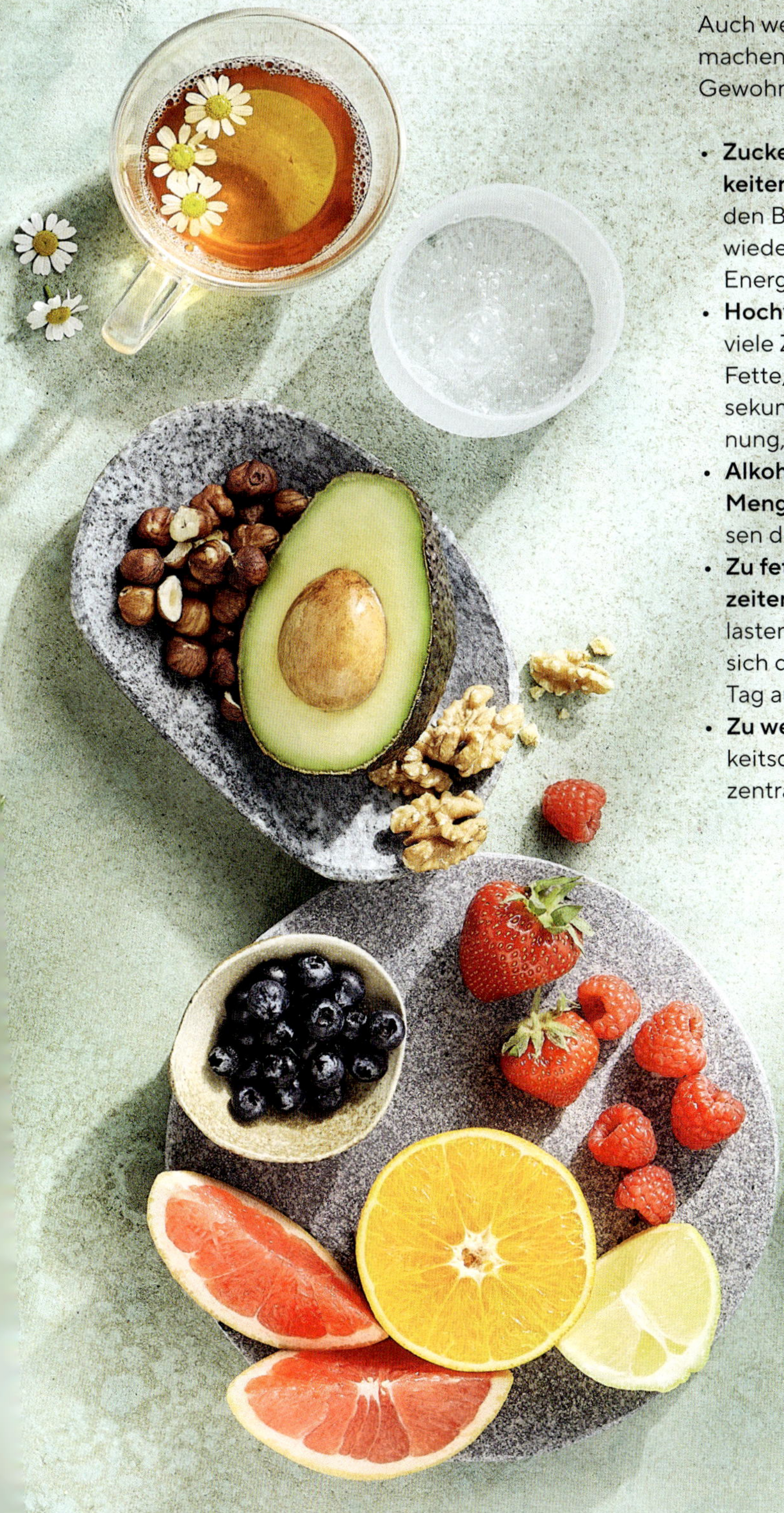

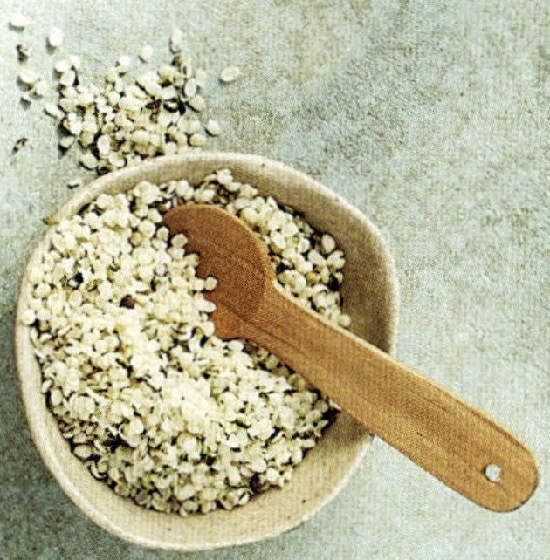

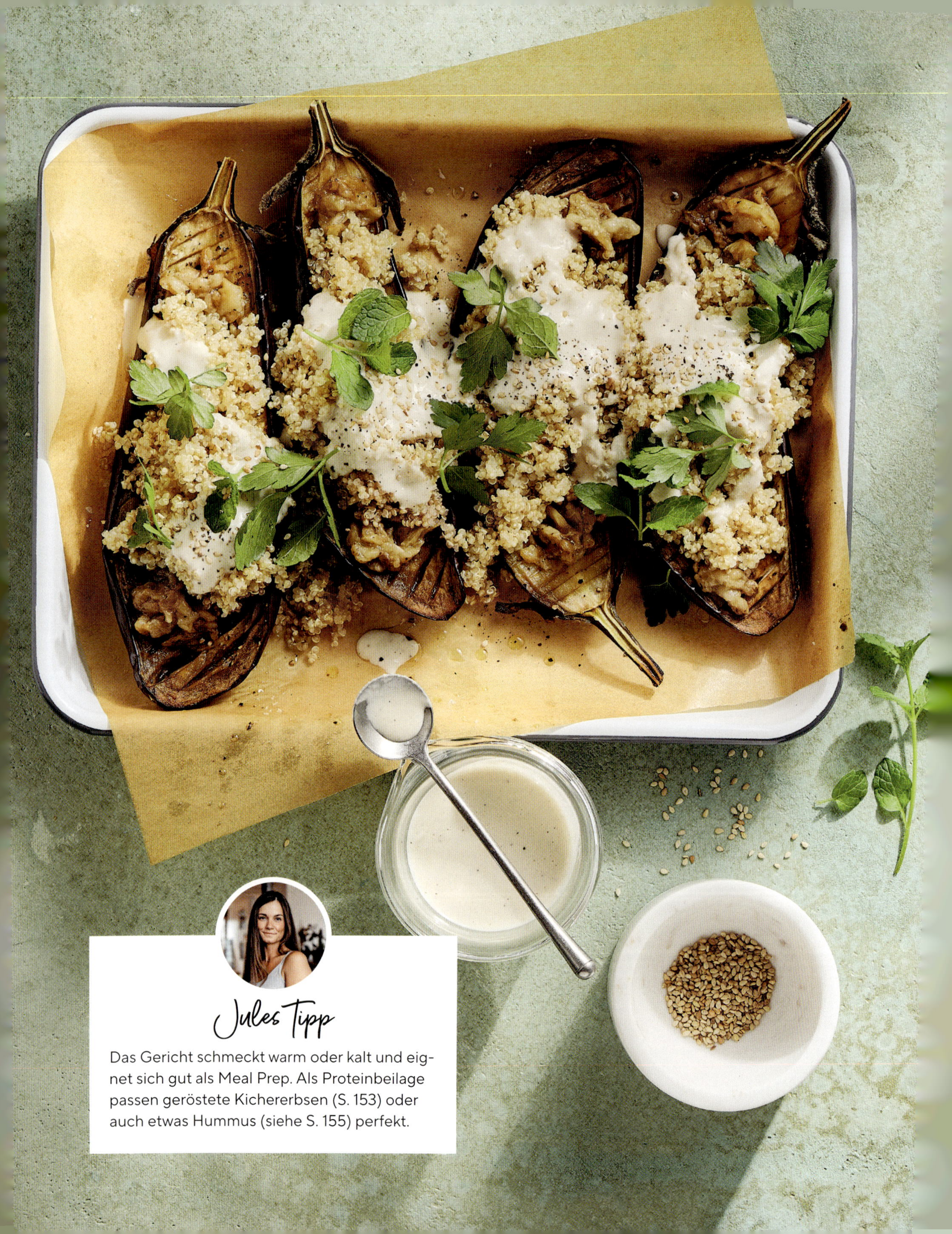

Jules Tipp

Das Gericht schmeckt warm oder kalt und eignet sich gut als Meal Prep. Als Proteinbeilage passen geröstete Kichererbsen (S. 153) oder auch etwas Hummus (siehe S. 155) perfekt.

Ofenauberginen mit Quinoa und Tahin-Dressing

ZUBEREITUNGSZEIT: 15 Minuten
BACKZEIT: 30 Minuten
MENGE: 2 Portionen

2 kleine Auberginen
1 EL Olivenöl
Salz
Pfeffer
150 g Quinoa
300 ml Wasser
1 EL Tahin (Sesampaste)
1 TL Zitronensaft
einige Kräuter (z. B. Petersilie) und Kerne (z. B. heller Sesam) zum Garnieren (optional)

Nährwerte pro Portion:
Kohlenhydrate: 59 g
Proteine: 13 g
Fett: 13 g
Ballaststoffe: 12 g
Kalorien: 431 kcal

GUT FÜR DICH!
Auberginen sind ballaststoffreich und fördern so eine gesunde Verdauung – und sie enthalten antioxidativ wirksame Substanzen. Quinoa liefert Pflanzenprotein und essenzielle Aminosäuren, während das Tahin-Dressing entzündungshemmend wirkt.

1. Den Backofen auf 200 °C (Ober-/Unterhitze) vorheizen und ein Backblech mit Backpapier auslegen. Die Auberginen waschen, halbieren und mit einem Messer das Fruchtfleisch leicht einschneiden, ohne die Haut zu durchtrennen.
2. Die Auberginenhälften mit dem Olivenöl bestreichen und mit Salz und Pfeffer würzen. Anschließend mit der Schnittfläche nach oben auf das Blech legen und im Ofen auf der mittleren Schiene etwa 30 Minuten backen, bis sie weich und leicht gebräunt sind.
3. Währenddessen die Quinoa in einem Sieb gründlich abbrausen, um Bitterstoffe zu entfernen. Dann mit der doppelten Menge Wasser (etwa 300 ml) in einem Topf zum Kochen bringen und bei schwacher Hitze 12–15 Minuten köcheln lassen, bis das Wasser vollständig aufgenommen wurde. Anschließend vom Herd nehmen und mit einer Gabel auflockern.
4. Für das Dressing das Tahin mit Zitronensaft, Salz und Pfeffer verrühren. Falls nötig, noch etwas Wasser hinzufügen, um eine cremige Konsistenz zu erreichen.
5. Die Auberginen aus dem Ofen nehmen und je zwei Hälften auf einen Teller setzen. Das Innere der Aubergine jeweils mit einer Gabel so lange eindrücken, bis eine kleine Kuhle entsteht. Jede Auberginenhälfte mit Quinoa füllen und mit dem Tahin-Dressing beträufeln. Nach Belieben mit frischen Kräutern oder gerösteten Kernen garnieren und servieren.

Quinoa-Bowl mit buntem Gemüse

ZUBEREITUNGSZEIT: 30 Minuten
MENGE: 2 Portionen

Für die Bowl:
150 g Quinoa
300 ml Wasser
1 rote Paprika
1 Karotte
1 Handvoll Babyspinat
1 EL Olivenöl
Salz
Pfeffer
1 TL gemahlene Kurkuma
geröstete Kerne oder frische Kräuter zum Garnieren (optional)

Für das Dressing:
2 EL Tahin (Sesampaste)
1 TL Zitronensaft
1 TL Ahornsirup (optional)
Salz
Peffer
Wasser (nach Bedarf)

Nährwerte pro Portion:
Kohlenhydrate: 61 g
Proteine: 13 g
Fett: 15 g
Ballaststoffe: 8 g
Kalorien: 457 kcal

GUT FÜR DICH!
Quinoa ist eine hervorragende pflanzliche Proteinquelle und liefert wichtige Ballaststoffe, die dein Darmmikrobiom unterstützen. Das Gemüse und das Tahin-Dressing wirken entzündungshemmend – Tahin steuert auch gesunde Fette bei, die den Blutzuckerspiegel stabil halten.

1. Die Quinoa in einem Sieb gründlich abbrausen, um Bitterstoffe zu entfernen. In einem kleinen Topf mit 300 ml Wasser aufkochen, dann die Hitze reduzieren und die Quinoa 12–15 Minuten köcheln lassen, bis das Wasser vollständig aufgenommen ist. Anschließend vom Herd nehmen, mit einer Gabel auflockern und beiseitestellen.
2. Währenddessen die Paprika halbieren, putzen, waschen und in kleine Würfel schneiden. Die Karotte putzen, schälen und in feine Streifen schneiden. Den Babyspinat verlesen, gründlich waschen und in einem Sieb abtropfen lassen.
3. In einer Pfanne das Olivenöl erhitzen und Paprika und Karotte darin 3–4 Minuten anbraten, bis sie leicht weich sind, aber noch etwas Biss haben. Den Babyspinat kurz unterheben, mit Salz, Pfeffer und Kurkuma würzen, dann die Pfanne vom Herd nehmen.
4. Für das Dressing das Tahin mit Zitronensaft, Ahornsirup nach Belieben, Salz und Pfeffer in einer kleinen Schüssel glatt verrühren. Nach und nach etwas Wasser hinzufügen, bis die gewünschte cremige Konsistenz erreicht ist.
5. Alternativ für ein Joghurt-Zitronen-Dressing 3 EL pflanzliche Joghurtalternative mit 1 TL Zitronensaft, 1 TL Olivenöl, Salz und Pfeffer vermengen.
6. Die gegarte Quinoa mit dem Gemüse auf Schalen verteilen und das Dressing darübergeben. Nach Belieben mit Toppings wie gerösteten Kernen oder frischen Kräutern garnieren.

Jules Tipp

Wer mehr Protein möchte, kann gerösteten Tofu ergänzen. Die Bowl eignet sich auch gut als Meal Prep und schmeckt kalt oder lauwarm.

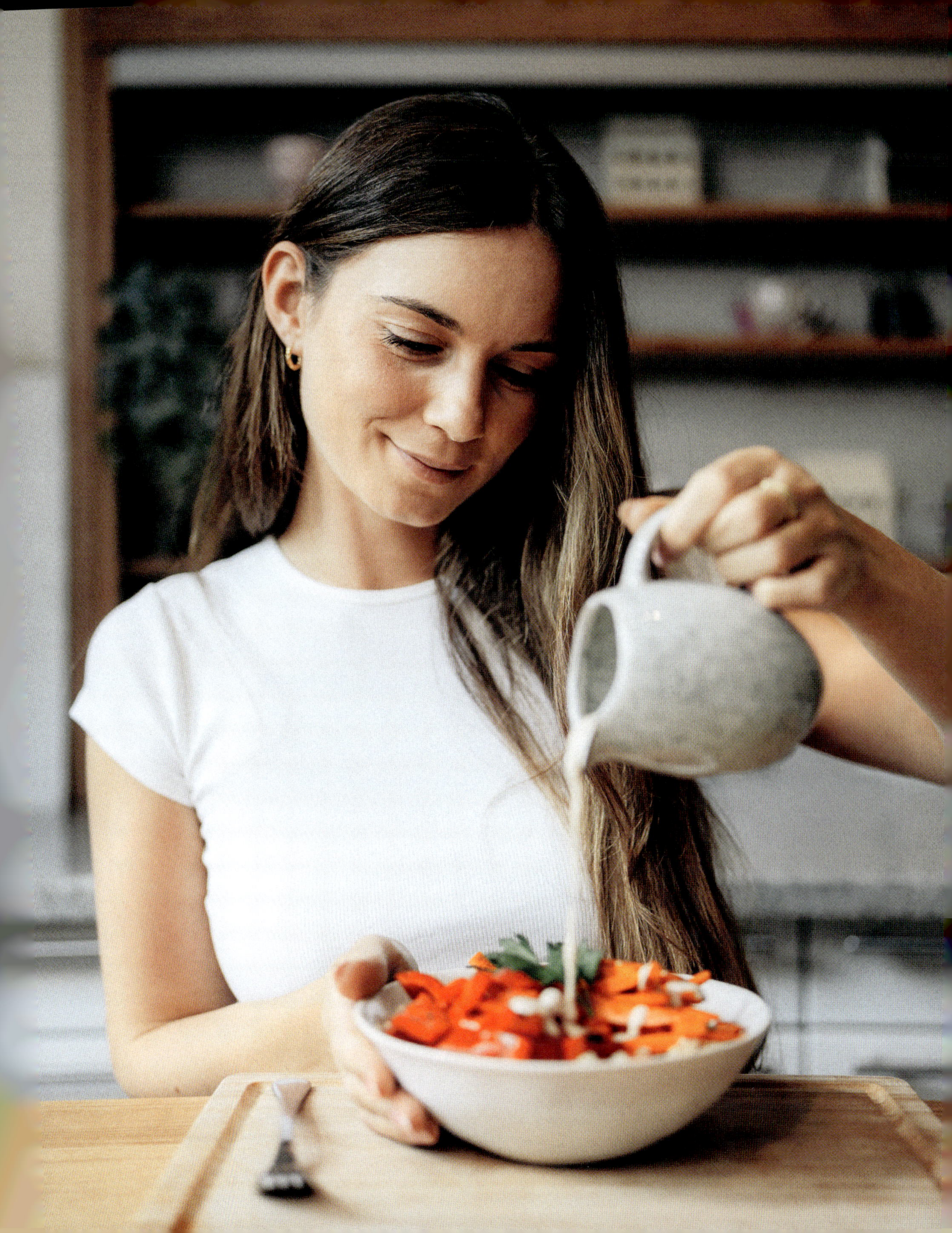

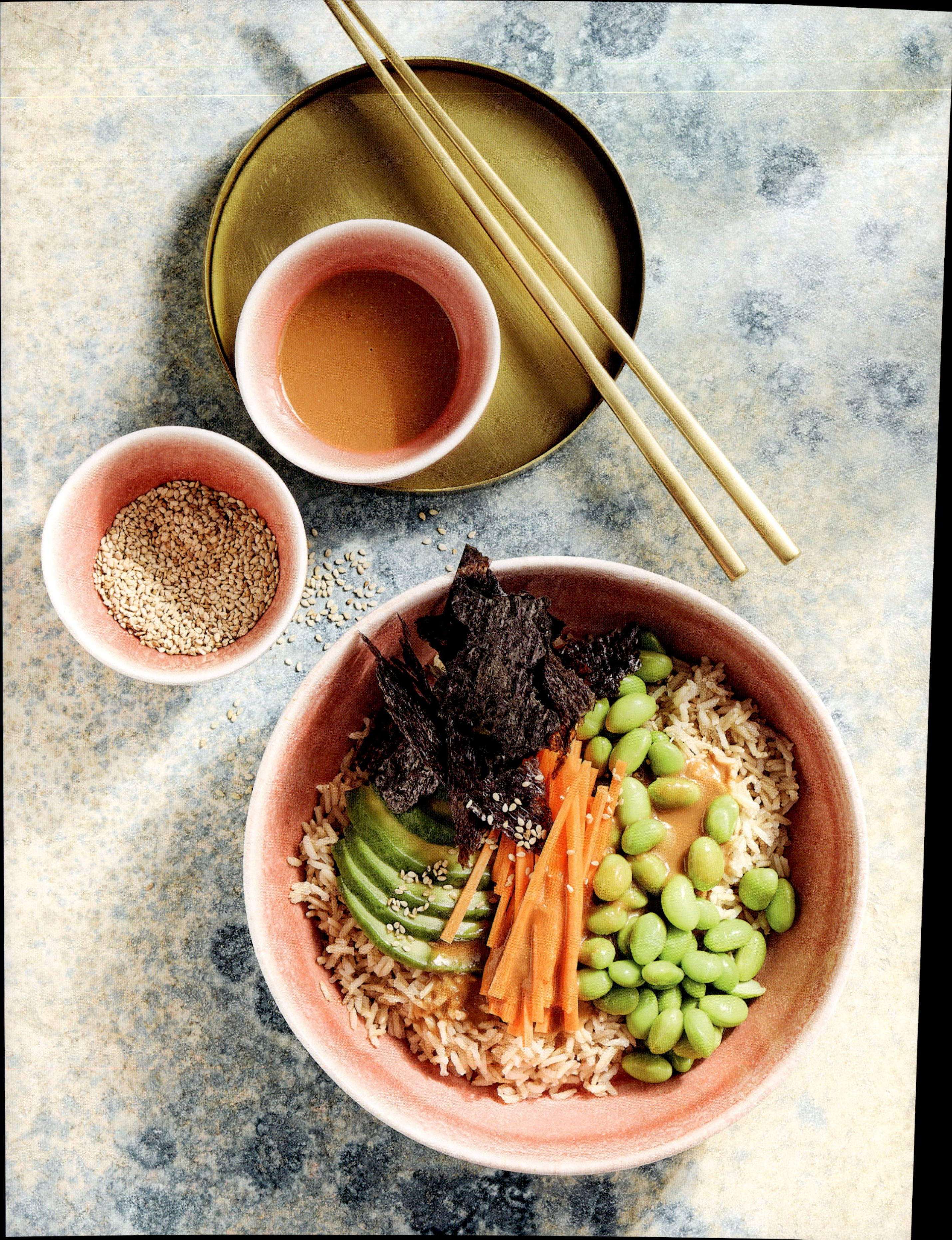

Sushi-Bowl mit Edamame und Ingwer-Miso-Dressing

ZUBEREITUNGSZEIT:
30 Minuten
MENGE: 2 Portionen

Für die Bowl:
- 150 g Vollkornreis
- Salz
- 200 ml Wasser
- 1 Karotte
- 100 g Edamamekerne (frisch oder tiefgekühlt)
- ½ Avocado
- 1 getr. Nori-Algen-Blatt
- 1 EL heller Sesam

Für das Dressing:
- 1 EL helle Misopaste
- 1 EL Reisessig
- 1 TL frisch geriebener Ingwer
- 1 TL Ahornsirup (oder Agavendicksaft)
- 1 TL Sesamöl
- 1–2 EL Wasser (nach Bedarf)

Nährwerte pro Portion:

Kohlenhydrate: 66 g	
Proteine: 12 g	
Fett: 18 g	
Ballaststoffe: 10 g	
Kalorien: 497 kcal	

GUT FÜR DICH!

Diese Bowl kombiniert ballaststoffreiche Zutaten wie Vollkornreis und Edamame für ein ausbalanciertes Darmmikrobiom. Die Avocado liefert gesunde Fette, das würzige Ingwer-Miso-Dressing fügt entzündungshemmende Eigenschaften und ein intensives Aroma hinzu.

1. Für die Bowl den Reis in einem Sieb gründlich abbrausen und in einem Topf mit 200 ml Salzwasser zum Kochen bringen. Die Hitze reduzieren und den Reis zugedeckt etwa 25 Minuten köcheln lassen, bis das Wasser vollständig aufgenommen wurde. Anschließend vom Herd nehmen, mit einer Gabel auflockern und abkühlen lassen.
2. Während der Reis gart, die Karotte putzen, schälen und in dünne Streifen schneiden. Die Edamame in kochendem Wasser 2–3 Minuten garen, dann in ein Sieb abgießen und abtropfen lassen. Die Avocado schälen und in dünne Scheiben schneiden. Das Nori-Algen-Blatt mit einer Schere in kleine Stücke schneiden oder mit den Händen in kleine Stücke reißen.
3. Für das Dressing die Misopaste mit Reisessig, Ingwer, Ahornsirup und Sesamöl in einer Schüssel verrühren. Nach Bedarf 1–2 EL Wasser hinzufügen, um die gewünschte Konsistenz zu erreichen.
4. Den gegarten Reis auf Schalen verteilen und mit Karottenstreifen, Edamame, Avocado und Nori-Algen belegen. Zuletzt das Dressing über die Bowl geben und mit Sesam bestreuen.

Jules Tipp

Die Bowl kann nach Belieben mit eingelegtem Sushi-Ingwer oder gerösteten Algenchips ergänzt werden. Wer eine extra Proteinquelle möchte, kann zusätzlich gerösteten Tofu, ein gekochtes Bio-Ei oder 125–150 g gegartes Hähnchenbrustfilet pro Portion hinzufügen.

Gebackene Falafeln mit Zitronen-Tahin-Dip

ZUBEREITUNGSZEIT: 20 Minuten
BACKZEIT: 30 Minuten
MENGE: 2 Portionen

200 g Kichererbsen (aus Glas oder Dose)
1 Knoblauchzehe
1 kleine Zwiebel
1 EL Leinsamen (geschrotet)
1 EL Haferflocken (glutenfrei)
1 TL gemahlener Kreuzkümmel
1 TL Paprikapulver rosenscharf
Salz
Pfeffer
2–4 EL Wasser
1 EL Olivenöl
2 EL Tahin (Sesampaste)
1 EL Zitronensaft

Nährwerte pro Portion:
Kohlenhydrate: 18 g
Proteine: 11 g
Fett: 15 g
Ballaststoffe: 9 g
Kalorien: 280 kcal

GUT FÜR DICH!

Falafeln aus Kichererbsen sind reich an pflanzlichem Protein und Ballaststoffen, die dir lang anhaltend Energie zur Verfügung stellen. Der Zitronen-Tahin-Dip liefert entzündungshemmende Fette und eine Extraportion Antioxidantien.

1. Den Backofen auf 200 °C (Ober-/Unterhitze) vorheizen und ein Backblech mit Backpapier auslegen. Die Kichererbsen in einem Sieb gut abbrausen und abtropfen lassen. Knoblauch und Zwiebel schälen und hacken.
2. Dann die Kichererbsen in der Küchenmaschine oder in einem hohen Rührbecher mit dem Pürierstab mit Knoblauch, Zwiebel, Leinsamen, Haferflocken, Kreuzkümmel, Paprikapulver, Salz und Pfeffer zu einer groben, aber gut formbaren Masse verarbeiten. Falls die Masse zu trocken ist, noch 1–2 EL Wasser hinzufügen.
3. Aus der Masse mit den Händen oder einem Löffel acht kleine Bällchen formen und nebeneinander auf das Blech setzen. Die Falafeln rundum mit dem Olivenöl bestreichen und im Ofen auf der mittleren Schiene etwa 30 Minuten backen, bis sie goldbraun und knusprig sind. Dabei nach der Hälfte der Backzeit wenden.
4. Während die Falafeln backen, für den Dip das Tahin mit Zitronensaft und 1–2 EL Wasser in einer kleinen Schüssel vermengen, bis eine cremige Konsistenz entstanden ist. Mit Salz und Pfeffer würzen.
5. Alternativ für einen Joghurt-Kräuter-Dip 3 EL pflanzliche Joghurtalternative mit 1 TL Zitronensaft, 1 TL Olivenöl, 1 TL gehackten frischen Kräutern (z. B. Minze oder Petersilie) sowie Salz und Pfeffer verrühren.
6. Die knusprigen Falafeln aus dem Ofen nehmen und in Schalen legen, dann mit dem Dip servieren.

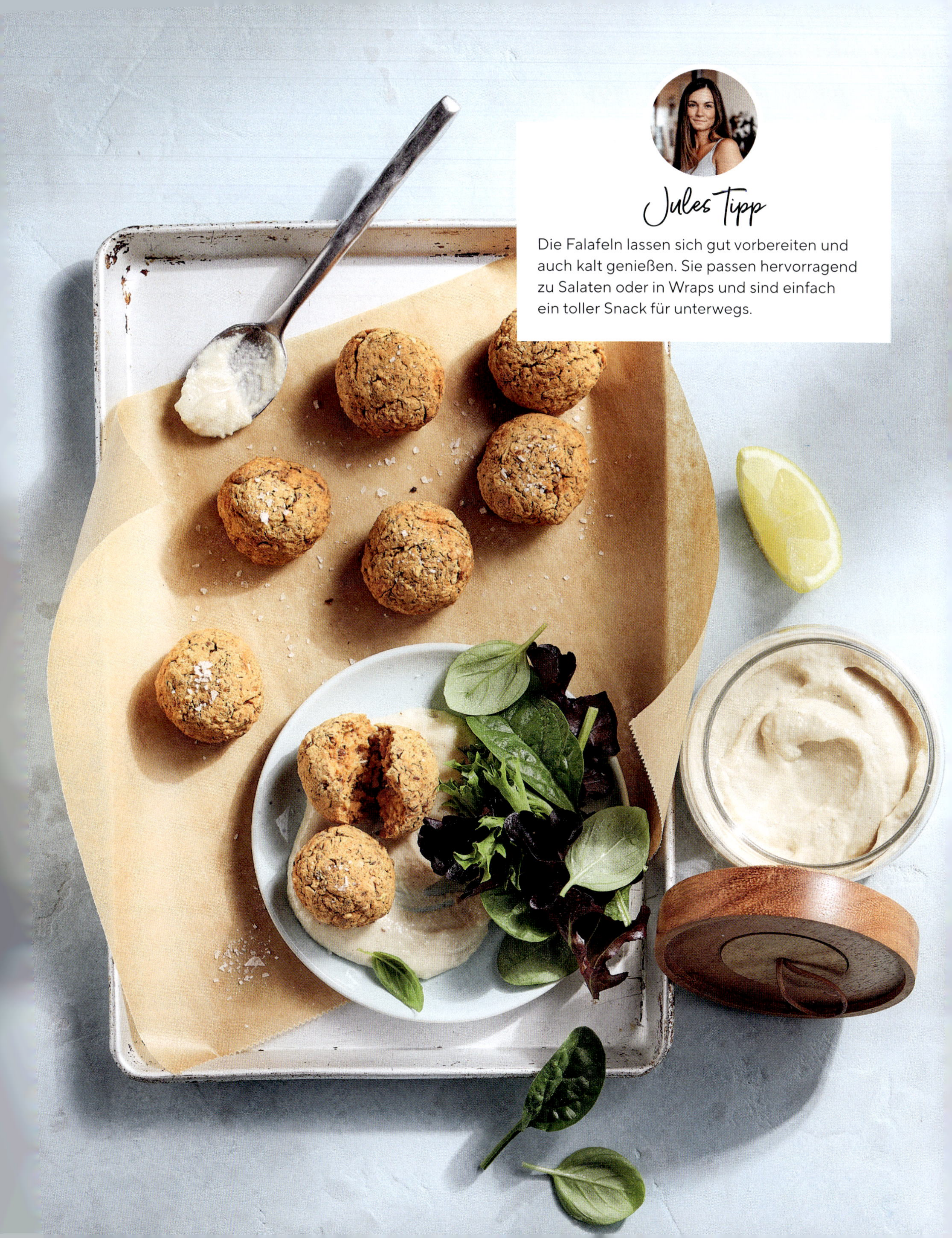

Jules Tipp

Die Falafeln lassen sich gut vorbereiten und auch kalt genießen. Sie passen hervorragend zu Salaten oder in Wraps und sind einfach ein toller Snack für unterwegs.

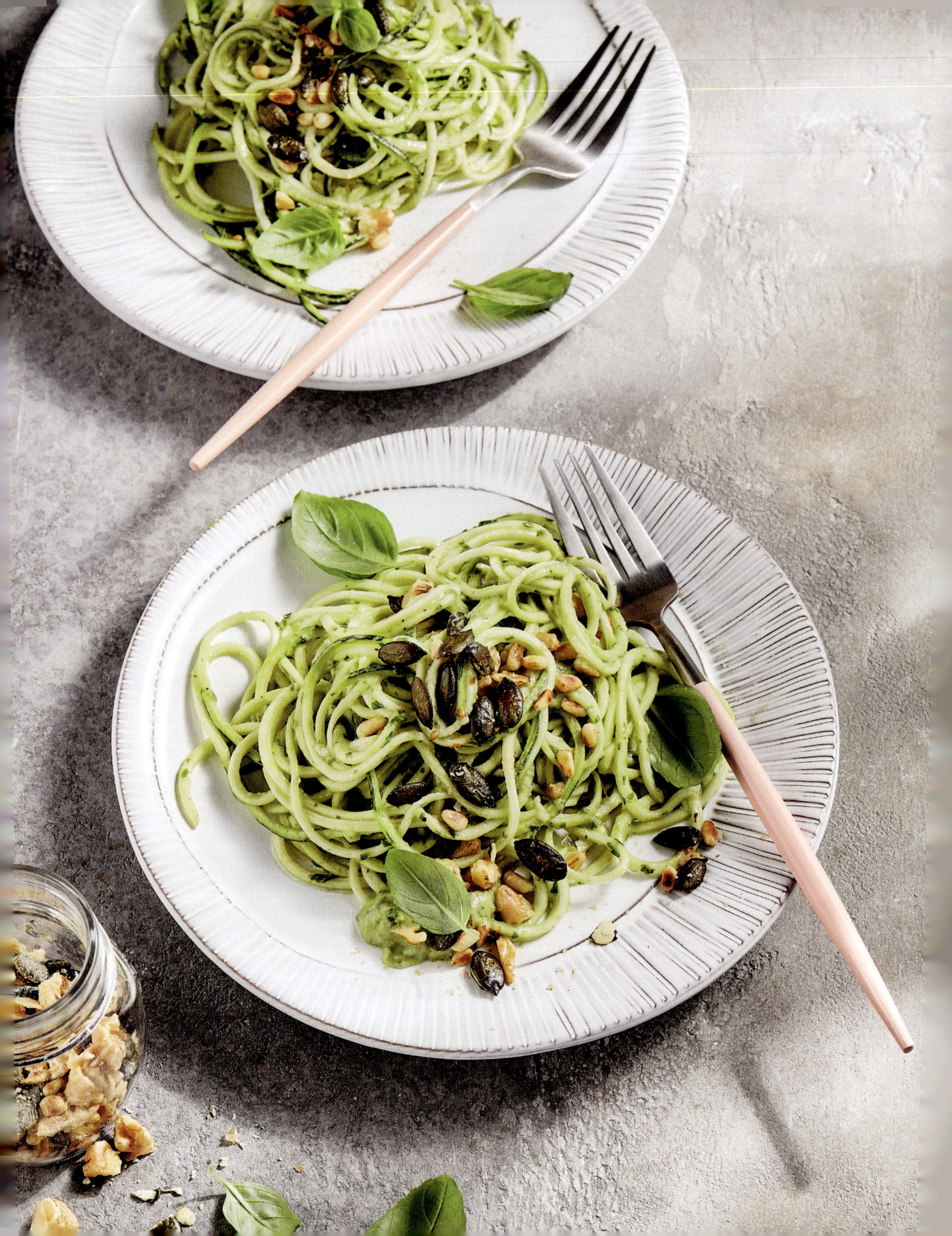

Zucchini-Nudeln mit Avocado-Pesto und Knusper

ZUBEREITUNGSZEIT: 10 Minuten
MENGE: 2 Portionen

Für Nudeln und Pesto:
2 mittelgroße Zucchini
½ Avocado
1 Handvoll frisches Basilikum
1 EL Olivenöl
1 TL Zitronensaft
Salz
Pfeffer

Für das Topping:
1 EL Pinienkerne
1 EL gehackte Walnüsse
1 EL Kürbiskerne
1 TL Hefeflocken (für einen käseähnlichen Geschmack, optional)
frische Basilikumblätter zum Garnieren (optional)

Nährwerte pro Portion:
Kohlenhydrate: 9 g
Proteine: 8 g
Fett: 22 g
Ballaststoffe: 5 g
Kalorien: 278 kcal

GUT FÜR DICH!
Zucchini-Nudeln (kurz »Zoodles«) sind leicht verdaulich und kalorienarm, während das Avocado-Pesto gesunde Fette liefert, die deinen Blutzuckerspiegel stabil halten. Basilikum wirkt entzündungshemmend und beruhigt den Magen. Das knusprige Topping sorgt für zusätzlichen Geschmack und Nährstoffe.

1. Die Zucchini putzen, waschen und mit dem Spiralschneider oder Sparschäler in dünne, nudelartige Streifen schneiden.
2. Für das Pesto die Avocado schälen und mit Basilikum, Olivenöl, Zitronensaft, Salz und Pfeffer in den Mixer oder in einen hohen Rührbecher geben. Dann (mit dem Pürierstab) zu einer cremigen Sauce pürieren. Falls nötig, noch etwas Wasser hinzufügen, um die gewünschte Konsistenz zu erreichen.
3. Für das Topping in einer kleinen Pfanne ohne Fett die Pinienkerne, Walnüsse und Kürbiskerne etwa 3 Minuten anrösten, bis sie leicht gebräunt und aromatisch sind. Herausnehmen und abkühlen lassen, anschließend mit den Hefeflocken (falls verwendet) vermengen.
4. Die Zucchini-Nudeln in einer großen Schüssel mit dem Avocado-Pesto so lange locker vermengen, bis sie gleichmäßig davon überzogen sind. Die Zoodles auf Teller verteilen und mit dem knusprigen Topping bestreuen. Nach Belieben mit Basilikum garnieren.

Jules Tipp

Wer eine warme Variante bevorzugt, kann die Zucchini-Nudeln kurz in einer Pfanne in 1 TL Olivenöl unter Wenden erwärmen, bevor das Pesto untergemischt wird. Um das Gericht sättigender zu gestalten, noch gegarte Vollkornspaghetti (pro Person 60–75 g, roh gewogen) untermischen.

Grüne-Linsen-Salat mit geröstetem Gemüse

ZUBEREITUNGSZEIT: 20 Minuten
BACKZEIT: 25 Minuten
MENGE: 2 Portionen

1 kleine Zucchini
1 Karotte
1 rote Zwiebel
1 EL Olivenöl
1 TL Paprikapulver edelsüß
1 TL gemahlener Kreuzkümmel
150 g Grüne Linsen
Saft von ½ Zitrone
Salz
Pfeffer

Nährwerte pro Portion:
Kohlenhydrate: 47 g
Proteine: 21 g
Fett: 6 g
Ballaststoffe: 10 g
Kalorien: 340 kcal

GUT FÜR DICH!
Linsen liefern pflanzliches Protein und Ballaststoffe, die dein Darmmikrobiom fördern. Geröstetes Ofengemüse wie Karotten und Zucchini versorgt den Körper mit Antioxidantien, die entzündungshemmend wirken.

1. Den Backofen auf 200 °C (Ober-/Unterhitze) vorheizen und ein Backblech mit Backpapier auslegen.
2. Die Zucchini putzen, waschen und in Würfel schneiden. Die Karotte putzen, schälen und schräg in Scheiben schneiden. Die Zwiebel schälen und in Spalten schneiden.
3. Das Gemüse in einer Schüssel mit Olivenöl, Paprikapulver und Kreuzkümmel vermengen, auf dem Blech verteilen und im Ofen auf der mittleren Schiene etwa 25 Minuten rösten, bis es weich und leicht gebräunt ist.
4. Währenddessen die Linsen in einem Sieb abbrausen und in einem Topf in reichlich Wasser zum Kochen bringen. Zugedeckt bei schwacher Hitze etwa 20 Minuten köcheln lassen, bis sie weich, aber noch bissfest sind. Anschließend in ein Sieb abgießen, abtropfen und kurz abkühlen lassen.
5. Das geröstete Gemüse aus dem Ofen nehmen und mit den Linsen in eine große Schüssel geben. Den Zitronensaft darüberträufeln und alles gut vermengen, zuletzt mit Salz und Pfeffer abschmecken. Den Linsensalat auf Schalen verteilen und servieren.

Jules Tipp

Der Salat schmeckt warm oder kalt und eignet sich perfekt als Meal Prep. Zusätzlich 100 g gerösteter Tofu pro Portion sorgt für extra Protein auf deinem Teller. Wer es frischer mag, mischt noch gehackte Petersilie oder Koriandergrün unter.

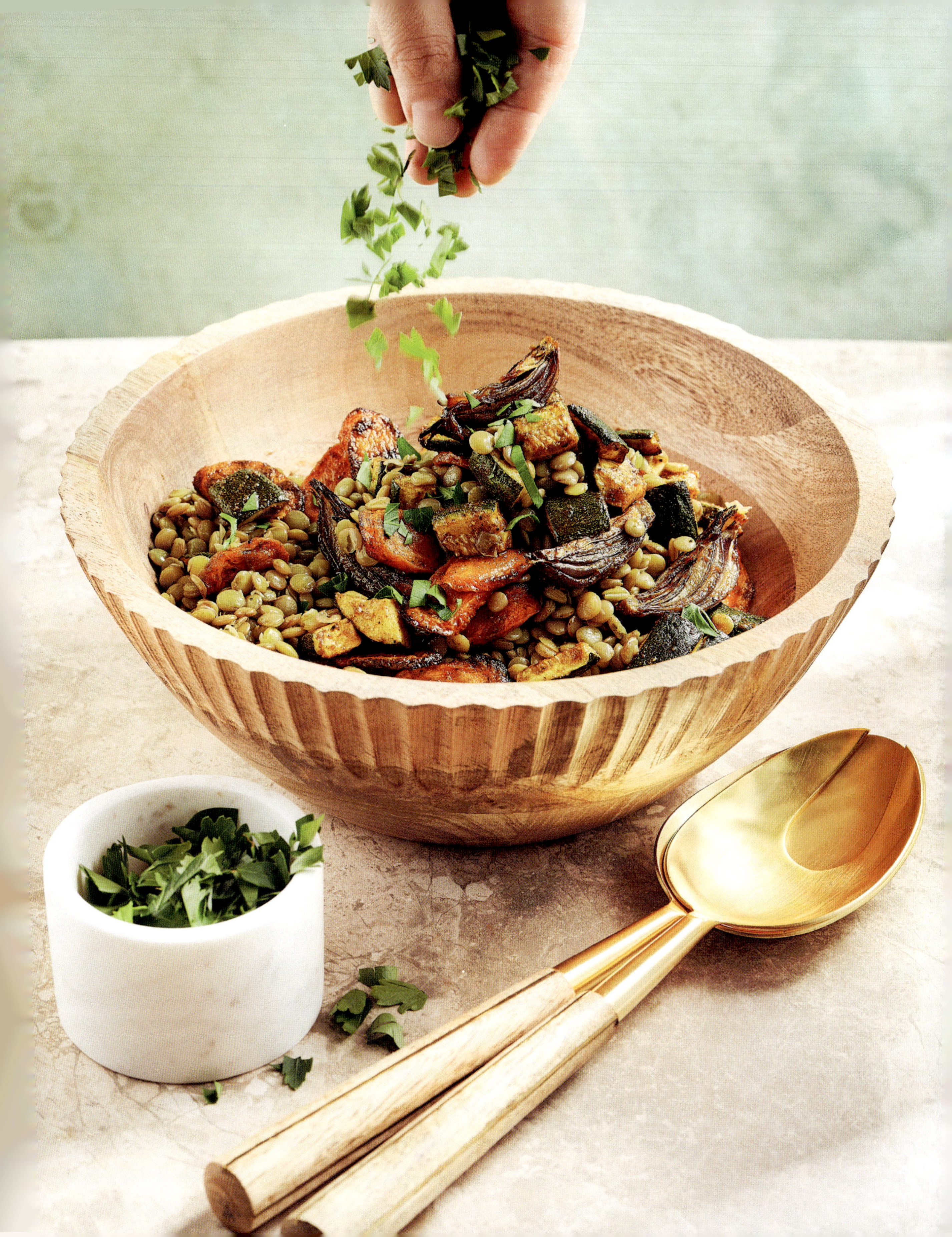

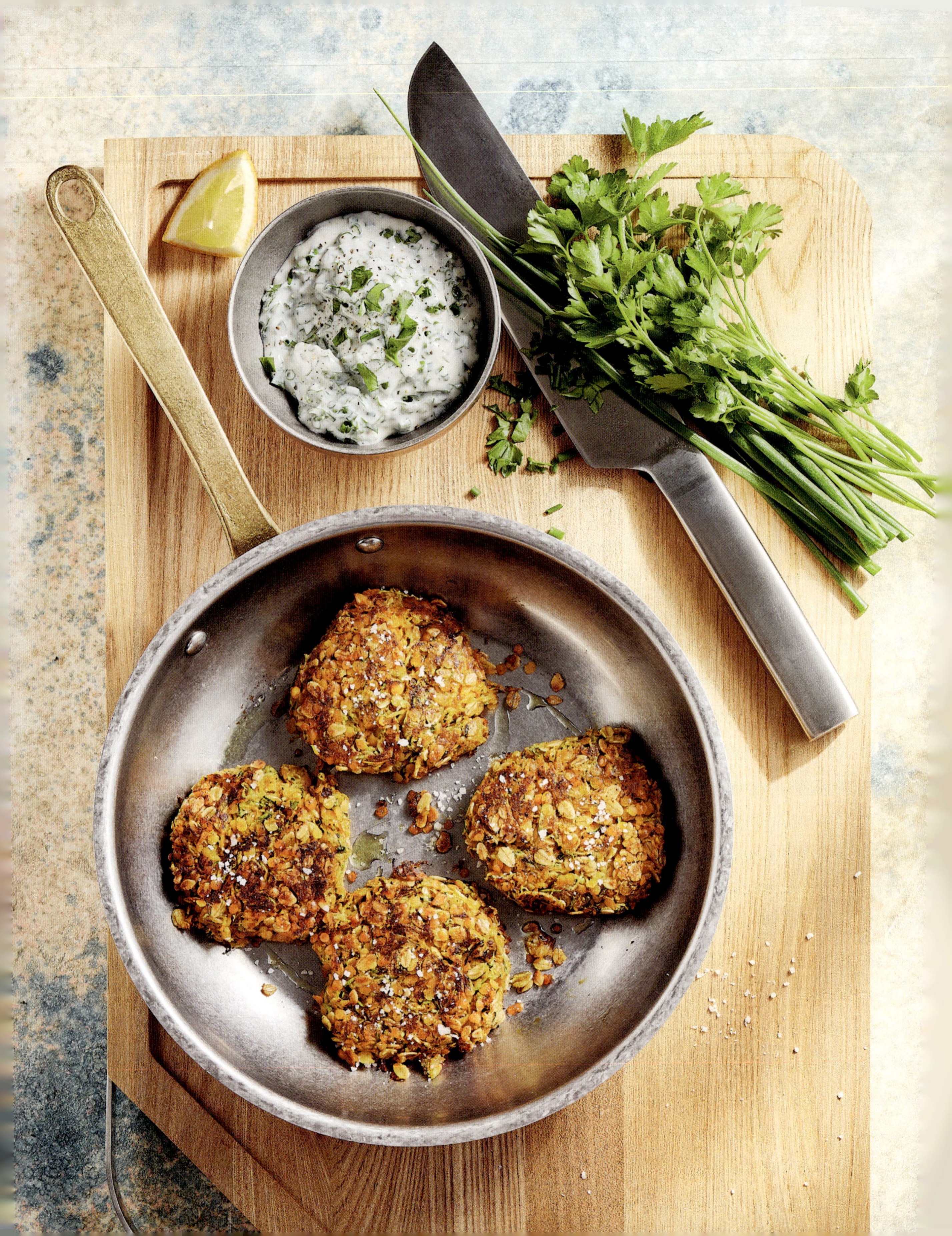

Linsen-Gemüse-Taler mit Zitronen-Kräuter-Dip

ZUBEREITUNGSZEIT:
35 Minuten
MENGE: 2 Portionen

Für die Linsen-Gemüse-Taler:
100 g Rote Linsen, gegart (siehe S. 177)
1 Karotte
1 Zucchini
2 EL Haferflocken (glutenfrei)
1 TL gemahlener Kreuzkümmel
Salz
Pfeffer
1 EL Olivenöl

Für den Zitronen-Kräuter-Dip:
100 g pflanzliche Joghurtalternative
1 EL gehackte Petersilie
1 EL Schnittlauchröllchen
1 TL Zitronensaft
1 Knoblauchzehe, gehackt
Salz
Pfeffer

Nährwerte pro Portion:
Kohlenhydrate: 34 g
Proteine: 18 g
Fett: 7 g
Ballaststoffe: 10 g
Kalorien: 299 kcal

GUT FÜR DICH!
Rote Linsen sind reich an pflanzlichem Protein und Eisen, die für Energie sorgen und Müdigkeit reduzieren. Die Taler sind ballaststoffreich und unterstützen eine gesunde Verdauung. Der Zitronen-Kräuter-Dip liefert eine erfrischende Note und entzündungshemmende Effekte durch die grünen Kräuter.

1. Die gegarten Roten Linsen in eine Schüssel geben und mit einer Gabel oder dem Kartoffelstampfer grob zerdrücken. Die Karotte schälen, die Zucchini waschen und putzen. Beides fein raspeln und mit den Linsen vermengen.
2. Haferflocken, Kreuzkümmel, Salz und Pfeffer dazugeben und alles zu einer formbaren Masse verkneten. Falls sie zu feucht ist, noch ein paar Haferflocken hinzufügen.
3. Aus der Masse mit den Händen vier gleich große Taler formen. Das Olivenöl in einer Pfanne bei mittlerer Hitze erhitzen und die Taler darin auf jeder Seite 4–5 Minuten goldbraun anbraten.
4. Währenddessen für den Dip den Joghurt mit Petersilie, Schnittlauch, Zitronensaft und Knoblauch in einer kleinen Schüssel vermengen. Mit Salz und Pfeffer abschmecken.
5. Die fertigen Linsen-Gemüse-Taler herausnehmen und auf Küchenpapier abtropfen lassen, dann auf Tellern anrichten und mit dem Zitronen-Kräuter-Dip servieren.

Jules Tipp

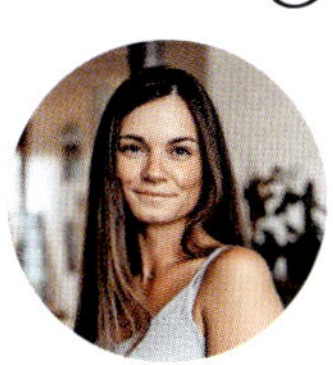

Die Taler können auch im Ofen bei 200 °C (Ober-/Unterhitze) etwa 20 Minuten gebacken werden. Sie lassen sich gut vorbereiten und sind auch kalt als Snack oder Meal Prep geeignet.

Gehirn-Nahrung

Essen für Fokus und Konzentration

Klar denken, aufmerksam bleiben, sich Details merken – all das verlangt deinem Gehirn einiges ab. Und genau wie deine Muskeln beim Training braucht auch dein Gehirn die richtigen Nährstoffe, um leistungsfähig zu sein. Das Gute ist: Du kannst mit deiner Ernährung gezielt unterstützen, was in deinem Kopf passiert. Denn auch mentale Energie ist körperliche Energie – sie wird in deinen Zellen produziert, gespeist durch das, was du isst und wie du lebst.

Was dein Gehirn braucht

Dein Gehirn ist ein echtes Hochleistungsorgan. Es macht zwar nur etwa 2 % deines Körpergewichts aus, verbraucht aber rund 20 % deiner täglichen Energie – selbst im Ruhezustand. Um gut zu funktionieren, braucht es diese Nahrungsbestandteile:

- Stabile Energie durch **komplexe Kohlenhydrate,** die den Blutzuckerspiegel nicht zu schnell ansteigen oder abfallen lassen. Das verhindert Konzentrationsabfälle und Heißhunger.
- **Gesunde Fette,** insbesondere Omega-3-Fettsäuren, die den Aufbau und die Funktion von Nervenzellen unterstützen.
- **B-Vitamine,** die für den Energiestoffwechsel der Gehirnzellen gebraucht werden.
- **Antioxidantien,** die deine Nervenzellen vor freien Radikalen und oxidativem Stress schützen – zum Beispiel durch Vitamin C oder sekundäre Pflanzenstoffe wie Flavonoide.
- **Ausreichend Flüssigkeit,** damit das Gehirn optimal durchblutet wird. Studien konnten sogar zeigen, dass sich die Gehirnzellen verkleinern, wenn wir nicht genügend trinken. Dann funktionieren die Neuronen nicht optimal.

Gesunder Darm für das Gehirn

Jüngste Studien zeigen, dass die Gesundheit deines Gehirns eng mit deinem Mikrobiom verknüpft ist. Die Darmbakterien bauen nicht nur Nahrungsbestandteile ab, sondern produzieren dabei auch bioaktive Substanzen, etwa kurzkettige Fettsäuren. Diese können über die Darmwand ins Blut gelangen und direkt dein Gehirn erreichen. Zudem kommunizieren Darm und Gehirn über die sogenannte Darm-Hirn-Achse miteinander. Ein ausgewogenes Mikrobiom (siehe ab S. 38) kann sich also auch positiv auf deine Stimmung, Konzentration und kognitive Leistungsfähigkeit auswirken.

Brain-Booster auf dem Teller

Diese Lebensmittel unterstützen deine mentale Leistungsfähigkeit – sowohl kurzfristig als auch langfristig:

- **Haferflocken, Quinoa und Vollkornprodukte** liefern gleichmäßig Energie ohne Blutzuckerschwankungen. Vor allem Hafer soll bei Nervosität, Stress und Konzentrationsproblemen hilfreich sein.
- **Beeren und dunkles Blattgemüse** enthalten Flavonoide, die laut Studien das Erinnerungsvermögen verbessern können.
- **Avocado** liefert gesunde ungesättigte Fettsäuren, die für die Reizweiterleitung im Gehirn wichtig sind, außerdem enthält sie Vitamin K und Folsäure für die kognitive Gesundheit.
- **Fettreicher Seefisch wie Lachs, Hering, Makrele** enthält DHA, eine besonders wichtige Omega-3-Fettsäure für das Gehirn.
- **Nüsse und Samen (besonders Walnüsse, Leinsamen, Chiasamen)** liefern gesunde Fettsäuren, Eiweiß, wichtige Mineralstoffe wie Zink und Magnesium sowie mehrere B-Vitamine, die an der Signalübermittlung zwischen den Nervenzellen beteiligt sind.

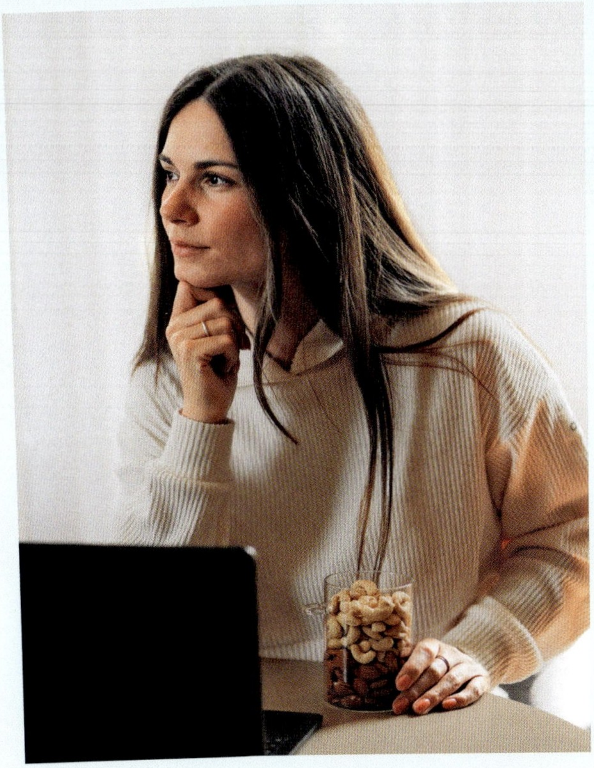

- **Kürbiskerne** sind kleine Mineralstoff-Bomben mit Eisen, Zink, Magnesium und Kupfer – allesamt entscheidend für die Gehirnfunktion und Signalübertragung.
- **Dunkle Bitterschokolade (mind. 85 % Kakaoanteil) oder Rohkakao** fördern in kleinen Mengen genossen die Durchblutung im Gehirn – dank ihrer Polyphenole.
- **Eier** sind reich an Cholin, einem Nährstoff, der für die Bildung des Neurotransmitters Acetylcholin gebraucht wird, wichtig für Gedächtnis und Lernfähigkeit.
- **Fermentierte Lebensmittel wie Sauerkraut, Kimchi oder ungesüßter Joghurt** unterstützen das Darm-Hirn-System, indem sie das Mikrobiom stärken. Das kann sich positiv auf Stimmung und Konzentration auswirken.
- **Wasser, Kräutertees und ungesüßte Getränke:** Auch ein leichter Flüssigkeitsmangel kann zu Konzentrationsproblemen führen.

Was dein Gehirn ausbremst

- **Zuckerreiche Snacks** verursachen Blutzuckerschwankungen und machen dich nach einem kurzen Hoch müde.
- **Transfette** (z. B. in stark verarbeiteten Produkten) beeinträchtigen die Signalübertragung zwischen den Nervenzellen.
- **Zu wenig essen oder zu lange Pausen ohne Nährstoffzufuhr** lässt deine Energie (und Konzentration) rapide sinken.
- **Chronischer Stress** erhöht dauerhaft den Cortisolspiegel, was die Gedächtnisleistung und Konzentrationsfähigkeit negativ beeinflussen kann.

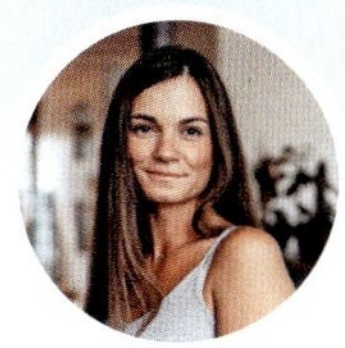

Jules Tipps FÜR DEN ALLTAG

Wenn du dich tagsüber oft müde oder unkonzentriert fühlst, schau dir mal dein Frühstück und dein Mittagessen genauer an. Ein guter Start in den Tag – etwa mit Haferflocken, Nüssen, Beeren und etwas Leinöl – kann wahre Wunder bewirken. Auch ein kleiner Snack mit gesunden Fettsäuren und etwas Protein am Nachmittag (z. B. 1 Handvoll Walnüsse oder ein Energy Ball mit Datteln, siehe S. 137) kann dir helfen, dein Energielevel zu stabilisieren. Gehirnnahrung (Brainfood) ist keine Zauberei, sondern ein kluger Weg, dein Denken, Fühlen und Handeln nachhaltig zu unterstützen.

SNACKS

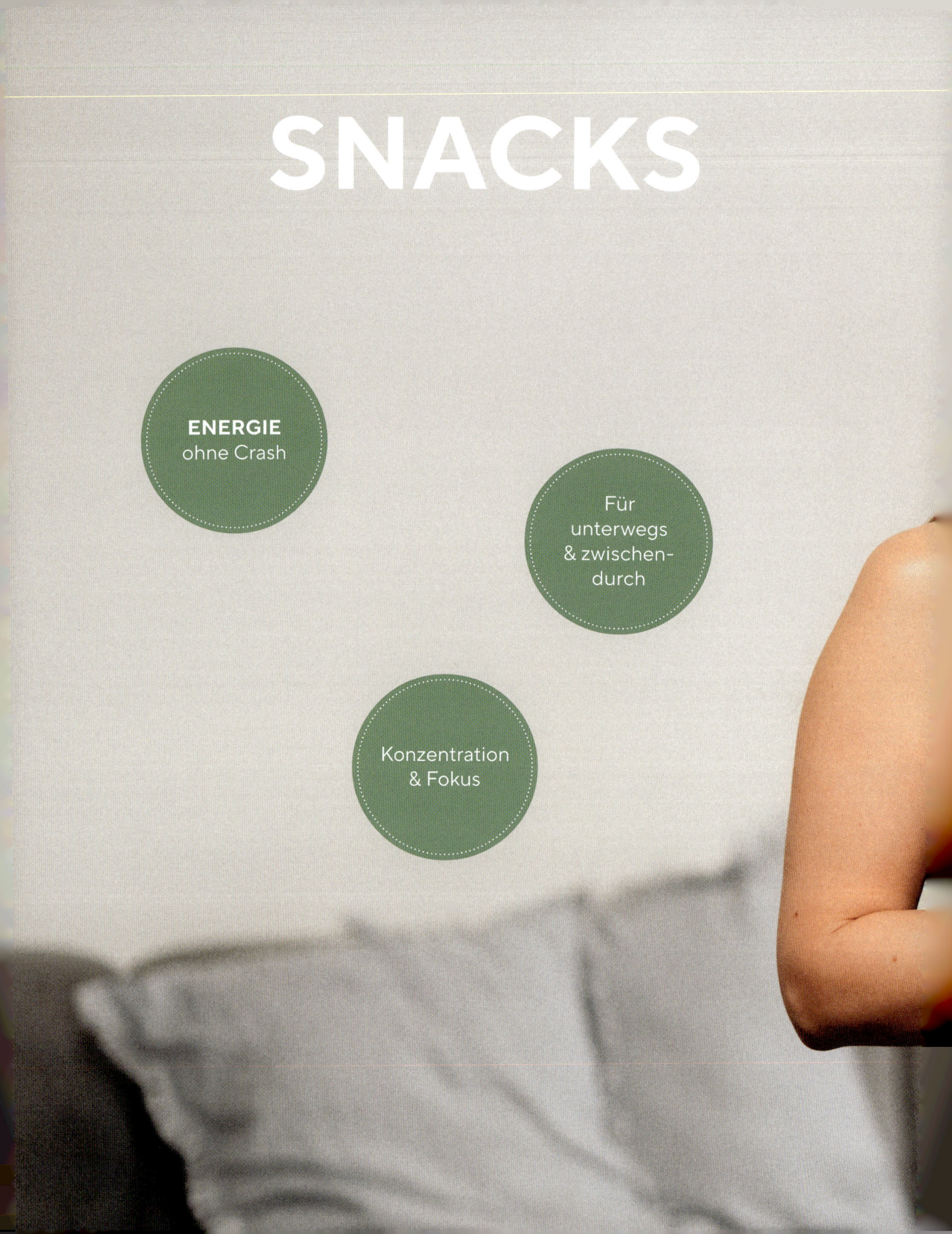

ENERGIE
ohne Crash

Für
unterwegs
& zwischen-
durch

Konzentration
& Fokus

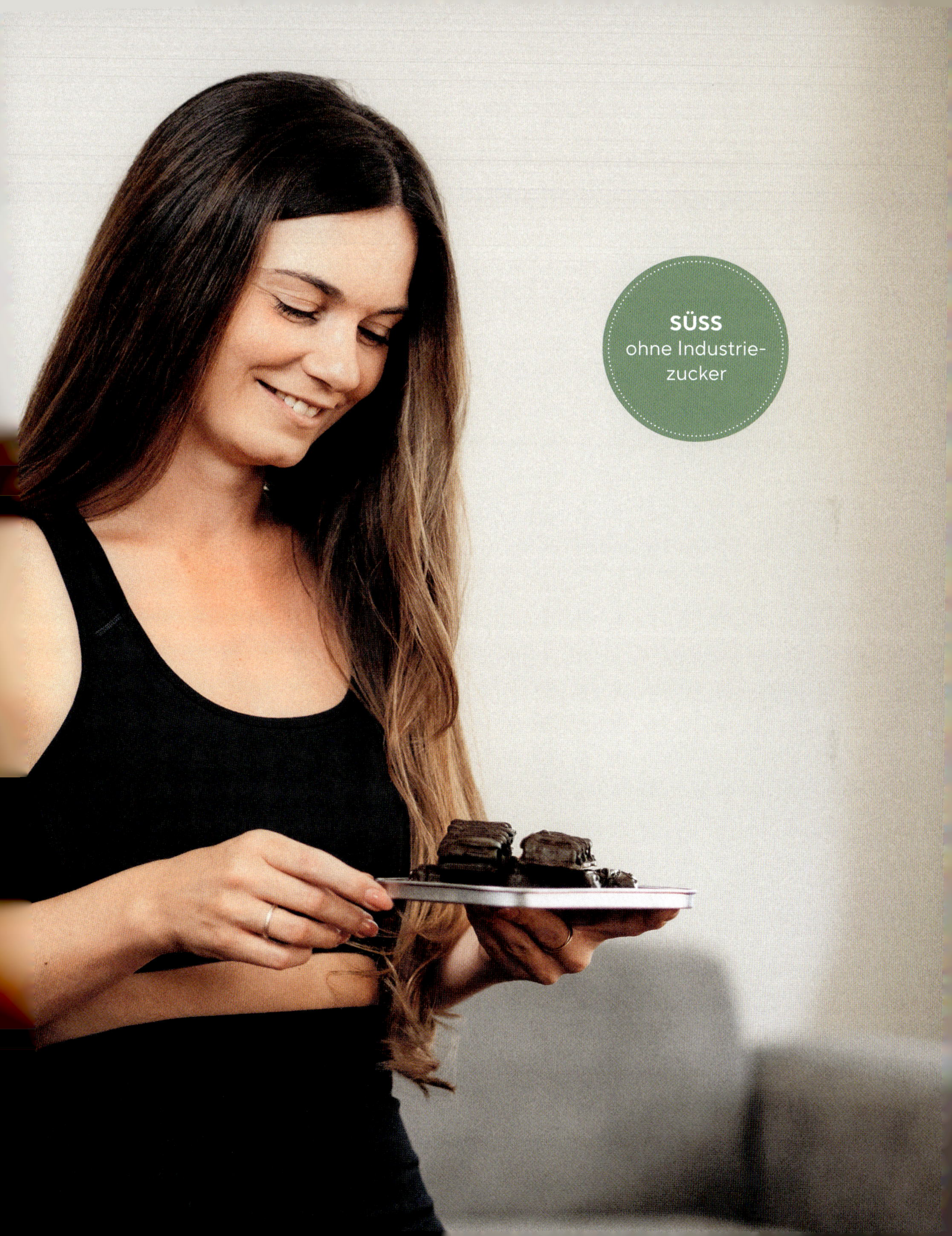
SÜSS
ohne Industrie-
zucker

Schoko-Dattel-Brownies

ZUBEREITUNGSZEIT: 10 Minuten
BACKZEIT: 30 Minuten
MENGE: 12 Brownies

150 g Datteln (entsteint)
100 g gemahlene Haselnüsse
2 EL Kakaopulver (ungesüßt)
1 TL Backpulver
100 ml ungesüßter Mandeldrink
1 TL Vanilleextrakt

GUT FÜR DICH!
Die im Kakao enthaltenen Flavanole wie Epicatechin und Catechin hemmen Entzündungen und reduzieren oxidativen Stress. Haselnüsse enthalten Vitamin E und Polyphenole, die ebenfalls freie Radikale neutralisieren. Nüsse sind zudem reich an Ballaststoffen, die eine gesunde Darmflora fördern.

1. Den Backofen auf 180 °C (Ober-/Unterhitze) vorheizen und eine kleine Backform (ca. 20 × 20 cm) mit Backpapier auslegen. Die Datteln wie auf S. 137 beschrieben zu einer glatten Paste verarbeiten.
2. Nüsse, Kakaopulver und Backpulver in einer Rührschüssel vermengen. Dattelpaste, Mandeldrink und Vanilleextrakt dazugeben und alles gleichmäßig verrühren. Teig in der Form verteilen und glatt streichen.
3. Dann im Ofen auf der mittleren Schiene etwa 20 Minuten backen, bis die Brownies fest sind, aber in der Mitte noch leicht feucht. Aus dem Ofen nehmen und auf einem Kuchengitter vollständig abkühlen lassen, dann in 12 Stücke schneiden.

Jules Tipp

Für extra Crunch bis zu 2 EL gehackte Haselnüsse unter den Teig mischen oder vor dem Backen auf die Oberfläche streuen. Die Brownies schmecken besonders saftig, wenn sie über Nacht durchziehen konnten.

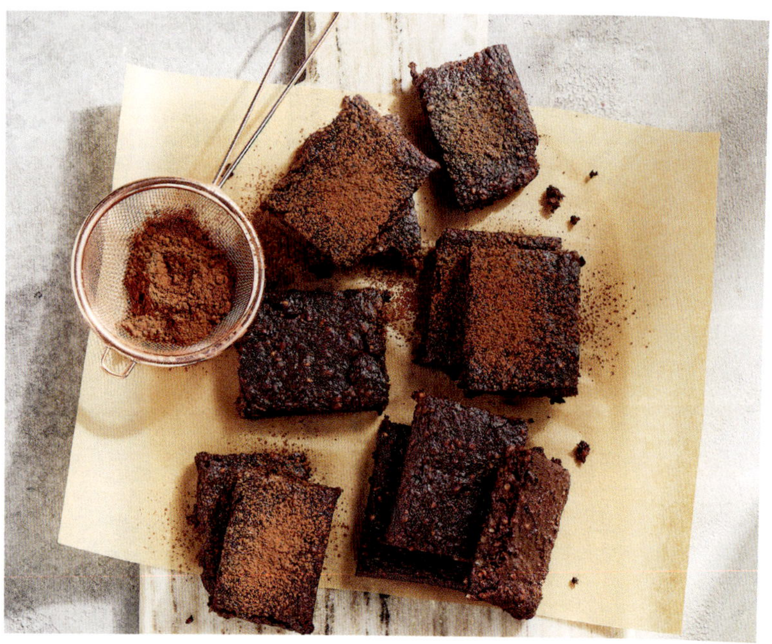

Nährwerte pro Stück:
Kohlenhydrate: 11 g
Proteine: 4 g
Fett: 8 g
Ballaststoffe: 6 g
Kalorien: 156 kcal

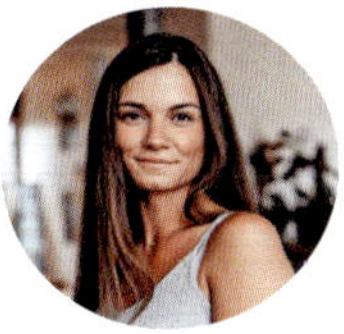

Jules Tipp

Die Riegel lassen sich gut vorbereiten und im Kühlschrank bis zu 1 Woche aufbewahren. Sie können auch eingefroren und bei Bedarf aufgetaut werden – perfekt als gesunder Snack für unterwegs!

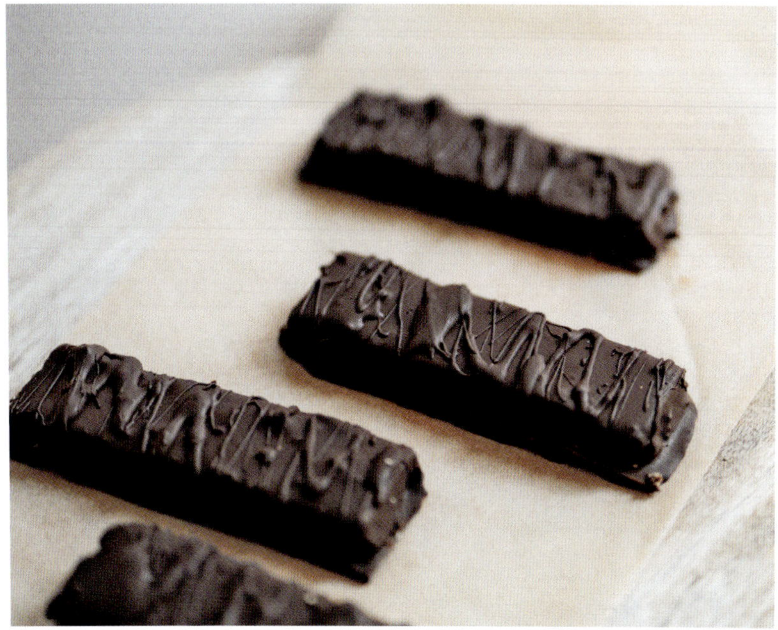

Dattel-Energy-Riegel

ZUBEREITUNGSZEIT: 10 Minuten
KÜHLZEIT: 30 Minuten
MENGE: 6 Riegel

200 g Datteln (entsteint)
100 g Haferflocken (glutenfrei)
2 EL Kakaopulver (ungesüßt)
1 EL Chiasamen
120 g Zartbitterschokolade

Nährwerte pro Stück:
Kohlenhydrate: 15 g
Proteine: 3 g
Fett: 6 g
Ballaststoffe: 2 g
Kalorien: 140 kcal

GUT FÜR DICH!

Haferflocken enthalten die Aminosäure Tryptophan – eine wichtige Vorstufe des Schlafhormons Melatonin. Chiasamen punkten mit Omega-3-Fettsäuren, die Entzündungen bremsen, und Polyphenolen wie Flavonoiden, die oxidativen Stress hemmen.

1. Die Datteln wie auf S. 137 beschrieben zu einer glatten Paste verarbeiten. Mit Haferflocken, Kakaopulver und Chiasamen zu einer gleichmäßigen Masse mixen. Falls nötig, noch Wasser hinzufügen.
2. Die Masse auf einem mit Backpapier ausgelegten Brett zu einer etwa 1 cm dicken, rechteckigen Platte festdrücken. Im Kühlschrank mindestens 30 Minuten fest werden lassen. Währenddessen die Schokolade grob hacken und in einer Schüssel über dem heißen Wasserbad vorsichtig schmelzen.
3. Die gekühlte Riegelmasse mit einem Sägezahnmesser in sechs Riegel schneiden und mit der Schokolade überziehen oder leicht beträufeln. Im Kühlschrank vollständig fest werden lassen.

Apfel-Hafer-Cookies mit Macadamianüssen

ZUBEREITUNGSZEIT:
10 Minuten
BACKZEIT: 15 Minuten
MENGE: 6 Cookies

1 Apfel
100 g Haferflocken (glutenfrei)
1 EL Dattelpaste (siehe S. 137)
50 g gehackte Macadamianüsse
1 TL Zimtpulver
1 TL Backpulver

Nährwerte pro Stück:
Kohlenhydrate: 8 g
Proteine: 1 g
Fett: 3 g
Ballaststoffe: 1 g
Kalorien: 73 kcal

GUT FÜR DICH!
Äpfel enthalten den löslichen Ballaststoff Pektin, der deine Verdauung fördert und nützlichen Bakterien wie Bifidobakterien und Lactobacillen als Futter dient. Haferflocken liefern Beta-Glukan, eine Ballaststoffart, die den Blutzucker stabilisiert und ebenfalls das Wachstum gesunder Darmbakterien fördert. Haferflocken enthalten zudem die Aminosäure Tryptophan – eine wichtige Vorstufe des Schlafhormons Melatonin. Macadamianüsse punkten neben Ballaststoffen auch mit Magnesium, das entspannt die Muskeln und beruhigt die Nerven.

1. Den Backofen auf 180 °C (Ober-/Unterhitze) vorheizen und ein Backblech mit Backpapier auslegen.
2. Den Apfel waschen und auf der Gemüsereibe bis auf das Kerngehäuse direkt in eine Rührschüssel raspeln. Haferflocken, Dattelpaste, gehackte Macadamianüsse, Zimt und Backpulver dazugeben.
3. Alle Zutaten gut vermengen und den Teig wenige Minuten ruhen lassen, damit die Haferflocken die Feuchtigkeit aufnehmen können.
4. Anschließend aus der Masse mit den Händen oder einem Löffel 6 kleine Portionen abnehmen, jeweils zu einem Cookie formen und nebeneinander auf das Blech setzen.
5. Die Cookies etwas flach drücken, damit sie die typische Form bekommen. Dann im Ofen auf der mittleren Schiene etwa 15 Minuten backen, bis sie leicht goldbraun sind.
6. Die Cookies aus dem Ofen nehmen und auf einem Kuchengitter vollständig abkühlen lassen.

Jules Tipp

Für extra Crunch die Macadamianüsse vorher in einer Pfanne ohne Fett leicht anrösten. Die Cookies lassen sich gut aufbewahren und schmecken auch am nächsten Tag noch saftig!

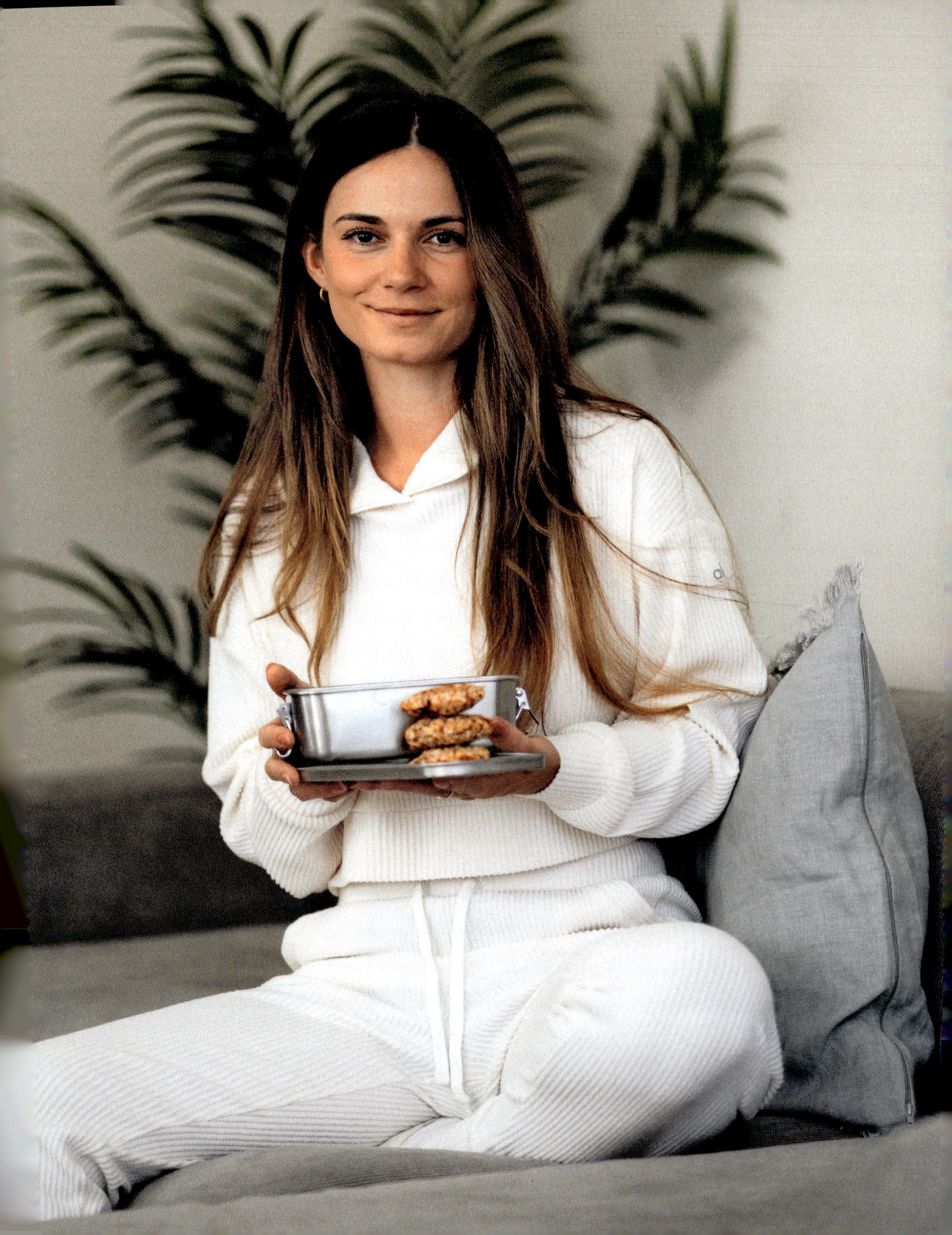

Bananen-Walnuss-Muffins

ZUBEREITUNGSZEIT: 10 Minuten
BACKZEIT: 25 Minuten
MENGE: 6 Muffins

6 Muffin-Papierbackförmchen oder Fett für die Form
2 reife Bananen
100 g Hafermehl (glutenfrei; selbst gemacht siehe S. 69)
50 g gehackte Walnüsse
1 TL Backpulver
1 TL Zimtpulver
1 EL Dattelpaste (siehe S. 137)
50 ml ungesüßter Mandeldrink

GUT FÜR DICH!

Bananen enthalten Inulin, ein Präbiotikum, das eine gesunde Darmflora fördert. Und die Walnüsse liefern dir Melatonin, ein Hormon, das wichtig für den Schlaf-Wach-Rhythmus ist.

1. Den Backofen auf 180 °C (Ober-/Unterhitze) vorheizen und eine Muffinform mit Papierbackförmchen auslegen oder leicht einfetten. Bananen schälen und in einer Rührschüssel mit einer Gabel gründlich zerdrücken. Hafermehl, Walnüsse, Backpulver, Zimt und Dattelpaste untermengen. Zuletzt den Mandeldrink unterrühren.
2. Den Teig gleichmäßig auf die Muffinförmchen verteilen und glatt streichen. Die Muffins im Ofen auf der mittleren Schiene etwa 25 Minuten goldbraun backen (Stäbchenprobe!).
3. Aus dem Ofen nehmen und kurz in der Form abkühlen lassen, dann aus den Mulden lösen und auf einem Kuchengitter vollständig auskühlen lassen.

Jules Tipp

Für extra Aroma die Walnüsse vorher in einer Pfanne ohne Fett leicht anrösten. Die Muffins lassen sich gut einfrieren.

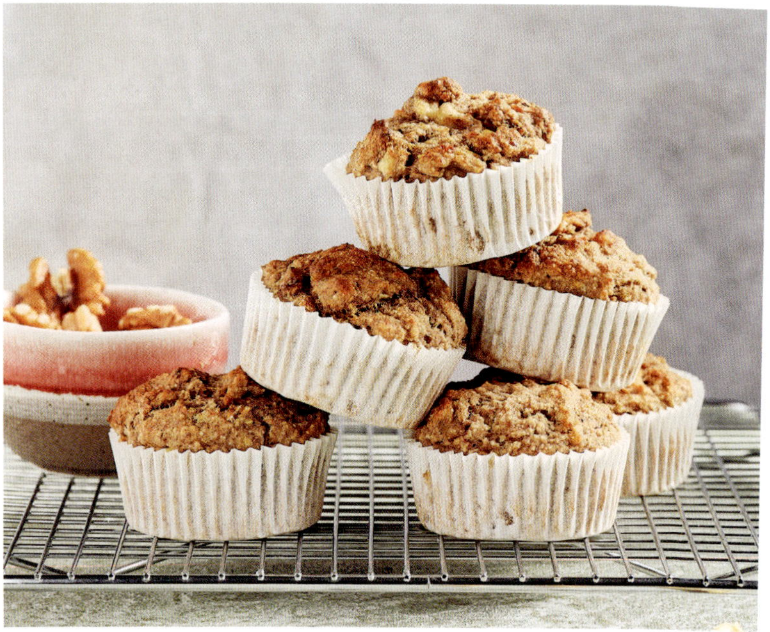

Nährwerte pro Stück:
Kohlenhydrate: 19 g
Proteine: 3 g
Fett: 6 g
Ballaststoffe: 3 g
Kalorien: 155 kcal

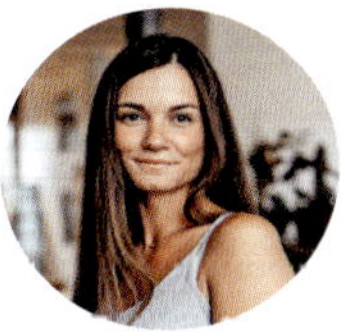

Jules Tipp

Wer ein besonders intensives Aroma wünscht, kann die Küchlein nach dem Backen noch mit etwas Zimtpulver und Kokosraspeln bestreuen. Die Muffins lassen sich gut einfrieren.

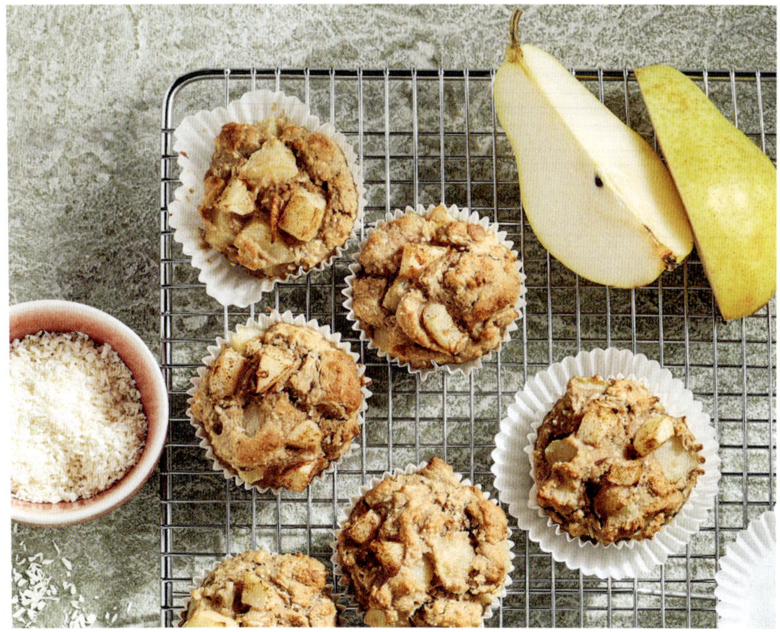

Birnen-Kokos-Küchlein

ZUBEREITUNGSZEIT: 15 Minuten
BACKZEIT: 25 Minuten
MENGE: 6 Küchlein

- **6 Muffin-Papierbackförmchen oder Fett für die Form**
- **1 große Birne**
- **1 TL Zimtpulver**
- **100 g Hafermehl (glutenfrei; selbst gemacht siehe S. 69)**
- **2 EL Kokosraspel**
- **1 TL Backpulver**
- **2 EL Dattelpaste (siehe S. 137)**

Nährwerte pro Stück:
Kohlenhydrate: 15 g
Proteine: 2 g
Fett: 3 g
Ballaststoffe: 2 g
Kalorien: 103 kcal

GUT FÜR DICH!
Birnen und Kokos enthalten Polyphenole, die entzündungshemmend wirken. Pektin, ein Ballaststoff in der Birne, fördert die Bildung von Bifidobakterien und verbessert die Verdauung.

1. Den Backofen auf 180 °C (Ober-/Unterhitze) vorheizen und eine Muffinform mit Papierbackförmchen auslegen oder leicht einfetten. Die Birne waschen, vierteln, entkernen, würfeln. Mit dem Zimt mischen.
2. In einer Rührschüssel Hafermehl, Kokosraspel, Backpulver und Dattelpaste gut vermengen. Die Birnen-Zimt-Würfel unterheben und alles gleichmäßig verrühren. Falls der Teig zu trocken ist, noch etwas Pflanzendrink oder Wasser hinzufügen.
3. Den Teig auf die Muffinförmchen verteilen und glatt streichen. Die Muffins im Ofen auf der mittleren Schiene etwa 25 Minuten goldbraun backen (Stäbchenprobe!). Aus dem Ofen nehmen und kurz in der Form abkühlen lassen, dann aus den Mulden lösen und auf einem Kuchengitter vollständig auskühlen lassen.

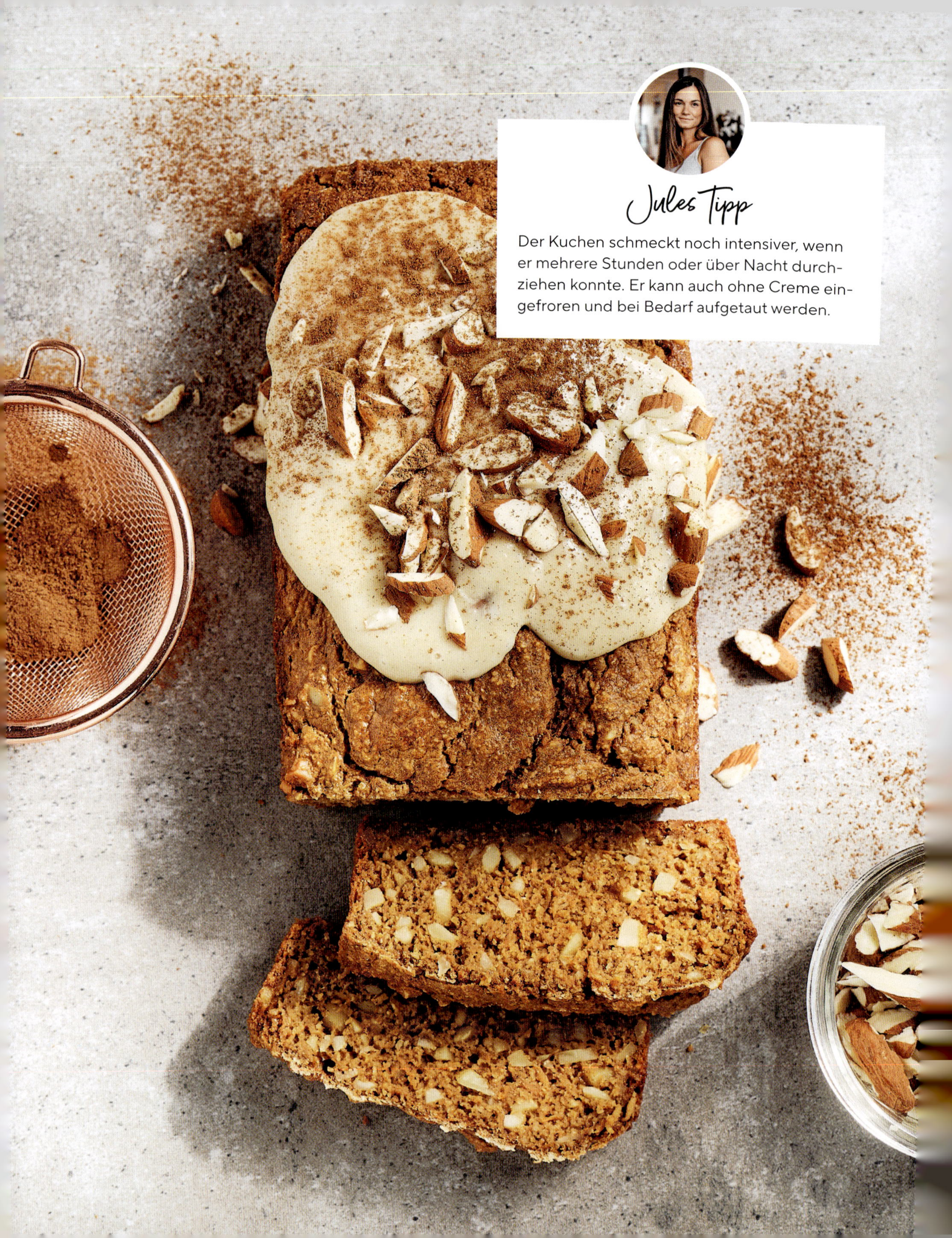

Jules Tipp

Der Kuchen schmeckt noch intensiver, wenn er mehrere Stunden oder über Nacht durchziehen konnte. Er kann auch ohne Creme eingefroren und bei Bedarf aufgetaut werden.

Karotten-Mandel-Kuchen mit Cashew-Frosting

ZUBEREITUNGSZEIT: 25 Minuten
BACKZEIT: 35 Minuten
KÜHLZEIT: 40 Minuten
MENGE: 1 Kastenform (etwa 20 cm Länge; 8 Scheiben)

Für den Kuchen:

Fett für die Form (optional)
150 g geriebene Karotten
100 g Hafermehl (glutenfrei; selbst gemacht siehe S. 69)
50 g gehackte Mandeln
1 TL Backpulver
1 TL Zimtpulver
2 EL Dattelpaste (siehe S. 137)

Für das Cashew-Frosting:

50 g Cashewkerne (1 Stunde eingeweicht)
1 TL Zitronensaft
1 TL Ahornsirup
2 EL ungesüßter Mandeldrink
Salz

Nährwerte pro Scheibe:
Kohlenhydrate: 12 g
Proteine: 4 g
Fett: 6 g
Ballaststoffe: 3 g
Kalorien: 133 kcal

GUT FÜR DICH!

Karotten enthalten Beta-Carotin, einen sekundären Pflanzenstoff, der freie Radikale neutralisiert. Mandeln und Cashewkerne sind reich an antioxidativ wirkendem Vitamin E. Zitronen enthalten Vitamin C, das entzündungshemmend wirkt. Pektin aus Karotten unterstützt das Mikrobiom, Ballaststoffe aus Nüssen regen die Verdauung an und stärken die Darmbarriere.

1. Für den Kuchen den Backofen auf 180 °C (Ober-/Unterhitze) vorheizen und die Form mit Backpapier auslegen oder leicht einfetten.
2. Karotten, Hafermehl, gehackte Mandeln, Backpulver, Zimt und Dattelpaste in einer Rührschüssel gut vermengen. Falls der Teig zu trocken ist, noch etwas ungesüßten Pflanzendrink hinzufügen.
3. Den Teig gleichmäßig in die Kuchenform füllen und glatt streichen. Den Kuchen im Ofen auf der mittleren Schiene 30–35 Minuten backen, bis er goldbraun ist (Stäbchenprobe!). Den Kuchen aus dem Ofen nehmen und auf einem Kuchengitter vollständig auskühlen lassen, bevor die Creme aufgetragen wird.
4. Für das Cashew-Frosting die eingeweichten Cashewkerne in ein Sieb abgießen und in den Mixer oder die Küchenmaschine geben. Dann Zitronensaft, Ahornsirup, Mandeldrink und 1 Prise Salz hinzufügen und alles zu einer glatten, cremigen Masse pürieren. Falls die Creme zu fest ist, noch etwas Mandeldrink unterrühren. Die Creme mindestens 10 Minuten in den Kühlschrank stellen, damit sie fester wird.
5. Anschließend den abgekühlten Kuchen mit dem Cashew-Frosting locker bestreichen. Wer mag, kann ihn noch mit gehackten Mandeln oder Zimtpulver bestreuen. Den Kuchen vor dem Anschneiden im Kühlschrank mindestens 30 Minuten ruhen lassen, damit das Frosting gut anzieht.

Zyklusbasierte Ernährung

Essen im Rhythmus deiner Hormone

Hast du als Frau schon mal bemerkt, dass du an bestimmten Tagen im Monat über mehr Energie verfügst als an anderen? Dass du manchmal große Lust auf bestimmte Lebensmittel hast oder emotionaler reagierst als sonst? Das ist kein Zufall. Der weibliche Zyklus hat einen enormen Einfluss auf dein Energielevel, dein Wohlbefinden und sogar deinen Nährstoffbedarf. Die gute Nachricht: Du kannst lernen, deinen Körper in den verschiedenen Zyklusphasen gezielt zu unterstützen – mit der richtigen Ernährung.

DEIN ZYKLUS – DEINE ENERGIE

Der weibliche Zyklus dauert im Durchschnitt etwa 28 Tage und ist von hormonellen Veränderungen geprägt. Die Hormone steuern nicht nur den Eisprung und die Periode, sondern beeinflussen auch Stoffwechsel, Hungergefühl, Verdauung, Stimmung und die Art und Weise, wie dein Körper Energie produziert und verbraucht. Deswegen macht es Sinn, deine Ernährung mit deinem Zyklus abzustimmen.

Das tut dir gut

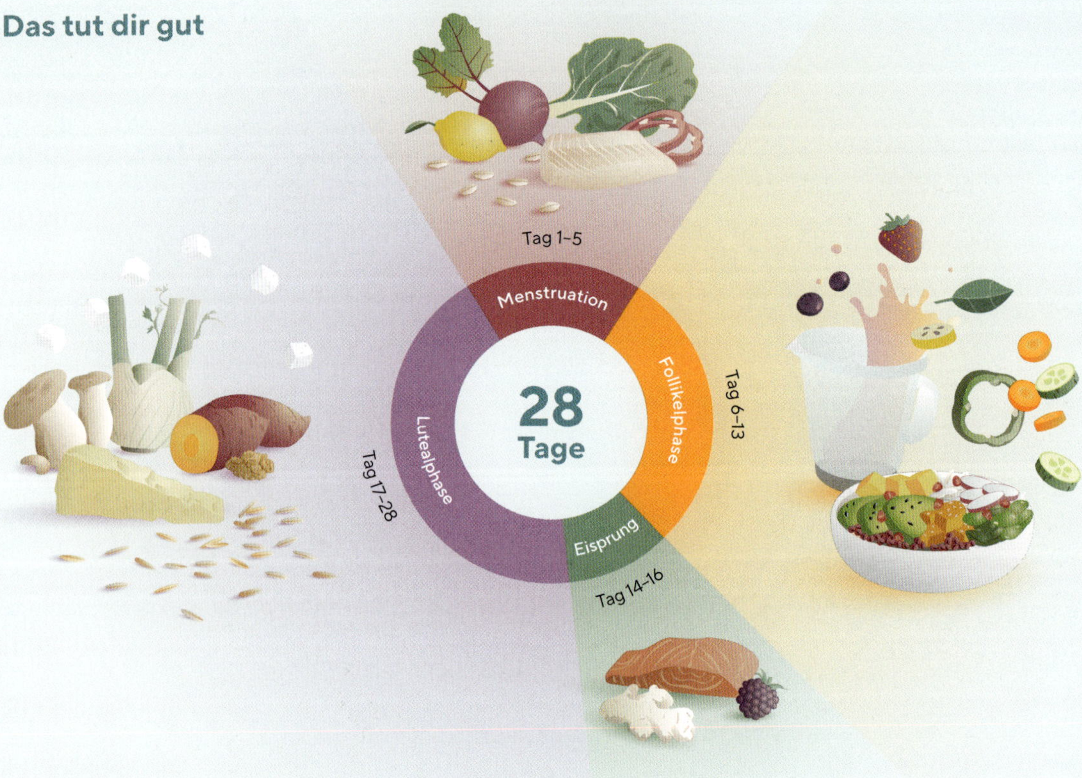

Tag 1–5
Menstruation
Follikelphase
Tag 6–13
Eisprung
Tag 14–16
Lutealphase
Tag 17–28
28
Tage

ZYKLUS-FOOD – GIB DEINEM KÖRPER, WAS ER BRAUCHT

Wenn du weißt, was gerade abläuft, kannst du dich mit deiner Ernährung in den verschiedenen Zyklusphasen gezielt unterstützen:

1. Menstruation (Tag 1–5)

Was im Körper passiert: Dein Körper verliert jetzt Blut und damit auch Eisen, Magnesium und andere Mineralstoffe.

Ernährungstipp: Setze auf eisenreiche Lebensmittel wie Linsen, Hirse, grünes Blattgemüse oder auch mal ein gutes Stück Bio-Fleisch oder -Fisch. Kombiniere sie mit Vitamin-C-reichen Lebensmitteln (z. B. Paprika oder Zitrusfrüchte), um die Eisenaufnahme zu fördern. Achte außerdem auf ausreichend Magnesium (z. B. aus Kürbiskernen, Haferflocken oder Bananen) zur Muskelentspannung.

2. Follikelphase (Tag 6–13)

Was im Körper passiert: Das Hormon Östrogen steigt an – du fühlst dich oft energiegeladen, fokussiert, emotional stabil.

Ernährungstipp: Jetzt ist der richtige Moment für reichlich frische Lebensmittel – also Rohkost, leichte Gerichte und neue Rezepte! Der Körper verarbeitet in dieser Phase besonders gut Ballaststoffe, Proteine und gesunde Fettsäuren. B-Vitamine unterstützen die Bildung von Östrogen und die Reifung des Follikels. Ideal sind zum Beispiel Buddha Bowls, Quinoa-Salate oder Smoothies mit Beeren und Leinsamen. Diese Phase eignet sich hervorragend für neues, kreatives Essen – dein Verdauungssystem läuft auf Hochtouren.

3. Eisprung (Tag 14–16)

Was im Körper passiert: Östrogen und Testosteron erreichen kurz vorher ihren Höhepunkt – du bist besonders aktiv. Außerdem hat das LH (luteinisierendes Hormon) seinen Höhepunkt, wodurch der Eisprung ausgelöst wird.

Ernährungstipp: Leicht verdauliche Proteine (z. B. Tofu, Lachs oder Kichererbsen), Omega-3-Fettsäuren, Zink und viele Antioxidantien sind in deiner Ernährung jetzt besonders wertvoll. Der Stoffwechsel läuft gut, du brauchst aber auch ausreichend Energie. Setze auf entzündungshemmende Gewürze wie Kurkuma oder Ingwer, um dein Immunsystem in der Balance zu halten.

4. Lutealphase (Tag 17–28)

Was im Körper passiert: Progesteron steigt – oft sinkt die Energie, das Hungergefühl nimmt zu, der Blutzucker ist empfindlicher. Außerdem kann PMS auftreten.

Ernährungstipp: Stabilisiere deinen Blutzucker mit komplexen Kohlenhydraten (z. B. in Süßkartoffeln oder Vollkornreis), gesunden Fetten (z. B. Avocado, Nüsse) und ausreichend Protein. Achte auf regelmäßige Mahlzeiten und weniger Zucker. Kalzium, Magnesium, Vitamin B6 und Omega-3-Fettsäuren helfen besonders gut gegen Stimmungsschwankungen und Wassereinlagerungen.

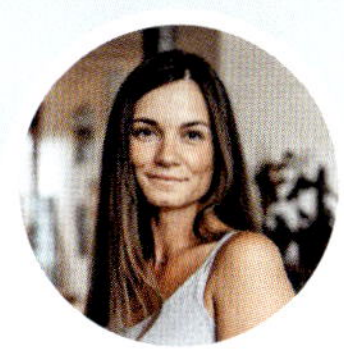

Jules Tipps FÜR DEN ALLTAG

Eine zyklusbasierte Ernährung bedeutet nicht, dass du ständig alles perfekt machen musst. Es geht darum, ein Bewusstsein dafür zu entwickeln: Was braucht mein Körper gerade wirklich? Mit etwas Übung wirst du spüren, wie du in den verschiedenen Phasen besser mit deinem Energielevel, deiner Stimmung und deinem Appetit umgehen kannst. Zykluswissen ist echtes Körperwissen. Und je besser du dich verstehst, desto leichter wird es dir fallen, deine Ernährung intuitiv anzupassen – für mehr Energie, Balance und Wohlbefinden.

Gefüllte Datteln mit Pekannüssen

ZUBEREITUNGSZEIT:
5 Minuten
MENGE: 8 Datteln

8 Datteln (entsteint)
1 EL Nussmus nach Wahl (z. B. Mandelmus)
8 Pekannusshälften
Zimtpulver

GUT FÜR DICH!
Datteln enthalten Ballaststoffe, die im Darm zu kurzkettigen Fettsäuren abgebaut werden – und die wirken wiederum entzündungshemmend. Pekannüsse enthalten Magnesium für deine Muskelentspannung und die Beruhigung des Nervensystems. Polyphenole aus dem Zimt fördern das Wachstum gesunder Darmbakterien.

1. Die entsteinten Datteln vorsichtig längs aufschneiden, aber nicht vollständig durchtrennen. Jede Dattel mit wenig Nussmus füllen.
2. Jeweils 1 Pekannusshälfte in die Mitte der gefüllten Dattel drücken und die Dattel verschließen. Zuletzt mit 1 Prise Zimt bestreuen.
3. Die gefüllten Datteln sofort genießen oder für später im Kühlschrank lagern – sie halten sich luftdicht verschlossen 5–7 Tage.

Jules Tipp

Für eine besondere Note die gefüllten Datteln vor dem Servieren kurz im Ofen bei 160 °C (Ober-/Unterhitze) etwa 5 Minuten erwärmen – das intensiviert das Aroma der Nüsse und macht sie noch aromatischer.

Nährwerte pro Stück:
Kohlenhydrate: 7 g
Proteine: 1 g
Fett: 2 g
Ballaststoffe: 1 g
Kalorien: 57 kcal

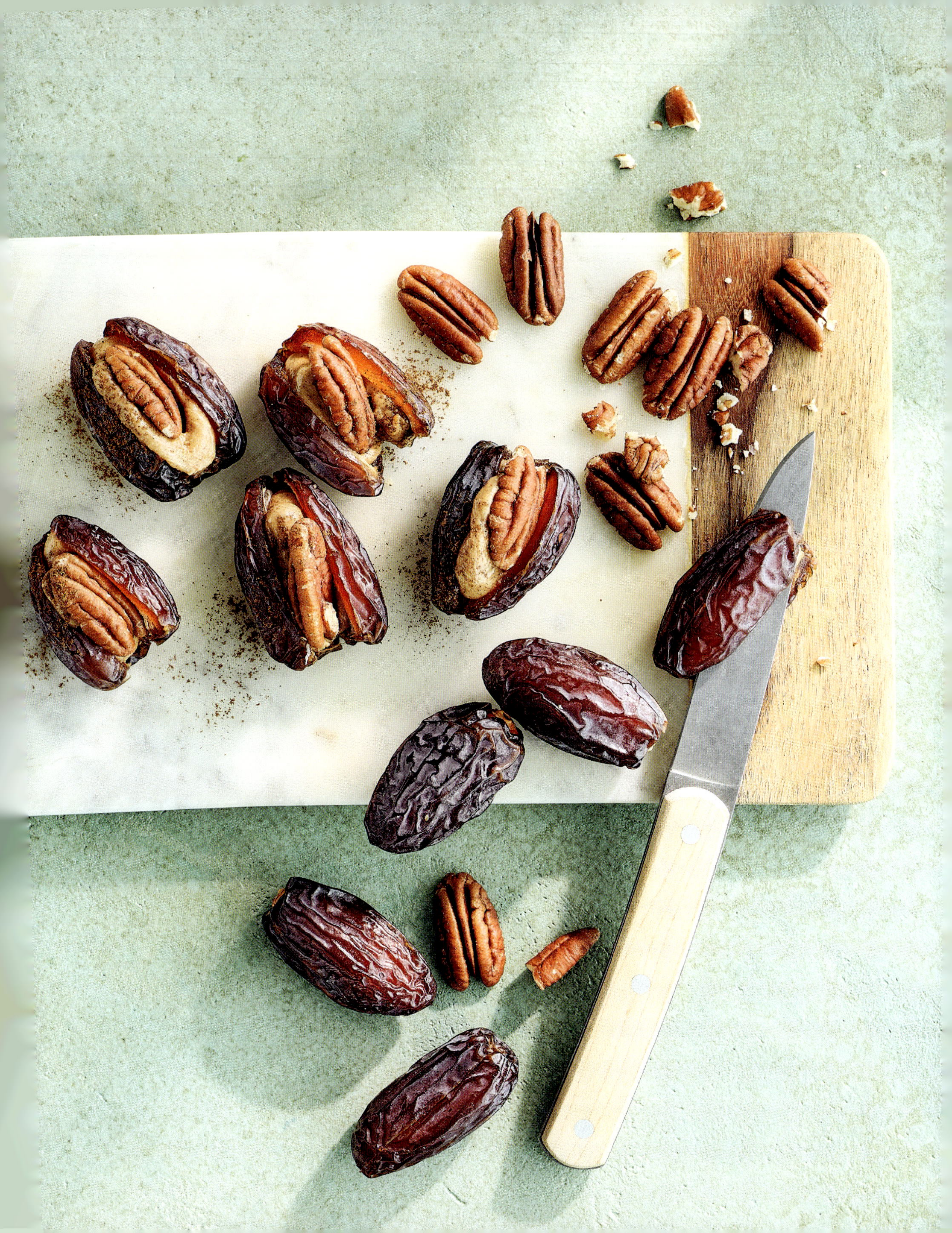

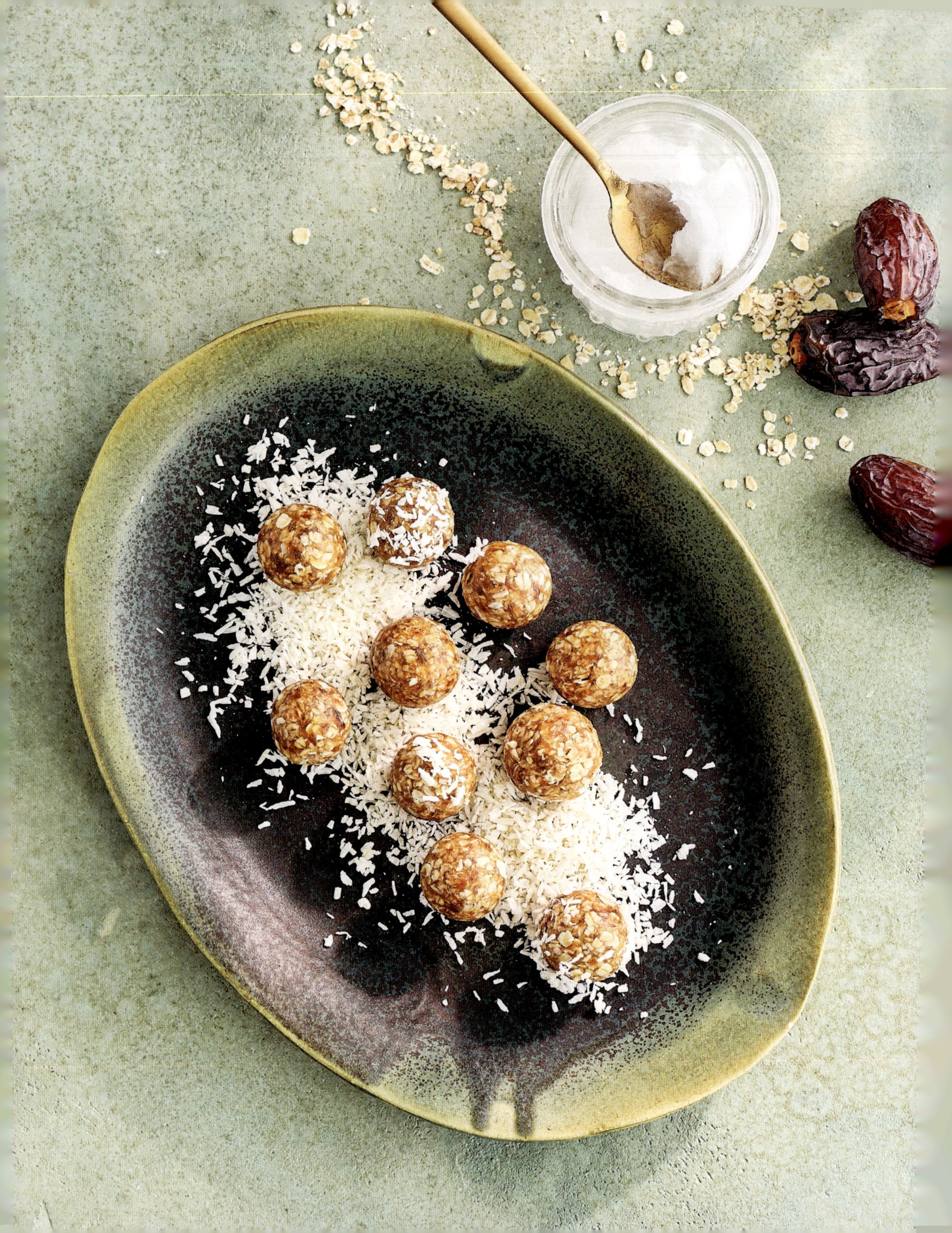

Kokos-Energy-Balls

ZUBEREITUNGSZEIT:
10 Minuten
KÜHLZEIT: 30 Minuten
MENGE: 10 Energy Balls

100 g Datteln (entsteint)
50 g Haferflocken (glutenfrei)
2 EL Kokosraspel
1 TL Kokosöl

GUT FÜR DICH!

Haferflocken enthalten Beta-Glukan, einen Ballaststoff, der den Blutzucker stabilisiert und das Wachstum von gesunden Darmbakterien fördert. Haferflocken enthalten auch die Aminosäure Tryptophan. Diese Aminosäure ist eine wichtige Vorstufe des Schlafhormons Melatonin. Laurinsäure, eine mittelkettige Fettsäure aus der Kokosnuss, wirkt antimikrobiell und schützt den Darm vor krankmachenden Bakterien.

1. Für die Dattelpaste die entsteinten Datteln in der Küchenmaschine oder im Mixer so lange pürieren, bis eine klebrige Masse entstanden ist. Falls die Datteln zu trocken sind, vorher in warmem Wasser etwa 10 Minuten einweichen, dann in ein Sieb abgießen und gut abtropfen lassen.
2. Haferflocken, 1 EL Kokosraspel und Kokosöl zur Dattelpaste geben und ebenfalls gut untermixen. Falls die Masse zu trocken ist, noch ein paar Tropfen Wasser oder ungesüßten Pflanzendrink hinzufügen.
3. Aus der Masse mit den Händen zehn kleine Kugeln formen und in den restlichen Kokosraspeln rundum wälzen. Im Kühlschrank mindestens 30 Minuten fest werden lassen.

Jules Tipp

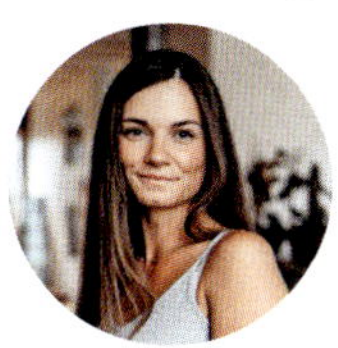

Die Energy Balls lassen sich perfekt vorbereiten und bis zu 1 Woche im Kühlschrank aufbewahren. Sie können auch eingefroren werden.

Nährwerte pro Stück:
Kohlenhydrate: 10 g
Proteine: 1 g
Fett: 2 g
Ballaststoffe: 1 g
Kalorien: 73 kcal

Gefrorene Joghurt-häppchen mit Beeren

ZUBEREITUNGSZEIT: 10 Minuten
GEFRIERZEIT: 1 Stunde
MENGE: 12 Häppchen

100 g gemischte Beeren (frisch oder tiefgekühlt; z. B. Blau-, Brom-, Him- und Johannisbeeren)
100 g pflanzliche Joghurtalternative
1 TL Ahornsirup

GUT FÜR DICH!
Beeren enthalten viele lösliche Ballaststoffe. Diese fördern das Wachstum guter Darmbakterien wie Bifidobakterien und Lactobacillen. Doch Beeren können noch viel mehr: Es wurde herausgefunden, dass Menschen, die regelmäßig Beeren essen, ein geringeres Risiko für Kurzschlaf haben.

1. Die gemischten Beeren verlesen, waschen und trocken tupfen. Falls sie tiefgekühlt sind, kurz antauen lassen.
2. In einer Schüssel den pflanzlichen Joghurt mit dem Ahornsirup gleichmäßig verrühren. Die Beeren vorsichtig unter den Joghurt heben, sodass sie gleichmäßig davon ummantelt sind.
3. Aus der Masse mit einem Löffel kleine Häppchen auf ein mit Backpapier ausgelegtes Brett oder Blech setzen. Alternativ Silikon-Eiswürfel-Formen verwenden.
4. Die Häppchen im Tiefkühlfach mindestens 1 Stunde gefrieren, bis sie fest sind. Vor dem Verzehr 1–2 Minuten antauen lassen, damit sie eine angenehme Konsistenz bekommen.

Jules Tipp

Die gefrorenen Häppchen lassen sich gut vorbereiten und in einer luftdichten Dose im Gefrierfach aufbewahren – perfekt als erfrischender Sommer-Snack für zwischendurch!

Nährwerte pro Stück:
Kohlenhydrate: ca. 1,2–1,5 g
Proteine: ca. 0,2–0,3 g
Fett: ca. 0,2–0,3 g
Ballaststoffe: ca. 0,3–0,5 g
Kalorien: ca. 7–9 kcal

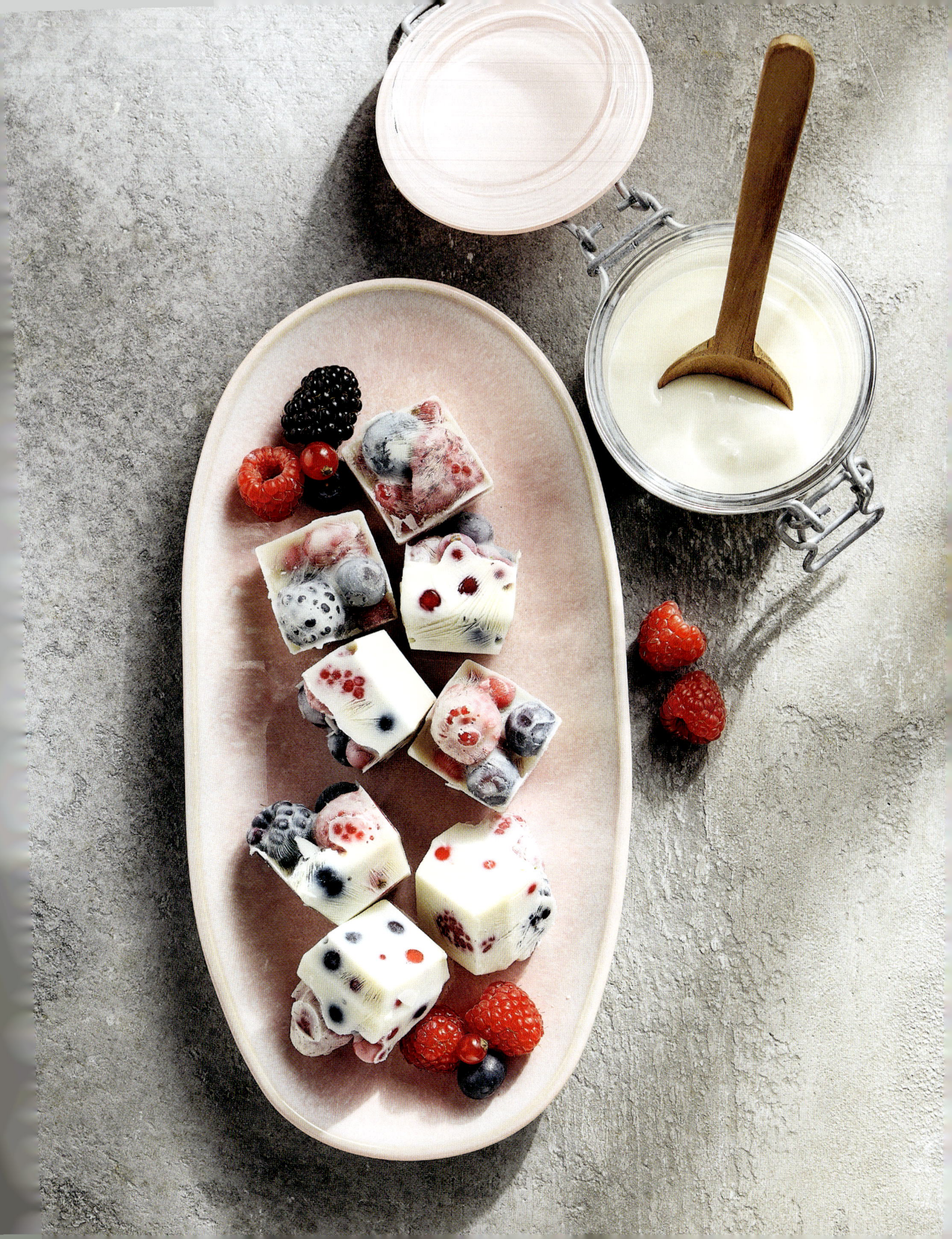

Apfel-Cranberry-Kugeln

ZUBEREITUNGSZEIT: 10 Minuten
KÜHLZEIT: 30 Minuten
MENGE: 10 Kugeln

50 g getrocknete Cranberrys
½ Apfel
50 g Haferflocken (glutenfrei)
1 EL Dattelpaste (siehe S. 137)

GUT FÜR DICH!

Äpfel enthalten den löslichen Ballaststoff Pektin, der die Verdauung fördert und das Wachstum nützlicher Bakterien anregt. Proanthocyanidine aus der Gruppe der sekundären Pflanzenstoffe im Apfel wirken zudem antimikrobiell und schützen den Darm vor schädlichen Bakterien.

1. Die Cranberrys grob hacken. Den Apfel schälen, auf der Gemüsereibe bis auf das Kerngehäuse direkt in ein Sieb über einer Schüssel fein raspeln und leicht ausdrücken.
2. In einer Rührschüssel Cranberrys, Apfel, Haferflocken und Dattelpaste mit den Händen vermengen. Falls die Masse zu trocken ist, einen Spritzer Wasser oder ungesüßten Pflanzendrink hinzufügen.
3. Aus der Masse mit angefeuchteten Händen etwa zehn walnussgroße Kugeln formen und auf einen Teller setzen. Die Kugeln im Kühlschrank mindestens 30 Minuten fest werden lassen.

Jules Tipp

Für einen extra Frischekick die Kugeln mit etwas abgeriebener Bio-Zitronenschale oder Zimtpulver verfeinern. Sie lassen sich bis zu 1 Woche im Kühlschrank aufbewahren oder einfrieren!

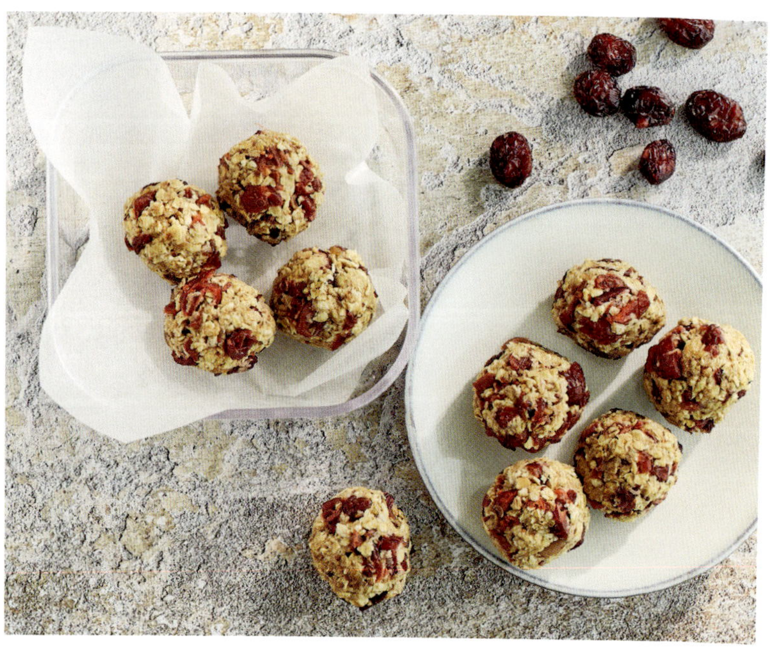

Nährwerte pro Stück:
Kohlenhydrate: 8 g
Proteine: 1 g
Fett: 0 g
Ballaststoffe: 1 g
Kalorien: 43 kcal

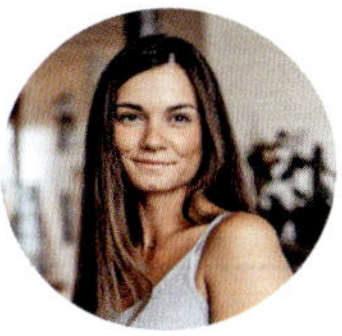

Jules Tipp

Die Pattys schmecken besonders gut mit einem Zitronen-Tahin-Dip (siehe S. 112) und eignen sich als Salat-Topping.

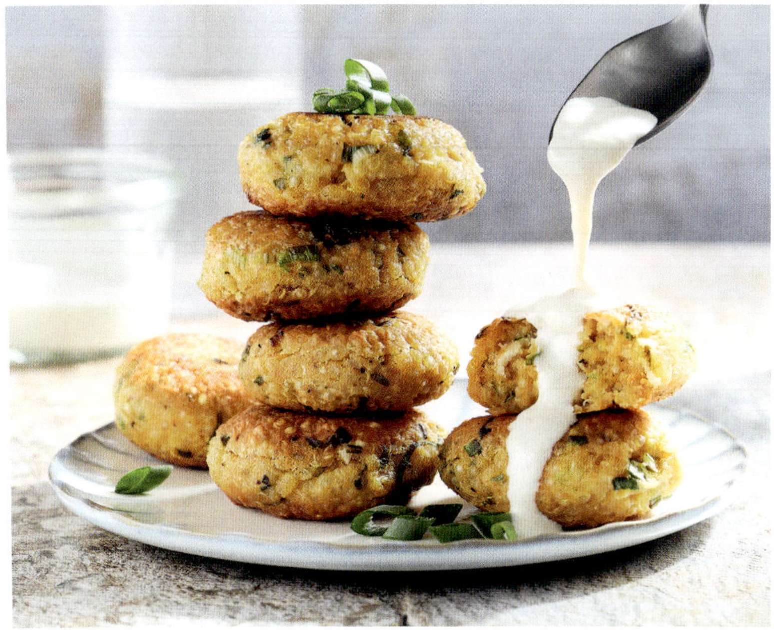

Mini-Quinoa-Pattys

ZUBEREITUNGSZEIT: 25 Minuten
MENGE: 8 Pattys

100 g gegarte Quinoa (35 g roh)
50 g Kichererbsenmehl
1 Frühlingszwiebel, gehackt
1 TL Paprikapulver edelsüß
Salz
Pfeffer
1 TL Zitronensaft
1 EL Tahin (Sesampaste)
1 EL Olivenöl

Nährwerte pro Stück:
Kohlenhydrate: 11 g
Proteine: 3 g
Fett: 2 g
Ballaststoffe: 1 g
Kalorien: 83 kcal

GUT FÜR DICH!

Die Ballaststoffe Raffinose und Stachyose aus Kichererbsen wirken präbiotisch und unterstützen eine gesunde Darmflora. Saponine, spezielle sekundäre Pflanzenstoffe, wirken antioxidativ. Quinoa ist reich an Ballaststoffen und fördert eine gesunde Verdauung. Die sekundären Pflanzenstoffe Quercetin und Kämpferol hemmen oxidative Entzündungsvorgänge im Körper.

1. Die gegarte Quinoa in einer Rührschüssel mit Kichererbsenmehl, Frühlingszwiebel, Paprikapulver, Salz und Pfeffer vermengen. Zitronensaft und Tahin hinzufügen und unterkneten. Falls die Masse zu trocken ist, noch ein paar Tropfen Wasser hinzufügen.
2. Aus der Masse mit den Händen acht Pattys formen und auf einen Teller legen. Das Olivenöl in einer Pfanne erhitzen und die Pattys darin bei mittlerer Hitze auf jeder Seite 4–5 Minuten goldbraun braten.
3. Die fertigen Pattys herausnehmen und auf Küchenpapier kurz abtropfen lassen, danach warm oder abgekühlt servieren. Sie lassen sich gut einfrieren.

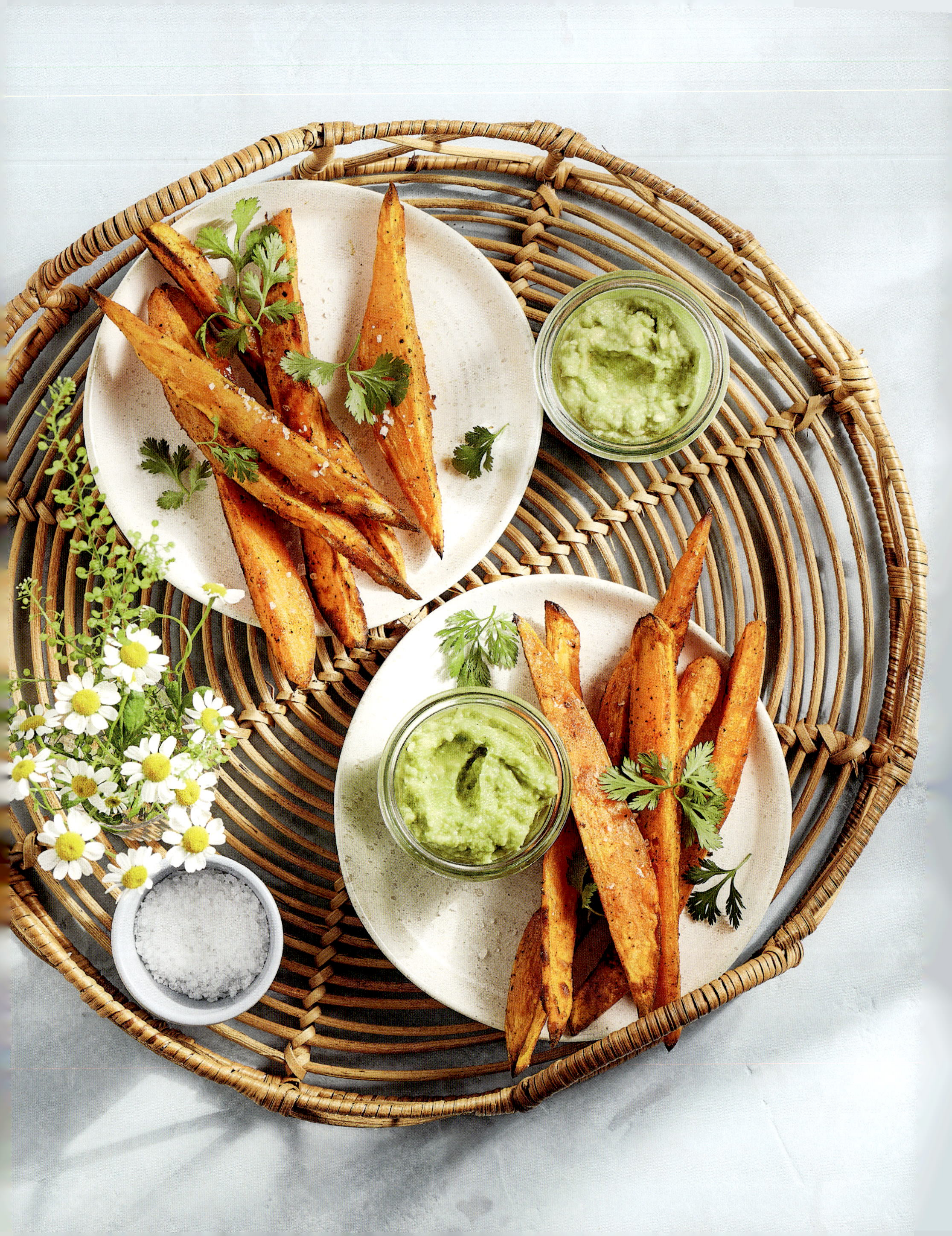

Süßkartoffel-Wedges mit Avocadodip

ZUBEREITUNGSZEIT: 10 Minuten
BACKZEIT: 30 Minuten
MENGE: 2 Portionen

2 mittelgroße Süßkartoffeln
1 EL Olivenöl
1 TL Paprikapulver edelsüß
Salz
Pfeffer
1 reife Avocado
1 TL Zitronensaft

Nährwerte pro Portion:
Kohlenhydrate: 78 g
Proteine: 7 g
Fett: 22 g
Ballaststoffe: 17 g
Kalorien: 542 kcal

GUT FÜR DICH!

Die Süßkartoffen liefern Pektin und Inulin für den Aufbau einer gesunden Darmflora und schützen die Darmbarriere. Auch Avocados sind reich an Ballaststoffen, die ein gesundes Darmmikrobiom fördern. On top enthalten Avocados den Mineralstoff Magnesium für entspannte Muskeln und Nerven.

1. Den Backofen auf 200 °C (Ober-/Unterhitze) vorheizen und ein Backblech mit Backpapier auslegen.
2. Die Süßkartoffeln schälen, waschen und in längliche Spalten schneiden. Die Süßkartoffel-Wedges in einer Schüssel mit Olivenöl, Paprikapulver, Salz und Pfeffer so lange vermengen, bis sie gleichmäßig gewürzt sind.
3. Die Wedges auf dem Blech verteilen, dabei sollten sie möglichst nicht übereinanderliegen. Dann im Ofen auf der mittleren Schiene etwa 30 Minuten backen. Dabei die Wedges nach der Hälfte der Zeit einmal wenden, damit sie rundum goldbraun und knusprig werden.
4. In der Zwischenzeit die Avocado halbieren, den Kern entfernen und das Fruchtfleisch aus den Schalen lösen. Die Avocado in einer Schüssel mit einer Gabel zu einer cremigen Masse zerdrücken und mit Zitronensaft, Salz und Pfeffer abschmecken.
5. Die gebackenen Wedges aus dem Ofen nehmen und auf Tellern verteilen, mit dem Avocadodip servieren.

Jules Tipp

Für eine extra frische Note frische Kräuter wie gehacktes Koriandergrün oder Petersilie in den Dip mischen. Die Wedges eignen sich perfekt als Snack für zwischendurch oder als Beilage zu anderen Gerichten. Alternativ lassen sich genauso Karotten (in etwas Öl, Salz, Paprika- oder Currypulver wenden), Hokkaido-Kürbis (mit Rosmarin und geräuchertem Paprikapulver würzen) oder Rote Bete (mit Kümmel oder Bio-Orangenabrieb würzen) als Wedges garen.

Zucchiniröllchen

GUT FÜR DICH!
Die Ballaststoffe aus der Zucchini und den Cashewkernen fördern deine Darmbewegung. Lutein und Beta-Carotin aus der Zucchini wirken antioxidativ. Cashewnüsse enthalten zudem Polyphenole, die Entzündungen hemmen können.

ZUBEREITUNGSZEIT: 10 Minuten
MENGE: 8 Röllchen

1 mittelgroße Zucchini
50 g Cashewkerne (1 Stunde eingeweicht)
1 TL Zitronensaft
Salz

1. Die Zucchini putzen, waschen und mit dem Sparschäler in acht dünne, lange Streifen (jeweils 2–3 mm) schneiden (Reste anderweitig verwenden).
2. Die eingeweichten Cashewkerne in ein Sieb abgießen und abtropfen lassen, dann mit Zitronensaft und 1 Prise Salz im Mixer cremig pürieren, falls nötig, noch ein paar Tropfen Wasser hinzufügen.
3. Jeweils 1 kleinen Klecks Cashewcreme auf das untere Ende eines Zucchinistreifens geben und diesen vorsichtig aufrollen. Die Röllchen auf einem Teller anrichten und servieren, sie lassen sich aber auch vorbereiten und im Kühlschrank aufbewahren

Jules Tipp

Für mehr Geschmack einfach noch frische Kräuter wie gehacktes Basilikum oder Schnittlauch in die Creme geben.

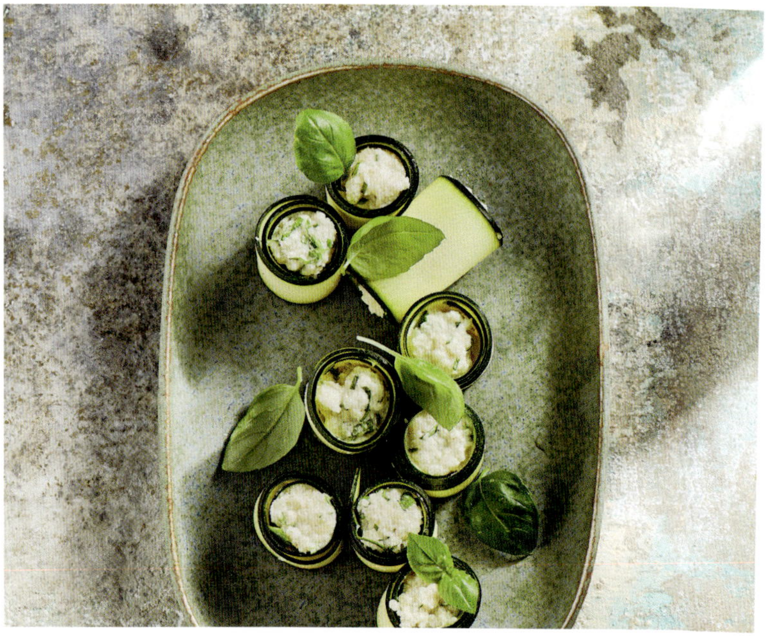

Nährwerte pro Stück:
Kohlenhydrate: 1 g
Proteine: 1 g
Fett: 2 g
Ballaststoffe: 1 g
Kalorien: 40 kcal

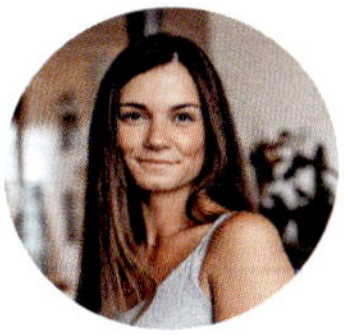

Jules Tipp

Die Cracker halten sich luftdicht verpackt mehrere Tage und eignen sich als Snack oder Beilage zu Salaten und Dips!

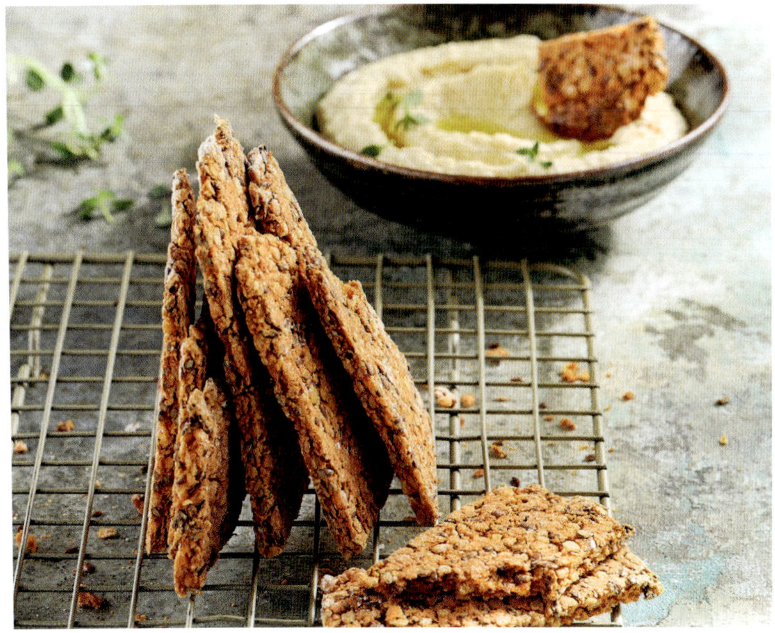

Linsen-Cracker mit Dip

ZUBEREITUNGSZEIT: 15 Minuten
BACKZEIT: 15 Minuten
MENGE: 10 Cracker

100 g Rote Linsen, gegart (siehe S. 177)
50 g Hafermehl (glutenfrei; selbst gemacht siehe S. 69)
1 EL Leinsamen, Salz
1 TL Paprikapulver edelsüß
2 EL Hummus (siehe S. 155)
1 TL gehackte Kräuter (z. B. Oregano oder Thymian)

Nährwerte pro Stück:
Kohlenhydrate: 8 g
Proteine: 3 g
Fett: 1 g
Ballaststoffe: 2 g
Kalorien: 63 kcal

GUT FÜR DICH!

Leinsamen enthalten Ballaststoffe wie (Hemi-)Cellulose und Lignin, die die Darmbewegung anregen. Vitamin E, Lignane und Flavonoide, also Phenole, verringern oxidativen Stress. Ballaststoffe aus Linsen fördern das Wachstum gesunder Bakterien, die entzündungshemmendes Butyrat produzieren.

1. Den Backofen auf 180 °C (Ober-/Unterhitze) vorheizen und ein Backblech mit Backpapier auslegen. Gegarte Linsen in einer Rührschüssel mit einer Gabel so lange leicht zerdrücken, bis eine stückige Masse entstanden ist. Hafermehl, Leinsamen, 1 Prise Salz und Paprika untermengen. Falls nötig, noch etwas Wasser hinzufügen.
2. Die Masse auf einem Bogen Backpapier ausrollen oder mit den Händen 3–4 mm flach drücken. Mit einem Messer in zehn gleichmäßige Stücke schneiden, nebeneinander auf das Blech setzen und im Ofen auf der mittleren Schiene etwa 15 Minuten knusprig backen.
3. Hummus und Kräuter vermengen. Die Cracker aus dem Ofen nehmen und kurz abkühlen lassen, dann mit dem Dip servieren.

Muffins mit buntem Gemüse

ZUBEREITUNGSZEIT: 10 Minuten
BACKZEIT: 20 Minuten
MENGE: 6 Muffins

6 Muffin-Papierbackförmchen oder Fett für die Form
1 kleine Zucchini (etwa 100 g)
1 kleine rote Paprika (etwa 100 g)
2 Eier (Größe M)
1 TL gehackte Kräuter (z. B. Petersilie, Schnittlauch)
1 EL Olivenöl
Salz
Pfeffer

Nährwerte pro Stück:
Kohlenhydrate: 1 g
Proteine: 2 g
Fett: 3 g
Ballaststoffe: 1 g
Kalorien: 50 kcal

GUT FÜR DICH!
Lutein und Beta-Carotin aus Zucchini und Paprika wirken antioxidativ. Paprika enthält zudem reichlich Vitamin C für ein starkes Immunsystem – das Vitamin wehrt auch freie Radikale ab.

1. Den Backofen auf 180 °C (Ober-/Unterhitze) vorheizen und eine Muffinform mit Förmchen auslegen oder leicht einfetten.
2. Die Zucchini putzen, waschen, auf der Gemüsereibe fein raspeln und in ein Sieb geben, dabei überschüssige Flüssigkeit leicht ausdrücken. Die Paprika putzen, waschen und in kleine Würfel schneiden.
3. In einer Rührschüssel die Eier verquirlen, dann die geriebene Zucchini, die gewürfelte Paprika, Kräuter, Olivenöl, Salz und Pfeffer hinzufügen. Alles so lange gut vermengen, bis ein gleichmäßiger Teig entstanden ist.
4. Den Teig in die Muffinförmchen füllen und gleichmäßig verteilen. Die Muffins im Ofen auf der mittleren Schiene etwa 20 Minuten backen, bis sie fest und leicht goldbraun sind.
5. Die Muffins aus dem Ofen nehmen und kurz in der Form abkühlen lassen, dann aus den Mulden lösen und auf einem Kuchengitter vollständig auskühlen lassen.

Jules Tipp

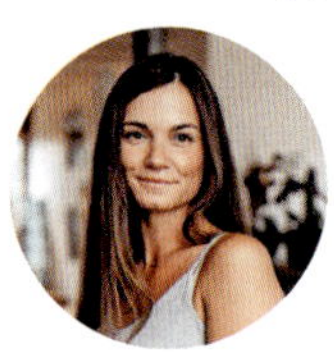

Die Muffins schmecken warm oder kalt und lassen sich gut vorbereiten. Sie sind ideal als Meal-Prep-Snack und können bis zu 3 Tage im Kühlschrank aufbewahrt oder auch eingefroren werden.

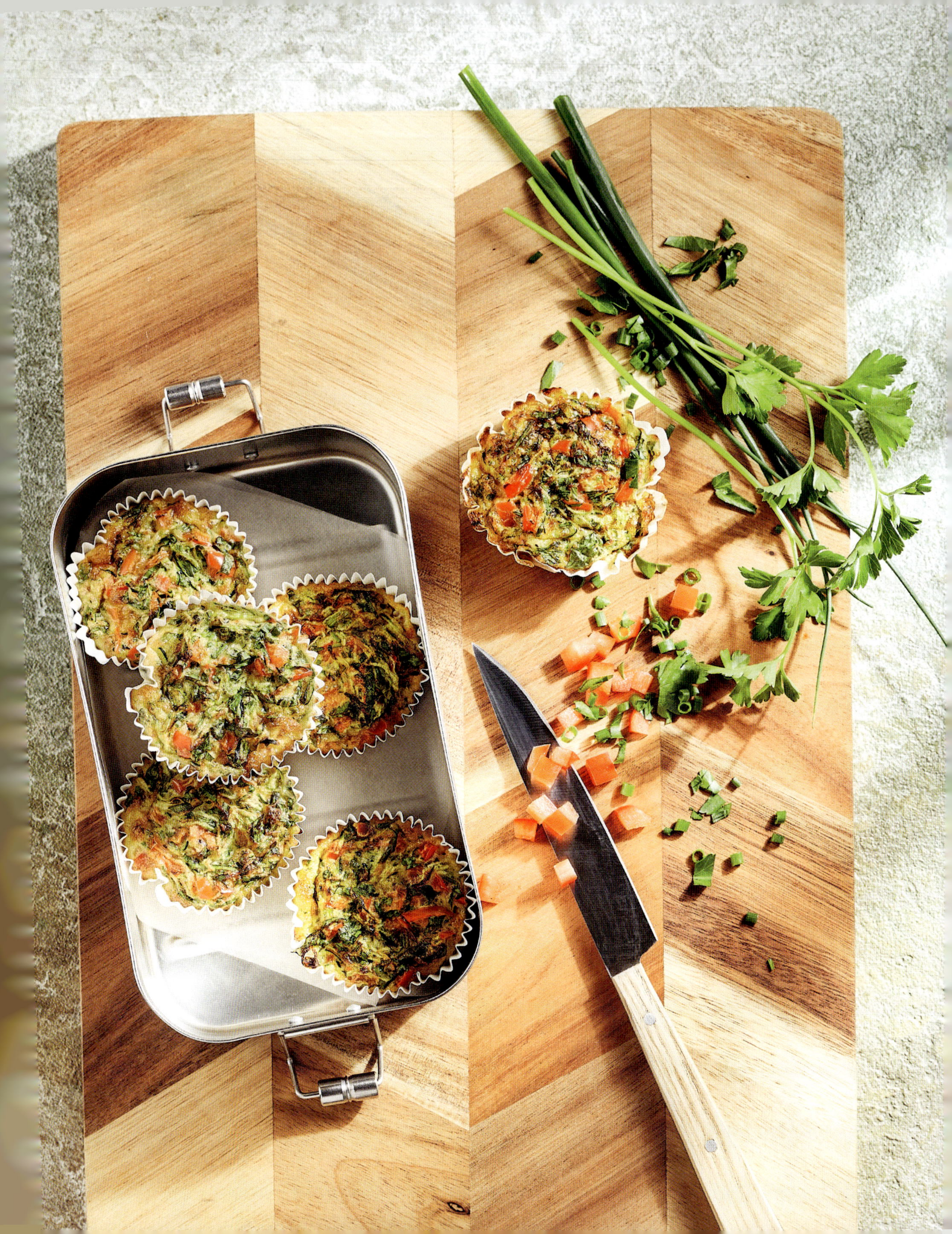

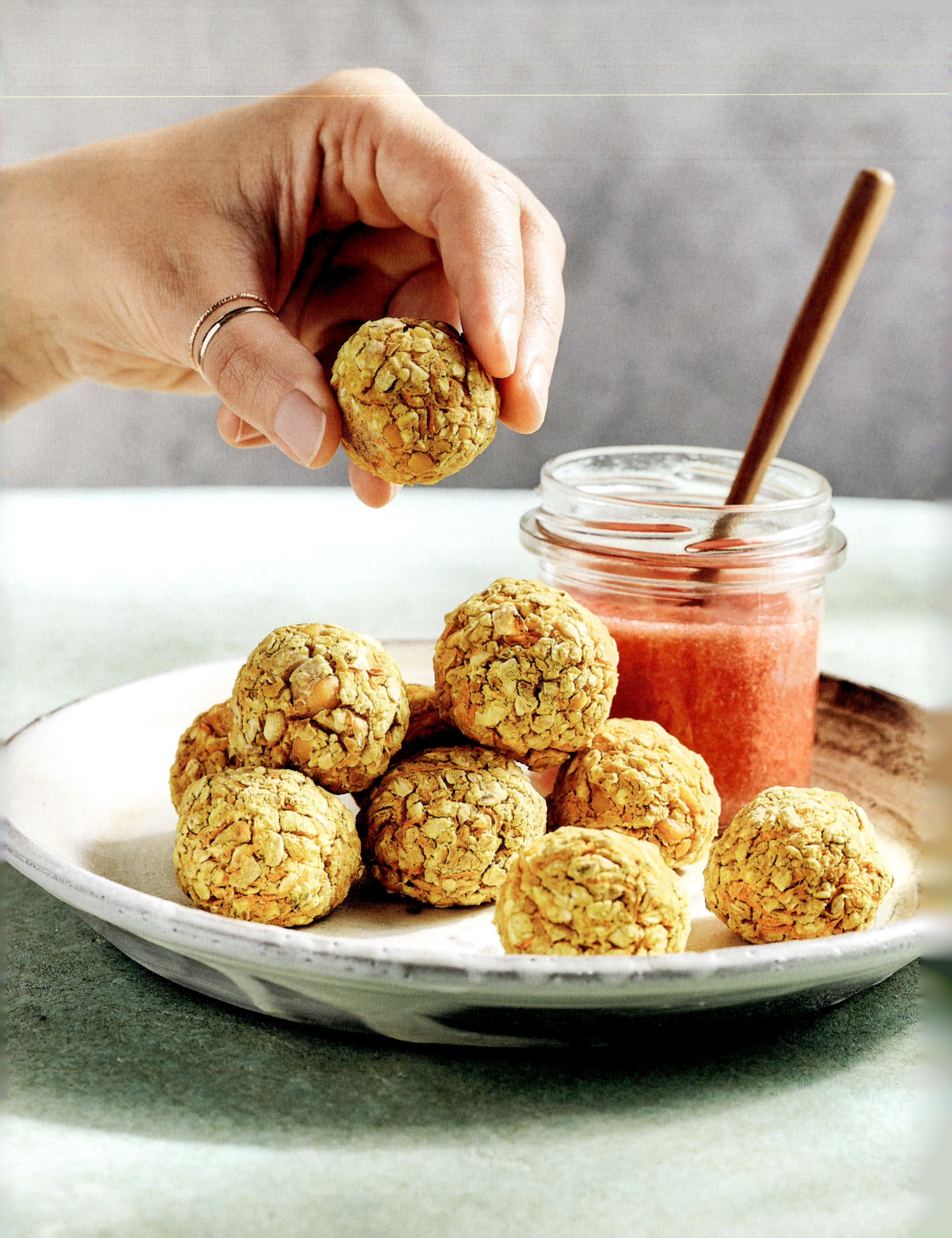

Kichererbsen-Gemüse-Bällchen mit Tomatendip

ZUBEREITUNGSZEIT: 15 Minuten
BACKZEIT: 15 Minuten
MENGE: 10 Bällchen

1 kleine Karotte
150 g Kichererbsen (aus Glas oder Dose)
50 g Haferflocken (glutenfrei)
1 TL gemahlener Kreuzkümmel
Salz
100 g Tomaten

Nährwerte pro Portion:
Kohlenhydrate: 5 g
Proteine: 1 g
Fett: 1 g
Ballaststoffe: 1 g
Kalorien: 41 kcal

GUT FÜR DICH!
Die Ballaststoffe in Kichererbsen gelten als Präbiotika, die ein ausgeglichenes Mikrobiom fördern. Die Tomaten punkten mit dreierlei Antioxidantien: Lykopin, Vitamin C und Lutein. Dabei ist gut zu wissen: Wenn du den Dip erhitzt, kannst du noch mehr Lykopin aus den Tomaten lösen als im Rohzustand.

1. Den Backofen auf 200 °C (Ober-/Unterhitze) vorheizen und ein Backblech mit Backpapier auslegen.
2. Die Karotte putzen, schälen und auf der Gemüsereibe fein raspeln. Die Kichererbsen in einem Sieb abbrausen, abtropfen lassen und mit einer Gabel oder im Mixer grob zerdrücken. Die Karottenraspel, Haferflocken, Kreuzkümmel und 1 Prise Salz hinzufügen und alles so lange gut vermengen, bis eine formbare Masse entstanden ist. Falls die Masse zu trocken ist, noch 1 Schuss Wasser oder ungesüßten Pflanzendrink hinzufügen.
3. Aus der Masse mit angefeuchteten Händen etwa zehn Bällchen formen und auf das Backblech legen. Die Bällchen im Ofen auf der mittleren Schiene etwa 15 Minuten backen, bis sie goldbraun und leicht knusprig sind.
4. Währenddessen die Tomaten waschen und grob würfeln, dabei die Stielansätze entfernen. Dann im Mixer mit 1 Prise Salz pürieren oder in einer Pfanne leicht einkochen, bis ein sämiger Dip entstanden ist.
5. Die Kichererbsen-Gemüse-Bällchen aus dem Ofen nehmen und kurz abkühlen lassen, dann mit dem Tomatendip servieren.

Jules Tipp

Für extra Würze die Bällchen mit gehackten Kräutern wie Petersilie oder Koriandergrün verfeinern. Sie schmecken warm oder kalt und lassen sich auch gut vorbereiten und einfrieren!

Auberginen-Chips mit Knoblauchdip

ZUBEREITUNGSZEIT: 10 Minuten
BACKZEIT: 20 Minuten
MENGE: 2 Portionen

1 mittelgroße Aubergine
1 EL Olivenöl
Salz
Pfeffer
100 g pflanzliche Joghurtalternative
1 Knoblauchzehe

GUT FÜR DICH!
Auberginen enthalten Ballaststoffe, die deine Darmbewegung fördern und die mikrobielle Vielfalt im Darm unterstützen. Ihre lila Farbe erhalten sie durch Anthocyane – diese sekundären Pflanzenstoffe wirken antioxidativ und entzündungshemmend.

1. Den Backofen auf 180 °C (Ober-/Unterhitze) vorheizen und ein Backblech mit Backpapier auslegen.
2. Die Aubergine putzen, waschen, quer in dünne Scheiben schneiden (2–3 mm dünn) und in eine Schüssel geben. Mit Olivenöl, Salz und Pfeffer vermengen, sodass alle Scheiben gleichmäßig davon überzogen sind.
3. Die Auberginenscheiben nebeneinander auf das Blech legen, dabei darauf achten, dass sie sich nicht überlappen. Die Chips im Ofen auf der mittleren Schiene etwa 20 Minuten backen, dabei nach der Hälfte der Zeit wenden, damit sie knusprig und goldbraun werden.
4. Währenddessen den Knoblauch schälen und fein hacken oder durchpressen. Mit dem pflanzlichen Joghurt verrühren und mit Salz und Pfeffer abschmecken.
5. Die fertigen Auberginen-Chips aus dem Ofen nehmen und leicht abkühlen lassen, dann mit dem Knoblauchdip servieren.

Jules Tipp

Für extra Würze den Knoblauchdip mit Zitronensaft oder gehackten Kräutern wie Petersilie oder Schnittlauch verfeinern. Die Chips schmecken am besten frisch, können aber auch kurz im Ofen bei 180 °C Umluft wieder aufgewärmt werden.

Nährwerte pro Portion:
Kohlenhydrate: 4 g
Proteine: 3 g
Fett: 6 g
Ballaststoffe: 4 g
Kalorien: 94 kcal

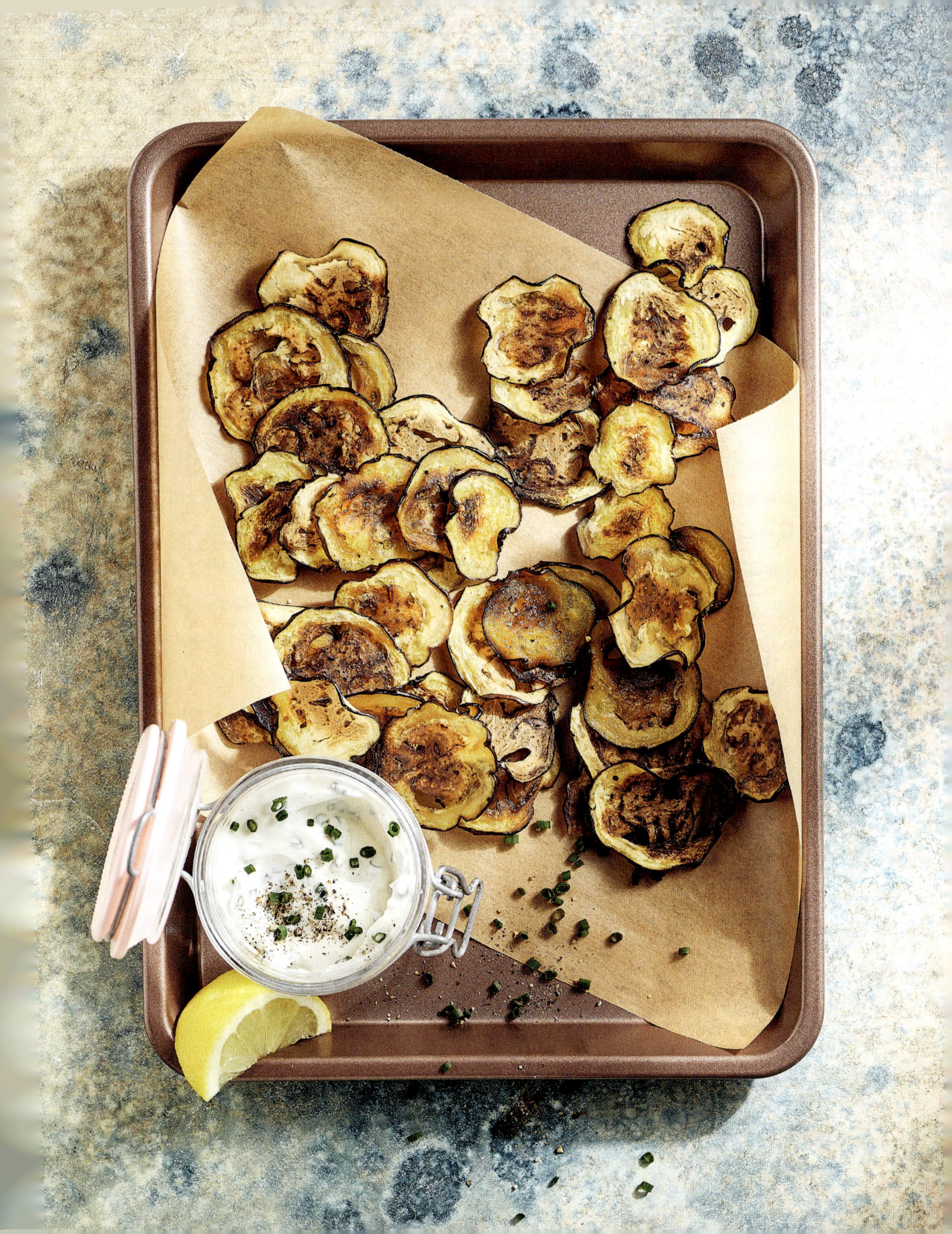

Grünkohl-Chips mit Sesam

ZUBEREITUNGSZEIT: 10 Minuten
BACKZEIT: 15 Minuten
MENGE: 2 Portionen

100 g Grünkohlblätter
1 EL Olivenöl
1 TL heller Sesam

GUT FÜR DICH!
Grünkohl versorgt dich mit einem echten Antioxidantien-Quartett – nämlich Vitamin C (Ascorbinsäure) sowie den sekundären Pflanzenstoffen Beta-Carotin, Flavonoiden und Glucosinolate, die in allen Kohlsorten vorkommen. Die Aminosäure Tryptophan ist eine wichtige Vorstufe des Schlafhormons Melatonin.

1. Den Backofen auf 150 °C (Ober-/Unterhitze) vorheizen und ein Backblech mit Backpapier auslegen. Grünkohl waschen, trocken tupfen und die harten Stiele entfernen. Blätter in mundgerechte Stücke zupfen und mit dem Olivenöl gleichmäßig verkneten.
2. Die Grünkohlstücke auf dem Blech verteilen, dabei darauf achten, dass sie nicht übereinanderliegen. Die Chips mit Sesam bestreuen und im Ofen auf der mittleren Schiene 12–15 Minuten im Ofen backen, bis die Chips knusprig sind. Dabei zwischendurch einmal wenden.
3. Die Chips aus dem Ofen nehmen und kurz auskühlen lassen – so werden sie noch knuspriger.

Jules Tipp

Für mehr Würze die Chips vor dem Backen mit 1 Prise Salz, Paprika- oder Knoblauchpulver bestreuen. Sie schmecken frisch am besten, lassen sich aber auch in einer luftdichten Dose einige Tage aufbewahren.

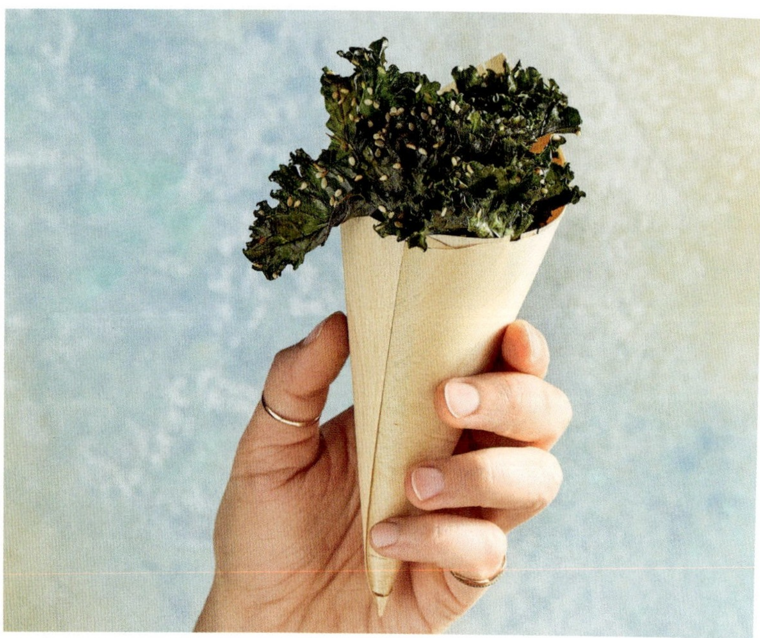

Nährwerte pro Portion:
Kohlenhydrate: 1 g
Proteine: 2 g
Fett: 6 g
Ballaststoffe: 2 g
Kalorien: 77 kcal

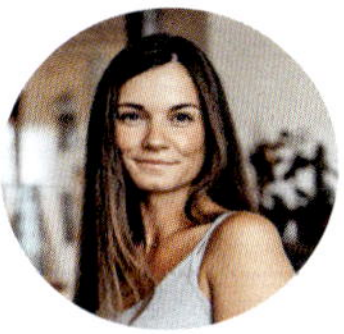

Jules Tipp

Für eine extra würzige Variante die Kichererbsen nach dem Backen mit 1 Prise Meersalz oder etwas Zitronensaft verfeinern. In einem luftdichten Behälter aufbewahrt bleiben sie mehrere Tage knusprig.

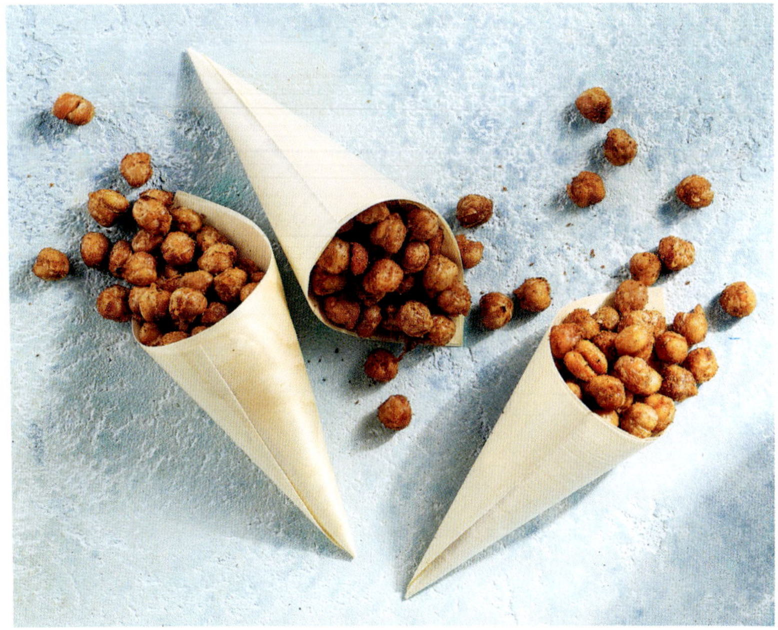

Ofen-Kichererbsen

ZUBEREITUNGSZEIT: 10 Minuten
BACKZEIT: 25 Minuten
MENGE: 2 Portionen

265 g Kichererbsen (aus Glas oder Dose)
1 EL Olivenöl
1 TL Paprikapulver rosenscharf oder edelsüß
½ TL gemahlener Kreuzkümmel

Nährwerte pro Portion:
Kohlenhydrate: 20 g
Proteine: 9 g
Fett: 8 g
Ballaststoffe: 9 g
Kalorien: 212 kcal

GUT FÜR DICH!

Kichererbsen sind sehr gesund und liefern hochwertiges Pflanzenprotein – und zwar mit allen neun essenziellen Aminosäuren. Vor allem enthalten sie die Aminosäure Lysin, die wir für Muskelwachstum und Wundheilung benötigen.

1. Den Backofen auf 200 °C (Ober-/Unterhitze) vorheizen und ein Backblech mit Backpapier auslegen. Die Kichererbsen in einem Sieb abbrausen und mit Küchenpapier gut trocken tupfen. Mit Olivenöl, Paprikapulver und Kreuzkümmel gründlich vermengen.
2. Die Kichererbsen auf dem Blech verteilen, dabei darauf achten, dass sie nicht übereinanderliegen. Im Ofen auf der mittleren Schiene etwa 25 Minuten backen, bis sie knusprig und goldbraun sind. Nach der Hälfte der Zeit einmal wenden.
3. Die Kichererbsen aus dem Ofen nehmen und leicht abkühlen lassen – sie werden beim Abkühlen noch etwas knuspriger.

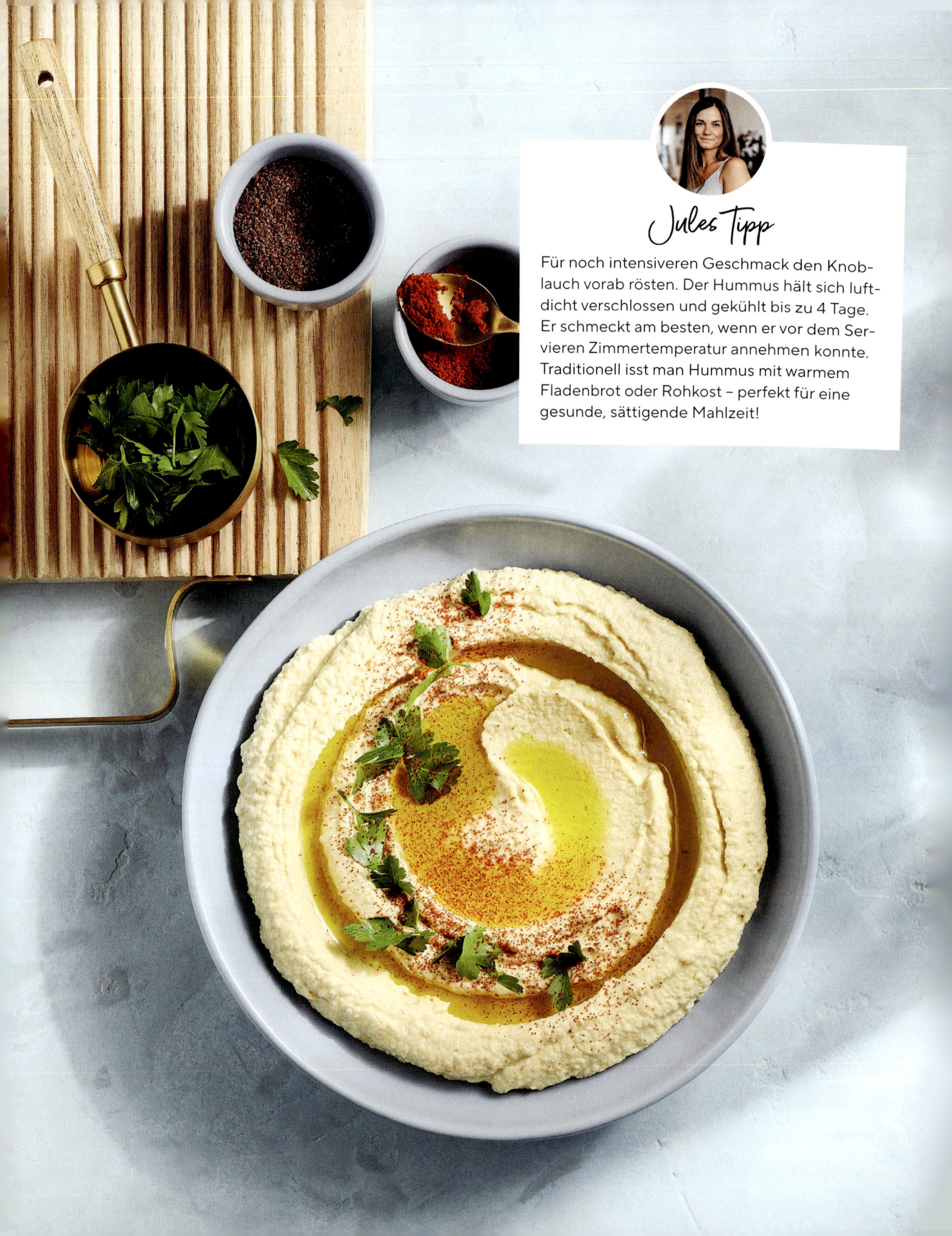

Jules Tipp

Für noch intensiveren Geschmack den Knoblauch vorab rösten. Der Hummus hält sich luftdicht verschlossen und gekühlt bis zu 4 Tage. Er schmeckt am besten, wenn er vor dem Servieren Zimmertemperatur annehmen konnte. Traditionell isst man Hummus mit warmem Fladenbrot oder Rohkost – perfekt für eine gesunde, sättigende Mahlzeit!

Cremiger Hummus

ZUBEREITUNGSZEIT: 15 Minuten
EINWEICHZEIT: 12 Stunden
GARZEIT: 45 Minuten
MENGE: 2 Portionen

Für den Hummus:

150 g getrocknete Kichererbsen
1 TL Natron (zum Kochen)
2 EL Zitronensaft
1 Knoblauchzehe, gehackt
3 EL Tahin (Sesampaste)
2 EL Olivenöl
½ TL gemahlener Kreuzkümmel
½ TL Salz
3–4 EL eiskaltes Wasser (oder 1–2 Eiswürfel)

Zum Servieren:

1 EL Olivenöl
1 Prise Paprikapulver rosenscharf oder edelsüß (oder Sumach)
frische Petersilie (optional)

Nährwerte pro Portion:
Kohlenhydrate: 11 g
Proteine: 9 g
Fett: 20 g
Ballaststoffe: 6 g
Kalorien: 277 kcal

GUT FÜR DICH!

Sesam ist eine gute Quelle für ungesättigte Fettsäuren, Aminosäuren, Vitamine und Mineralstoffe. Sie enthalten auch sekundäre Pflanzenstoffe, die die Blutfette positiv beeinflussen und sich positiv auf den Cholesterinspiegel auswirken.

1. Für den Hummus am Vorabend die getrockneten Kichererbsen über Nacht (mindestens 12 Stunden) in reichlich Wasser einweichen.
2. Am nächsten Tag das Wasser abgießen und die Kichererbsen gründlich abbrausen. Die Kichererbsen mit frischem Wasser und Natron in einem Topf aufkochen, dann zugedeckt bei mittlerer Hitze noch 40–45 Minuten weich garen, bis sie fast zerfallen.
3. Während des Kochens gelegentlich den Schaum und die Kichererbsenschalen abschöpfen. Nach dem Kochen die Kichererbsen in einem Sieb kalt abbrausen und abtropfen lassen.
4. Die warmen, gut abgetropften Kichererbsen in den Mixer oder die Küchenmaschine geben. Zitronensaft, Knoblauch, Tahin, Olivenöl, Kreuzkümmel und Salz hinzufügen und alles fein mixen, dabei nach und nach 3–4 EL eiskaltes Wasser oder 1–2 Eiswürfel hinzufügen – das sorgt für eine besonders cremige Konsistenz.
5. Den Hummus mindestens 3–4 Minuten pürieren, bis eine ultra glatte, samtige Konsistenz entstanden ist. Falls er noch zu dick ist, esslöffelweise mehr kaltes Wasser hinzufügen.
6. Den Hummus in eine Schale geben und mit einem Löffel eine leichte Vertiefung in der Mitte formen. Mit Olivenöl beträufeln, mit Paprikapulver oder Sumach bestreuen und nach Belieben mit frisch gezupften Petersilienblättern garnieren.

ABENDESSEN

Entzündungs-
hemmend
& beruhigend

SCHLAF-
unterstützende
Ernährung

Leicht
VERDAULICH

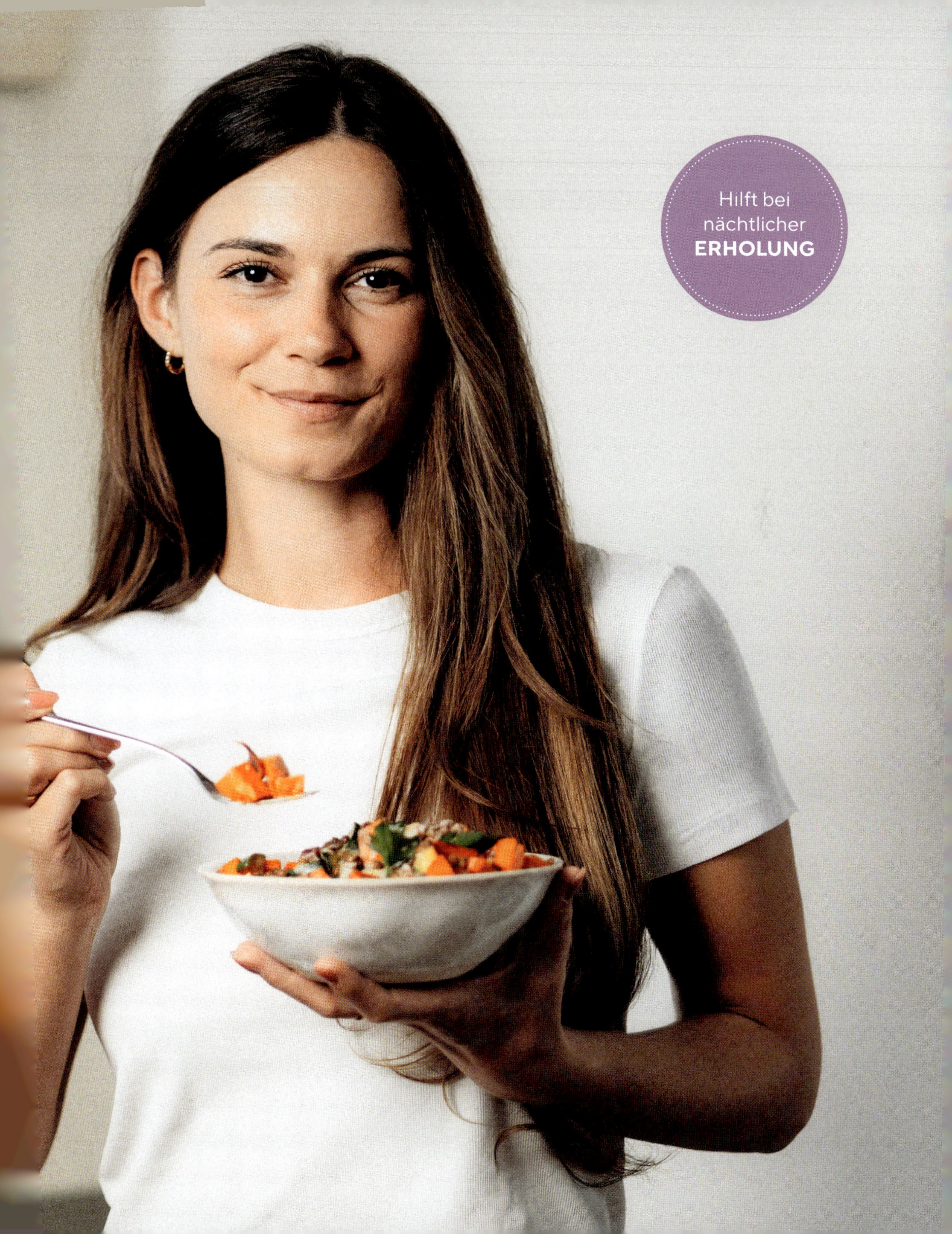
Hilft bei
nächtlicher
ERHOLUNG

Würzige Erbsensuppe mit Seidentofu

ZUBEREITUNGSZEIT:
30 Minuten
MENGE: 2 Portionen

1 kleine Zwiebel
1 Knoblauchzehe
1 kleine mehligkochende Kartoffel
1 EL Olivenöl
200 g grüne Erbsen (frisch oder tiefgekühlt)
300 ml vegane Gemüsebrühe
1 TL gemahlener Kreuzkümmel
½ TL gemahlene Kurkuma
¼ TL geräuchertes Paprikapulver
Salz
Pfeffer
150 g Seidentofu
1 Spritzer Zitronensaft
frische Kräuter wie Petersilie oder Minze zum Garnieren (optional)

Nährwerte pro Portion:
Kohlenhydrate: 18 g
Proteine: 10 g
Fett: 6 g
Ballaststoffe: 5 g
Kalorien: 182 kcal

GUT FÜR DICH!

Erbsen sind reich an Pflanzenprotein und Ballaststoffen, die die Verdauung fördern und den Blutzuckerspiegel stabilisieren. Seidentofu liefert zusätzlich hochwertiges pflanzliches Protein und sorgt für eine cremige Konsistenz, während Gewürze wie Kreuzkümmel und Kurkuma entzündungshemmend wirken.

1. Die Zwiebel und den Knoblauch schälen und fein hacken. Die Kartoffel schälen und in kleine Würfel schneiden. Das Olivenöl in einem Topf erhitzen und Zwiebel und Knoblauch darin bei mittlerer Hitze 2–3 Minuten glasig anschwitzen. Die Kartoffelwürfel hinzufügen und weitere 2 Minuten mit anbraten.
2. Die Erbsen in den Topf geben und mit der Gemüsebrühe auffüllen. Die Gewürze (Kreuzkümmel, Kurkuma, geräucherte Paprika, Salz und Pfeffer) hinzufügen und alles zum Kochen bringen. Dann die Hitze reduzieren und die Suppe etwa 15 Minuten köcheln lassen, bis die Kartoffeln weich sind.
3. Den Seidentofu hinzufügen und alles im Topf mit dem Stabmixer oder im Standmixer cremig pürieren, bis eine samtige Konsistenz entstanden ist. Falls die Suppe zu dick ist, noch etwas Brühe oder Wasser hinzufügen.
4. Die Suppe mit Salz, Pfeffer oder Zitronensaft abschmecken und auf Schalen verteilen. Nach Belieben mit frischen Kräutern garnieren.

Jules Tipp

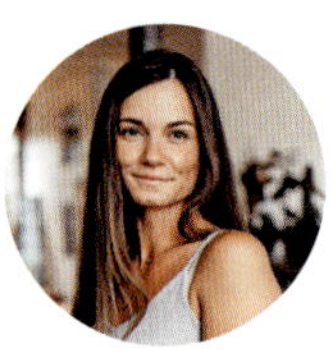

Für eine extra sämige Konsistenz den Seidentofu vor dem Pürieren kurz in der Suppe mitgaren. Die Suppe lässt sich gut vorbereiten und schmeckt auch am nächsten Tag noch intensiver.

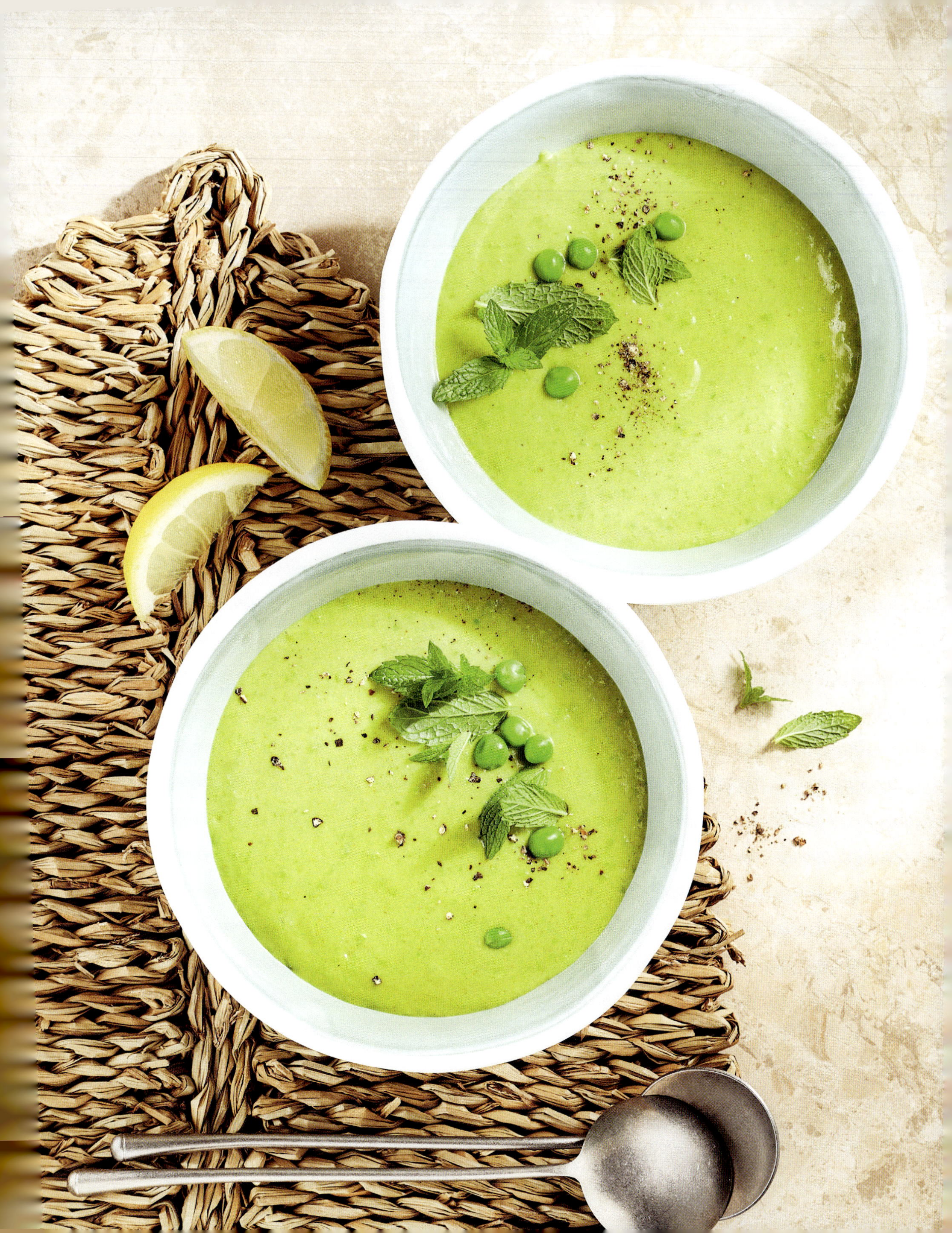

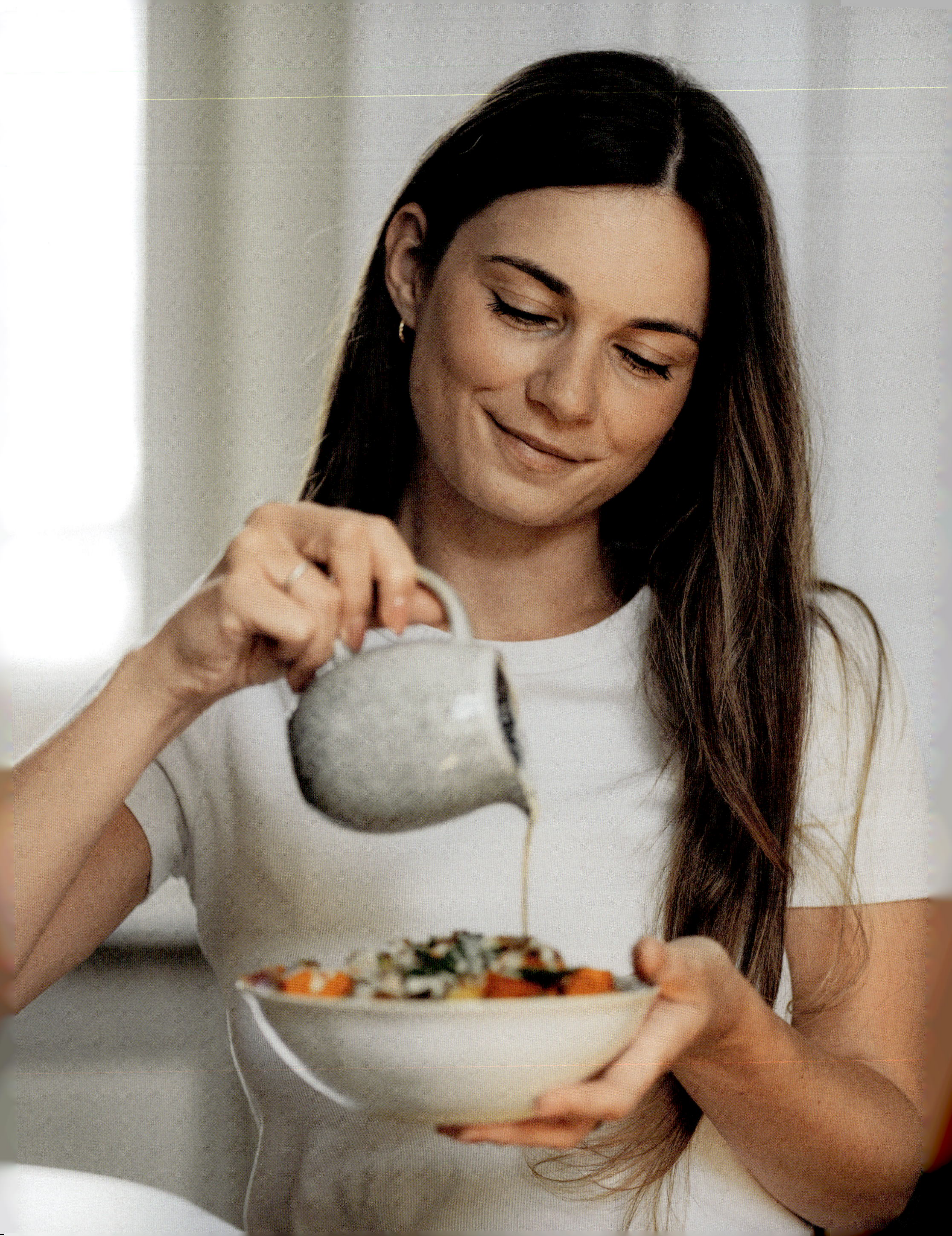

Ofengemüse mit Linsen und Tahin-Dressing

ZUBEREITUNGSZEIT: 15 Minuten
BACKZEIT: 30 Minuten
MENGE: 2 Portionen

- **1 Süßkartoffel**
- **1 Zucchini**
- **1 Karotte**
- **1 rote Zwiebel**
- **1 EL Olivenöl**
- **1 TL Paprikapulver rosenscharf oder edelsüß**
- **150 g Braune Linsen (aus Glas oder Dose)**
- **2 EL Tahin (Sesampaste)**
- **1 TL Zitronensaft**
- **2–3 EL Wasser**

GUT FÜR DICH!
Linsen sind reich an Eisen, das Müdigkeit reduzieren und das Immunsystem stärken kann. Das Ofengemüse liefert zudem Pflanzeneiweiß und auch Ballaststoffe für das Darmmikrobiom. Und Tahin stellt gesunde Fette für die Hormonbalance bereit.

1. Den Backofen auf 200 °C (Ober-/Unterhitze) vorheizen und ein Backblech mit Backpapier auslegen.
2. Die Süßkartoffel schälen, waschen und in Würfel schneiden. Die Zucchini putzen, waschen und in Scheiben schneiden. Die Karotte putzen, schälen und in Scheiben schneiden. Die rote Zwiebel schälen und in Spalten schneiden.
3. Das vorbereitete Gemüse in einer Schüssel mit Öl und Paprikapulver vermengen und auf dem Blech verteilen – dabei darauf achten, dass die Stücke nicht übereinanderliegen. Das Gemüse im Ofen auf der mittleren Schiene etwa 30 Minuten backen, dabei nach der Hälfte der Zeit einmal wenden, bis das Gemüse weich und gebräunt ist.
4. Während das Gemüse im Ofen ist, die Linsen in einem Sieb abbrausen und abtropfen lassen. Für das Dressing das Tahin mit Zitronensaft und 2–3 EL Wasser so lange gut verrühren, bis eine cremige Konsistenz entstanden ist.
5. Das fertig gebackene Gemüse aus dem Ofen nehmen und mit den Linsen vermengen, auf Schalen verteilen. Mit dem Tahin-Dressing beträufeln und sofort servieren.

Jules Tipp

Für eine Extraportion Geschmack das Gericht mit frischen Kräutern wie Petersilie oder Koriandergrün verfeinern. Die Kombination lässt sich auch gut vorbereiten und als Meal-Prep-Mahlzeit kalt genießen.

Nährwerte pro Portion:
Kohlenhydrate: 82 g
Proteine: 24 g
Fett: 11 g
Ballaststoffe: 16 g
Kalorien: 546 kcal

Quinoa-Gemüse-Pfanne mit mariniertem Tofu

ZUBEREITUNGSZEIT:
30 Minuten
MENGE: 2 Portionen

Für den marinierten Tofu:

200 g Tofu
2 EL Sojasauce (glutenfrei)
1 TL Sesamöl
1 TL Ahornsirup
Paprikapulver rosenscharf oder edelsüß
1 TL Zitronensaft

Für die Quinoa-Gemüse-Pfanne:

150 g Quinoa
300 ml Wasser
1 Zucchini
1 rote Paprika
1 EL Olivenöl
1 TL frisch geriebener Ingwer
Salz
Pfeffer

Nährwerte pro Portion:
Kohlenhydrate: 62 g
Proteine: 27 g
Fett: 15 g
Ballaststoffe: 7 g
Kalorien: 523 kcal

GUT FÜR DICH!

Quinoa ist ein Pseudogetreide und gilt als leicht verdaulich. Es liefert hochwertiges pflanzliches Protein. Tofu fördert durch das enthaltene Magnesium den Schlaf. Der entzündungshemmende Effekt von Ingwer sowie die Ballaststoffe aus dem Zucchini-Paprika-Gemüse machen das Gericht zu einer rundum gesunden Wahl für den Abend.

1. Den Tofu in Würfel schneiden und in einer Schüssel mit Sojasauce, Sesamöl, Ahornsirup, 1 Prise Paprikapulver und Zitronensaft gut vermengen. Der Tofu soll rundum gleichmäßig bedeckt sein. Mindestens 15 Minuten marinieren.
2. Inzwischen die Quinoa in einem Sieb gründlich heiß abbrausen und in einem Topf mit 300 ml Wasser aufkochen. Dann die Hitze reduzieren und die Quinoa noch etwa 15 Minuten köcheln lassen, bis das Wasser vollständig aufgesogen ist. Vom Herd nehmen und etwa 5 Minuten quellen lassen, dann mit einer Gabel auflockern.
3. Währenddessen die Zucchini und die Paprika putzen, waschen und würfeln. Das Olivenöl in einer großen Pfanne erhitzen und Zucchini und Paprika darin etwa 5 Minuten anbraten, bis sie leicht weich sind. Den geriebenen Ingwer hinzufügen und etwa 1 Minute mitbraten, zuletzt alles salzen und pfeffern.
4. Den marinierten Tofu in einer separaten Pfanne ohne Fett bei mittlerer Hitze 5–7 Minuten goldbraun braten, dabei ab und zu wenden. Die gegarte Quinoa zum Gemüse in die Pfanne geben und gut vermengen. Dann auf Teller verteilen, den knusprigen Tofu daraufsetzen und sofort servieren.

Jules Tipp

Für extra Geschmack das Gericht mit frischen Kräutern wie Koriandergrün oder mit Saaten wie Sesam garnieren. Es lässt sich gut vorbereiten und auch kalt als Meal-Prep-Mahlzeit genießen.

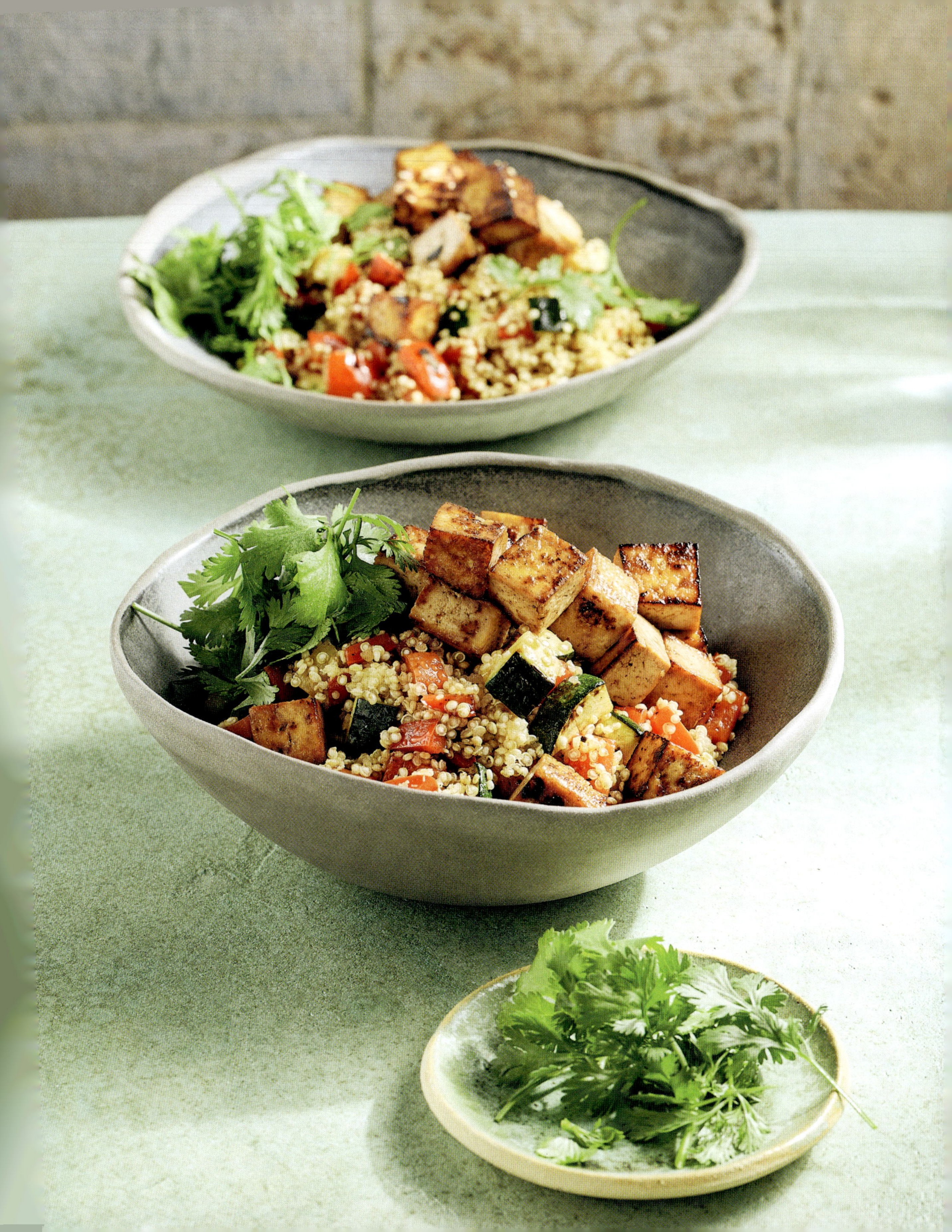

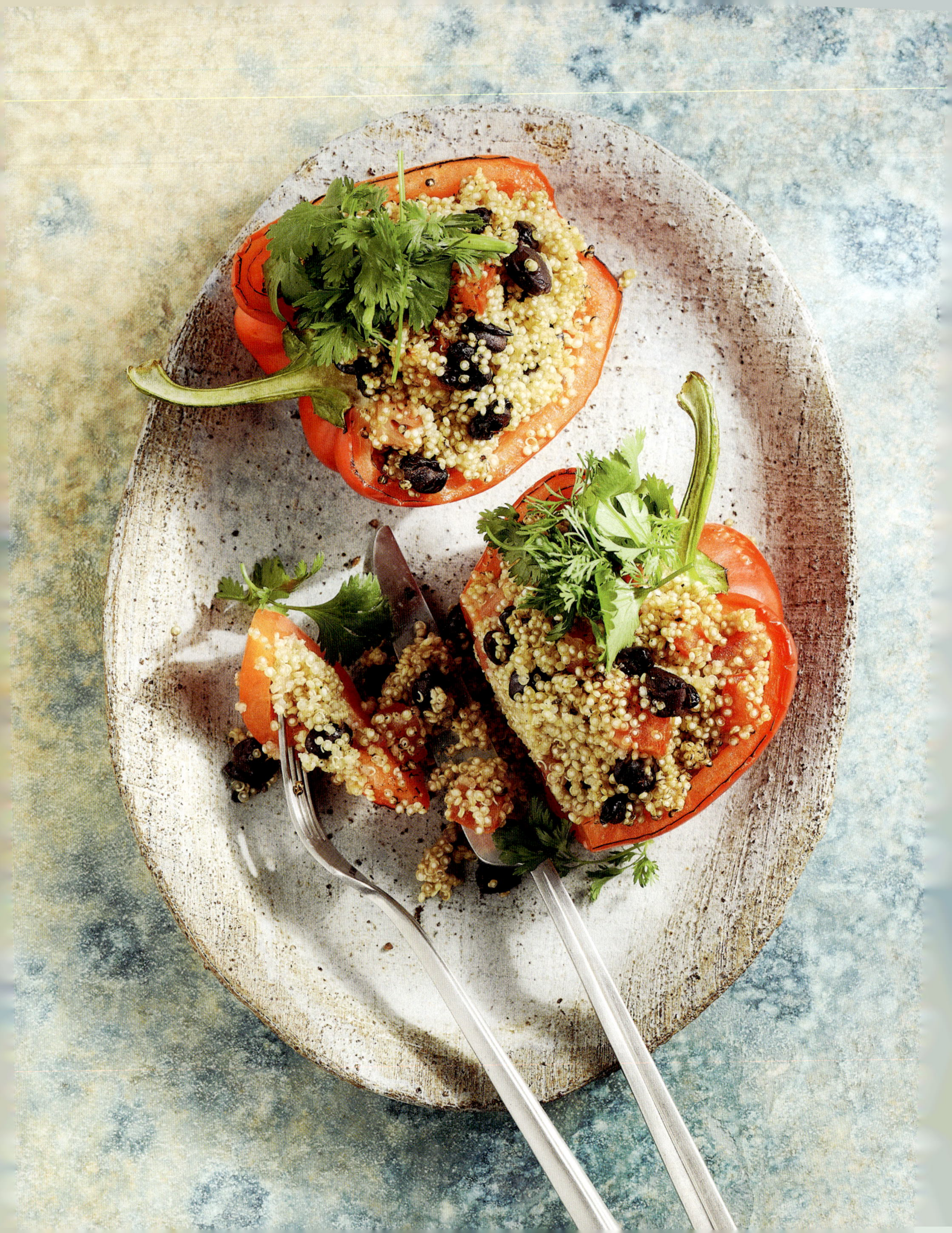

Gefüllte Paprika mit Quinoa und Schwarzen Bohnen

ZUBEREITUNGSZEIT:
15 Minuten
BACKZEIT: 25 Minuten
MENGE: 2 Portionen

150 g Quinoa
300 ml Wasser
1 Tomate
100 g Schwarze Bohnen (aus Glas oder Dose)
1 TL gemahlener Kreuzkümmel
1 EL Olivenöl
Salz
Pfeffer
2 rote Paprika

GUT FÜR DICH!

Schwarze Bohnen liefern reichlich pflanzliches Protein und Ballaststoffe, die den Blutzuckerspiegel stabilisieren und dein Darmmikrobiom fördern. Quinoa sorgt für lang anhaltende Energie und ist leicht verdaulich – ideal für ein Abendessen.

1. Den Backofen auf 180 °C (Ober-/Unterhitze) vorheizen und eine Auflaufform leicht einfetten.
2. Die Quinoa in einem Sieb heiß abbrausen, um Bitterstoffe zu entfernen, und in einem Topf mit 300 ml Wasser zum Kochen bringen. Dann die Hitze reduzieren und die Quinoa etwa 15 Minuten köcheln lassen, bis das Wasser vollständig aufgesogen ist. Anschließend vom Herd nehmen und mit einer Gabel auflockern.
3. Währenddessen die Tomate waschen und in kleine Würfel schneiden, dabei den Stielansatz entfernen. Die Schwarzen Bohnen in einem Sieb abbrausen und abtropfen lassen.
4. Die gegarte Quinoa mit Tomaten, Bohnen, Kreuzkümmel und Olivenöl in einer Schüssel vermengen. Mit Salz und Pfeffer würzen.
5. Die Paprika waschen, halbieren und die Kerne entfernen. Die Hälften nebeneinander mit der Öffnung nach oben in die vorbereitete Auflaufform setzen und mit dem Quinoa-Bohnen-Mix füllen. Dann im Ofen auf der mittleren Schiene etwa 25 Minuten backen, bis sie weich sind, aber noch etwas Biss haben.
6. Die Paprika aus dem Ofen nehmen und kurz abkühlen lassen, dann auf Tellern anrichten und servieren.

Jules Tipp

Für extra Geschmack kann die Füllung mit frischen Kräutern wie Koriandergrün oder Petersilie verfeinert werden. Die gefüllten Paprika lassen sich gut vorbereiten und schmecken auch kalt als Meal-Prep-Mahlzeit.

Nährwerte pro Portion:
Kohlenhydrate: 65 g
Proteine: 14 g
Fett: 5 g
Ballaststoffe: 11 g
Kalorien: 386 kcal

Kartoffel-Lasagne mit Linsen-Bolognese

ZUBEREITUNGSZEIT: 20 Minuten
BACKZEIT: 30 Minuten
MENGE: 2 Portionen

Für die Lasagne:
Öl für die Form
3 mittelgroße Kartoffeln

Für die Bolognese:
150 g Rote Linsen
1 Zwiebel
1 Knoblauchzehe
1 EL Olivenöl
1 TL Tomatenmark
1 Dose stückige Tomaten (400 g)
1 TL Paprikapulver edelsüß
1 TL Oregano
Salz
Pfeffer

Für die Cremeschicht (optional):
100 g pflanzliche Joghurtalternative
1 TL Zitronensaft

Nährwerte pro Portion:
Kohlenhydrate: 68 g
Proteine: 27 g
Fett: 7 g
Ballaststoffe: 14 g
Kalorien: 480 kcal

GUT FÜR DICH!

Kartoffeln sind eine ballaststoffreiche und leicht verdauliche Alternative zu Nudelplatten, die den Blutzuckerspiegel stabilisieren und lang anhaltende Energie liefern. Die Linsen-Bolognese liefert pflanzliches Protein und Eisen, während Tomaten und Gewürze entzündungshemmend wirken.

1. Den Backofen auf 180 °C (Ober-/Unterhitze) vorheizen und eine Auflaufform leicht einfetten. Die Kartoffeln schälen, waschen und in sehr dünne Scheiben schneiden. Beiseitestellen.
2. Für die Bolognese die Linsen in einem Sieb abbrausen, abtropfen lassen und nach Packungsanweisung bissfest garen.
3. Die Zwiebel und den Knoblauch schälen und hacken. Das Olivenöl in einer Pfanne erhitzen und Zwiebel und Knoblauch darin glasig anschwitzen. Das Tomatenmark hinzufügen und kurz anrösten, dann die stückigen Tomaten, die Linsen, Paprikapulver, Oregano, Salz und Pfeffer unterrühren. Die Sauce bei mittlerer Hitze etwa 10 Minuten köcheln lassen, bis sie leicht eingedickt ist.
4. Falls eine Cremeschicht – ähnlich einer Béchamelsauce – gewünscht ist, den pflanzlichen Joghurt mit dem Zitronensaft in einer kleinen Schüssel verrühren.
5. Die Lasagne einschichten: Dazu erst eine Schicht Kartoffelscheiben auf den Boden der Form legen und eine Schicht Linsen-Bolognese darüber verteilen. Den Vorgang so oft wiederholen, bis alle Zutaten aufgebraucht sind. Falls gewünscht, die letzte Schicht mit der Joghurtcreme bestreichen.
6. Die Lasagne im Ofen auf der mittleren Schiene etwa 30 Minuten backen, bis die Kartoffeln weich sind. Falls die Oberfläche zu schnell bräunt, mit Alufolie oder Backpapier abdecken.
7. Anschließend die Lasagne aus dem Ofen nehmen und vor dem Servieren einige Minuten ruhen lassen.

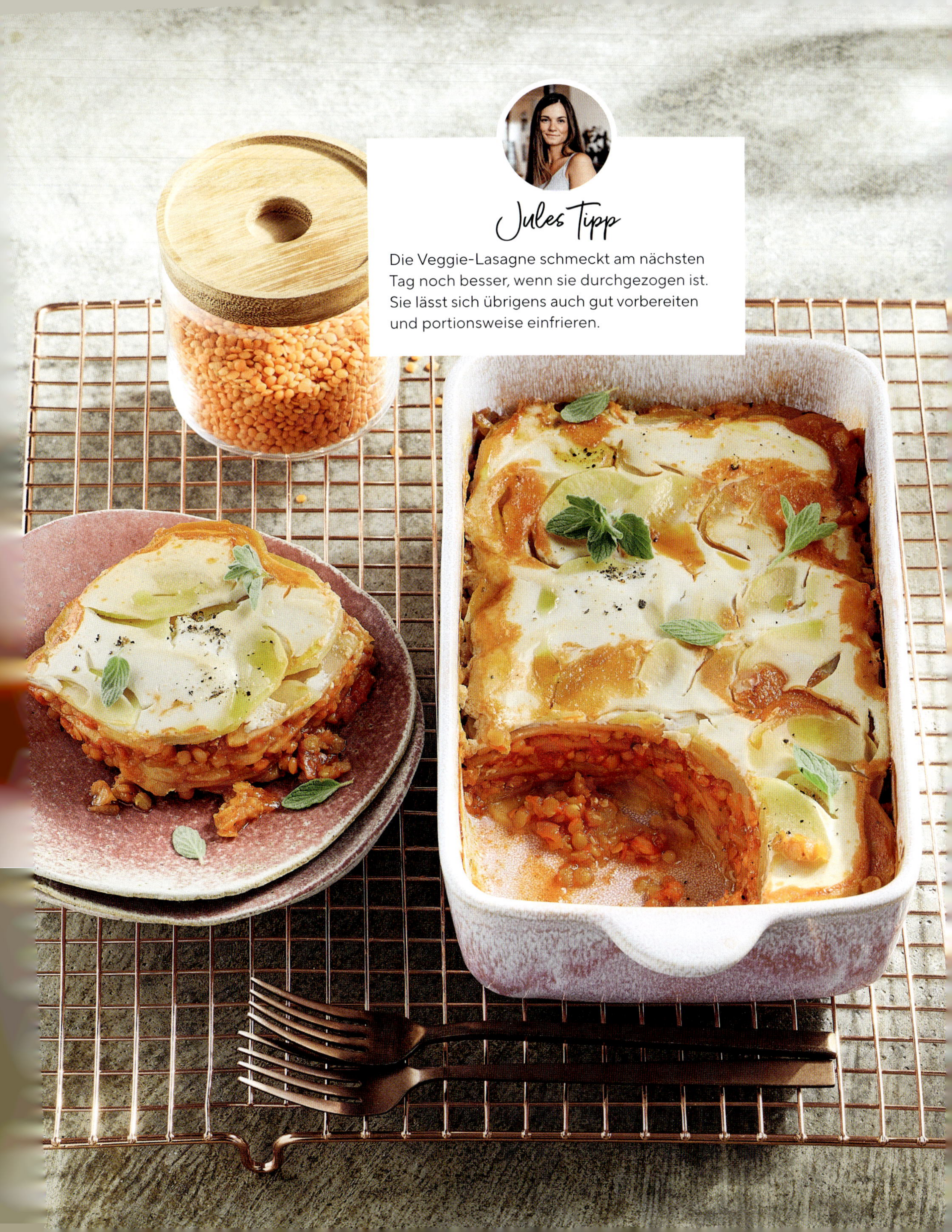

Jules Tipp

Die Veggie-Lasagne schmeckt am nächsten Tag noch besser, wenn sie durchgezogen ist. Sie lässt sich übrigens auch gut vorbereiten und portionsweise einfrieren.

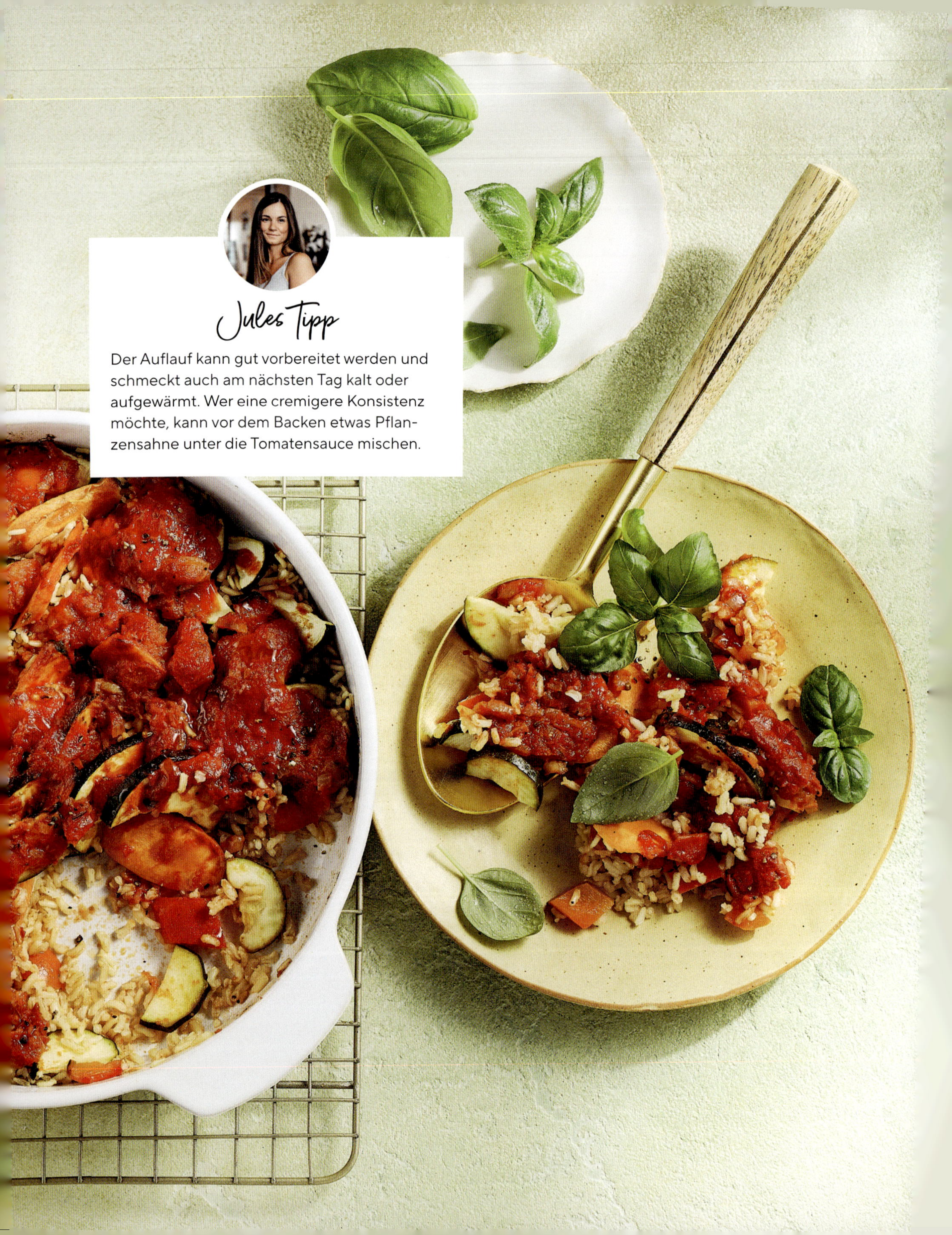

Jules Tipp

Der Auflauf kann gut vorbereitet werden und schmeckt auch am nächsten Tag kalt oder aufgewärmt. Wer eine cremigere Konsistenz möchte, kann vor dem Backen etwas Pflanzensahne unter die Tomatensauce mischen.

Vollkornreis-Gemüse-Auflauf mit Tomatensauce

ZUBEREITUNGSZEIT: 20 Minuten
BACKZEIT: 30 Minuten
MENGE: 2 Portionen

Für den Auflauf:

Öl für die Form
150 g Vollkornreis
300 ml vegane Gemüsebrühe
1 mittelgroße Zucchini
1 kleine rote Paprika
1 kleine Karotte

Für die Tomatensauce:

1 Zwiebel
1 Knoblauchzehe
1 EL Olivenöl
1 Dose stückige Tomaten (400 g)
1 TL Oregano
Salz
Pfeffer
frische Basilikumblätter zum Garnieren (optional)

Nährwerte pro Portion:
Kohlenhydrate: 72 g
Proteine: 11 g
Fett: 7 g
Ballaststoffe: 8 g
Kalorien: 413 kcal

GUT FÜR DICH!

Vollkornreis ist reich an Ballaststoffen, die eine aktive Verdauung fördern und für ein stabiles Energielevel sorgen. Die Sauce aus gegarten Tomaten liefert extra viel Lykopin, ein starkes Antioxidans, das entzündungshemmend wirkt. Ergänzt durch buntes Gemüse wird dieser Auflauf zu einer vollwertigen und nährstoffreichen Mahlzeit.

1. Den Backofen auf 180 °C (Ober-/Unterhitze) vorheizen und eine Auflaufform leicht einfetten. Den Vollkornreis in einem Sieb gründlich heiß abbrausen, um überschüssige Stärke zu entfernen. Dann in einem Topf mit der Brühe aufkochen, die Hitze reduzieren und den Reis etwa 15 Minuten köcheln lassen, bis er leicht vorgegart ist.
2. Währenddessen das Gemüse putzen und waschen bzw. schälen. Dann die Zucchini in Scheiben, die Paprika in Würfel und die Karotte in dünne Scheiben schneiden.
3. Für die Tomatensauce die Zwiebel und den Knoblauch schälen und hacken. Dann das Olivenöl in einer Pfanne erhitzen und Zwiebel und Knoblauch darin glasig anschwitzen. Stückige Tomaten, Oregano, Salz und Pfeffer hinzufügen und die Sauce etwa 10 Minuten leicht köcheln lassen, bis sie etwas eingedickt ist.
4. Den vorgegarten Vollkornreis mit dem vorbereiteten Gemüse in der Auflaufform gut vermengen. Die Tomatensauce gleichmäßig darüber verteilen und alles vorsichtig mischen.
5. Den Auflauf im Ofen auf der mittleren Schiene etwa 30 Minuten backen, bis das Gemüse weich und der Reis durchgegart ist. Herausnehmen und vor dem Servieren nach Belieben mit frischem Basilikum garnieren.

Kartoffel-Karotten-Eintopf

ZUBEREITUNGSZEIT:
30 Minuten
MENGE: 2 Portionen

300 g Kartoffeln
200 g Karotten
1 EL Olivenöl
1 TL gemahlener Kreuzkümmel
1 TL Paprikapulver edelsüß
300 ml vegane Gemüsebrühe
Salz
Pfeffer
frische Petersilie oder Schnittlauch zum Garnieren

Nährwerte pro Portion:
Kohlenhydrate: 29 g
Proteine: 3 g
Fett: 5 g
Ballaststoffe: 6 g
Kalorien: 183 kcal

GUT FÜR DICH!

Kartoffeln und Karotten liefern komplexe Kohlenhydrate und Ballaststoffe, die unsere Darmflora unterstützen. Frische Kräuter wirken beruhigend und fördern eine entspannte Verdauung.

1. Die Kartoffeln schälen, waschen und in kleine Würfel schneiden. Die Karotten putzen, schälen und schräg in dünne Scheiben schneiden.
2. Das Olivenöl in einem großen Topf erhitzen und die Kartoffelwürfel und Karottenscheiben darin bei mittlerer Hitze 3–4 Minuten anbraten. Kreuzkümmel und Paprikapulver hinzufügen und kurz mit anrösten, damit sich die Aromen entfalten.
3. Die Brühe dazugießen, alles gut umrühren und zum Kochen bringen. Dann den Eintopf bei schwacher bis mittlerer Hitze etwa 20 Minuten köcheln lassen, bis die Kartoffeln weich sind und die Karotten eine angenehme Konsistenz haben.
4. Den Eintopf mit Salz und Pfeffer würzen. Vor dem Servieren mit frischer Petersilie oder Schnittlauch garnieren.

Jules Tipp

Der Eintopf schmeckt am nächsten Tag noch besser, wenn er schön durchziehen konnte. Er lässt sich auch portionsweise einfrieren. Nach Belieben mit einer extra Proteinbeilage zubereiten, etwa Hülsenfrüchte wie Kichererbsen, Kidneybohnen oder Schwarze Bohnen (gegart, jeweils etwa 80 g pro Portion).

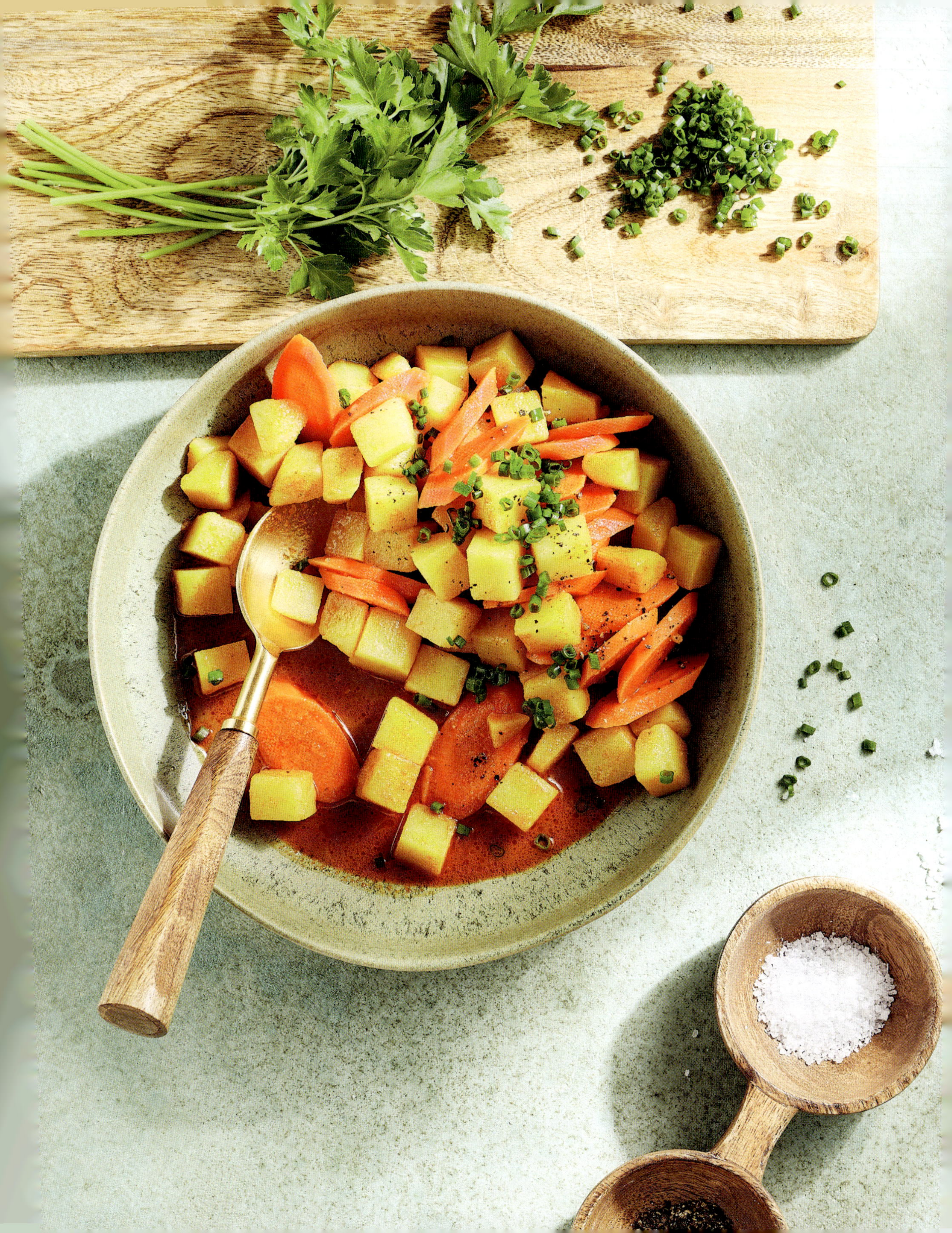

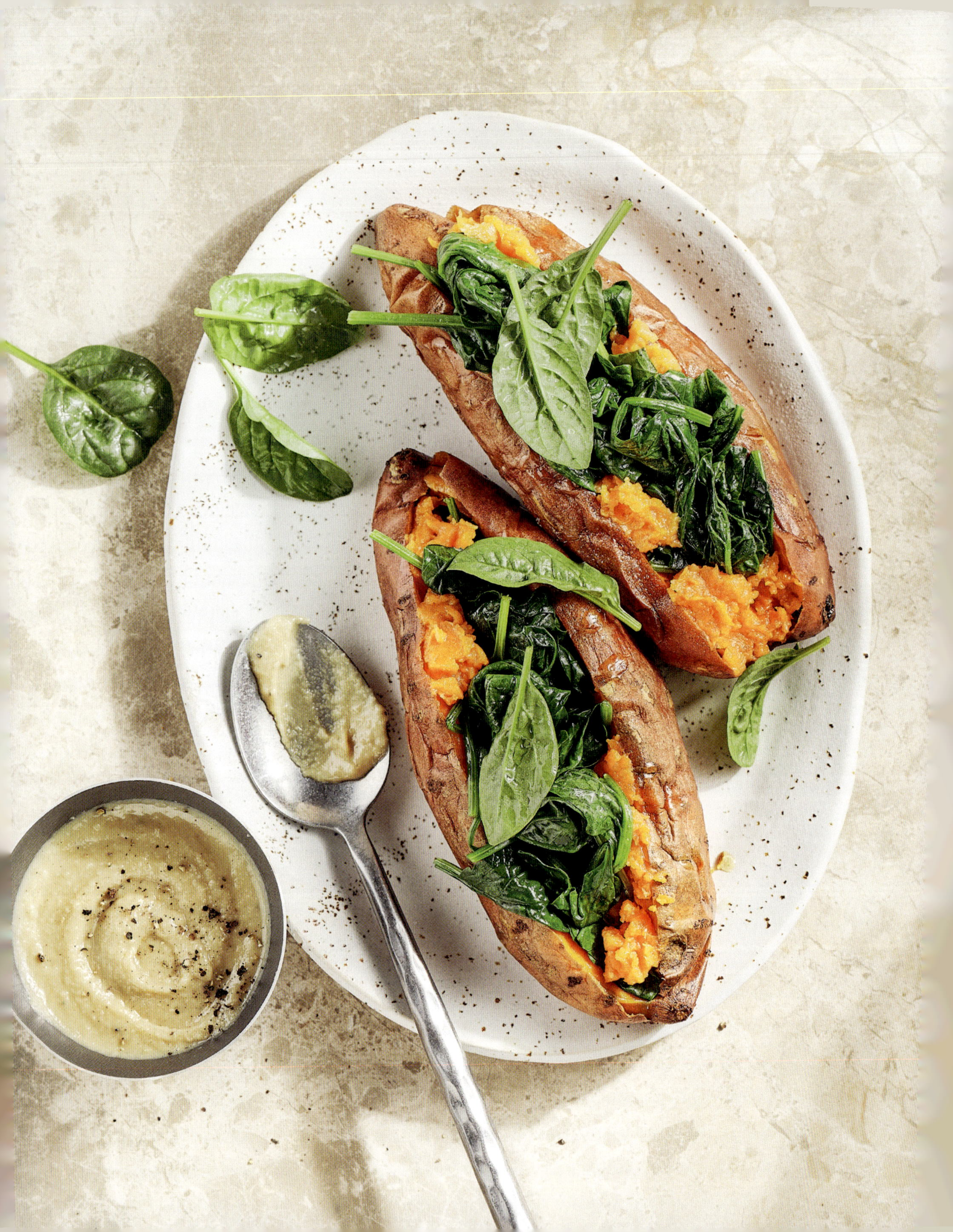

Gefüllte Süßkartoffeln mit Spinat und Tahin

GUT FÜR DICH!
Süßkartoffeln liefern Ballaststoffe und langsam verdauliche Kohlenhydrate, die dein Energieniveau stabilisieren. Spinat ist reich an Magnesium und Eisen – beide Mineralstoffe unterstützen die Hormonregulation.

ZUBEREITUNGSZEIT: 10 Minuten
BACKZEIT: 30 Minuten
MENGE: 2 Portionen

2 mittelgroße Süßkartoffeln
100 g Spinat
Salz
2 EL Tahin (Sesampaste)
1 TL Zitronensaft
Pfeffer

1. Den Backofen auf 200 °C (Ober-/Unterhitze) vorheizen und ein Backblech mit Backpapier auslegen.
2. Die Süßkartoffeln mit der Gemüsebürste unter fließendem Wasser gründlich waschen, mehrmals rundum mit einer Gabel einstechen und nebeneinander auf das Blech legen. Im Ofen auf der mittleren Schiene etwa 30 Minuten backen, bis sie weich sind und sich leicht eindrücken lassen.
3. Währenddessen den Spinat verlesen, waschen und in einer Pfanne ohne Fett 1–2 Minuten zusammenfallen lassen. Vom Herd nehmen, salzen und beiseitestellen.
4. In einer kleinen Schüssel das Tahin mit Zitronensaft und 1 Prise Salz und Pfeffer verrühren. Falls die Konsistenz zu dick ist, noch ein paar Tropfen Wasser hinzufügen, bis eine cremige Sauce entstanden ist.
5. Die gebackenen Süßkartoffeln aus dem Ofen nehmen und auf Teller setzen, längs aufschneiden und das Innere mit einer Gabel etwas auflockern. Den gedünsteten Spinat in die Süßkartoffeln füllen und alles mit der Tahin-Sauce beträufeln. Sofort servieren.

Jules Tipp

Für mehr Geschmack das Gericht mit geröstetem Sesam oder gehackten Nüssen garnieren. Es eignet sich auch gut zum Vorbereiten und kann später kurz im Ofen aufgewärmt werden. Für mehr Protein noch pro Portion 1 Handvoll Edamame (ca. 100 g, gekocht und gepellt) ergänzen.

Nährwerte pro Portion:
Kohlenhydrate: 74 g
Proteine: 9 g
Fett: 6 g
Ballaststoffe: 13 g
Kalorien: 392 kcal

Gemüsecurry mit Kichererbsen und Blumenkohl

ZUBEREITUNGSZEIT:
30 Minuten
MENGE: 2 Portionen

1 kleiner Blumenkohl
150 g Kichererbsen (aus Glas oder Dose)
1 TL Kokosöl
1 TL Currypulver
½ TL gemahlene Kurkuma
200 g Kokosmilch
300 ml vegane Gemüsebrühe
Salz
Pfeffer

GUT FÜR DICH!
Blumenkohl und Kichererbsen sind reich an Ballaststoffen und fördern eine gesunde Verdauung. Der Blumenkohl liefert zusätzlich Glucosinolate – für sämtliche Kohlsorten typische sekundäre Pflanzenstoffe, die entzündungshemmend wirken und die körpereigene Entgiftung unterstützen. Die Gewürze im Curry wirken entzündungshemmend, während Kokosmilch mit gesunden Fetten den Körper beruhigt und den Schlaf fördert.

1. Den Blumenkohl putzen, waschen und in Röschen teilen. Die Kichererbsen in einem Sieb abbrausen und abtropfen lassen.
2. Das Kokosöl in einer großen Pfanne oder einem Topf bei mittlerer Hitze erhitzen und den Blumenkohl darin 3–4 Minuten anbraten, bis er leicht goldbraun ist. Currypulver und Kurkuma hinzufügen und kurz mit anrösten, damit sich die Aromen entfalten.
3. Die Kichererbsen dazugeben und alles mit der Kokosmilch und der Gemüsebrühe ablöschen. Alles gut umrühren und mit Salz und Pfeffer abschmecken.
4. Das Curry bei schwacher bis mittlerer Hitze etwa 15 Minuten köcheln lassen, bis der Blumenkohl weich und die Sauce leicht eingedickt ist. Zum Servieren das Curry in Schalen füllen.

Jules Tipp

Für mehr Frische das Curry vor dem Servieren mit Koriandergrün oder 1 Spritzer Zitronensaft verfeinern. Es lässt sich perfekt vorbereiten und schmeckt am nächsten Tag noch intensiver. Für extra Protein etwa 150 g gedämpftes Lachsfilet pro Portion ergänzen.

Nährwerte pro Portion:
Kohlenhydrate: 22 g
Proteine: 15 g
Fett: 27 g
Ballaststoffe: 15 g
Kalorien: 416 kcal

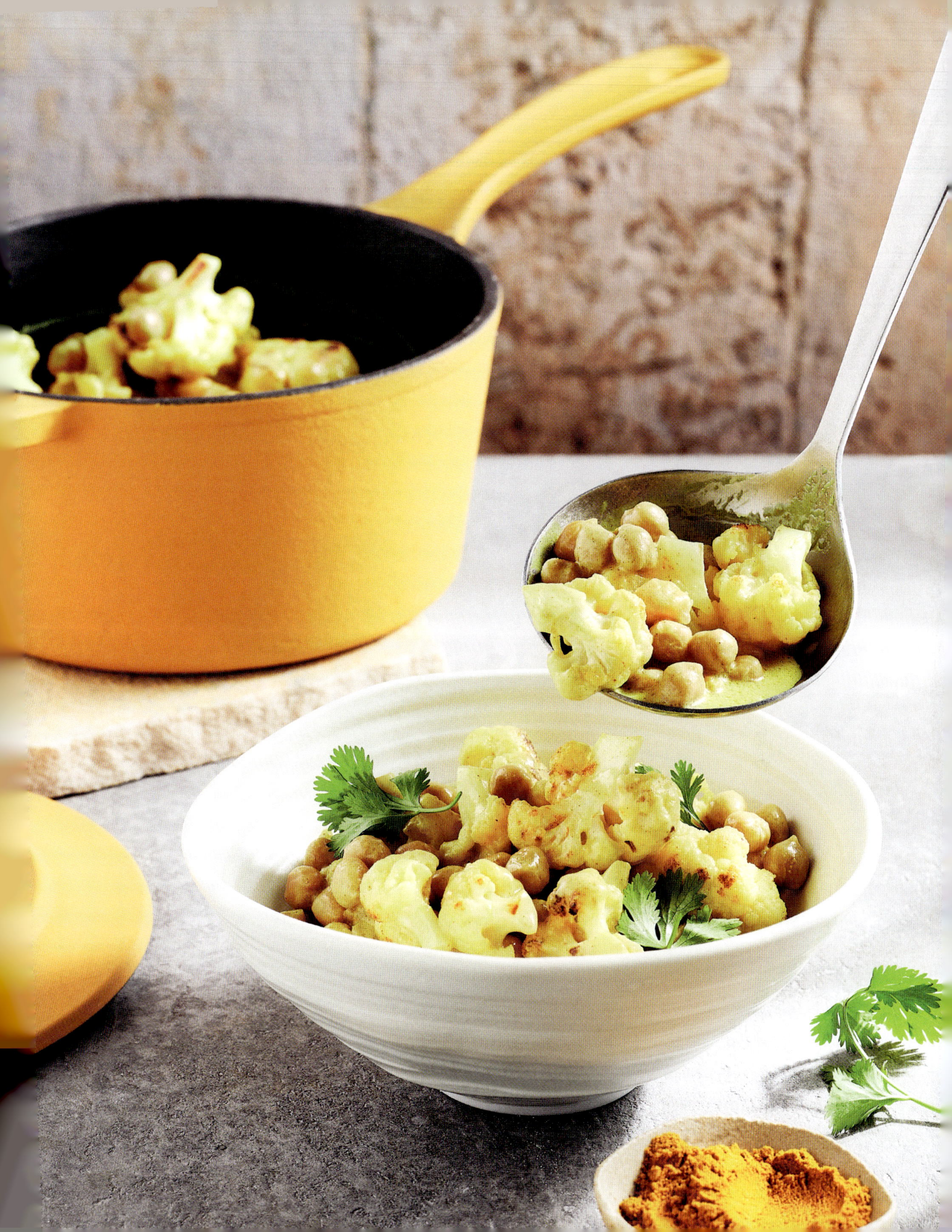

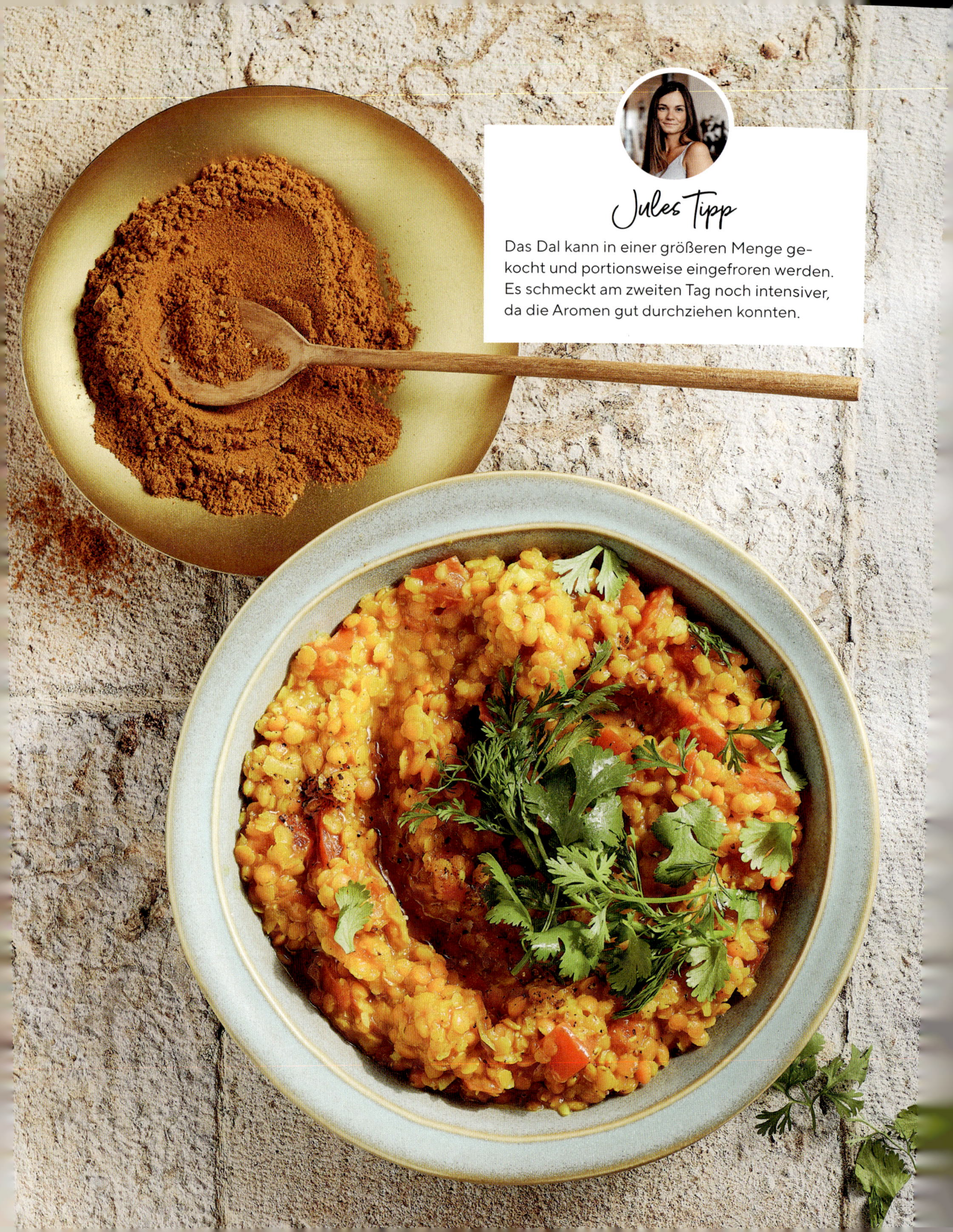

Jules Tipp

Das Dal kann in einer größeren Menge gekocht und portionsweise eingefroren werden. Es schmeckt am zweiten Tag noch intensiver, da die Aromen gut durchziehen konnten.

Würziges Dal mit Roten Linsen

ZUBEREITUNGSZEIT: 30 Minuten
MENGE: 3 Portionen

190 g Rote Linsen
380 ml Wasser
1 TL gemahlene Kurkuma
1 Zwiebel
3 Knoblauchzehen
2 Tomaten
4 EL Olivenöl
1 TL Garam Masala
Salz
etwas Koriandergrün oder Petersilie zum Garnieren (optional)

Nährwerte pro Portion:
Kohlenhydrate: 33 g
Proteine: 17 g
Fett: 6 g
Ballaststoffe: 9 g
Kalorien: 278 kcal

GUT FÜR DICH!

Rote Linsen sind eine hervorragende pflanzliche Proteinquelle und liefern wertvolle Ballaststoffe für eine gesunde Verdauung. Kurkuma enthält entzündungshemmendes Curcumin – genauso können Bestandteile von Garam Masala wie Ingwer oder Kreuzkümmel Entzündungen bremsen. Olivenöl liefert einfach ungesättigte Fettsäuren und unterstützt die Aufnahme fettlöslicher Nährstoffe wie Curcumin – so wird das Gericht nicht nur lecker, sondern auch funktionell wertvoll.

1. Die Roten Linsen in einem Sieb gründlich abbrausen und in einem Topf mit der doppelten Menge Wasser (etwa 380 ml) und Kurkuma einmal kurz aufkochen. Dann die Hitze reduzieren und die Linsen noch etwa 10 Minuten köcheln lassen, bis sie weich sind. Das Wasser sollte sich während des Kochens reduzieren.
2. Inzwischen die Zwiebel und den Knoblauch schälen und hacken. Die Tomaten waschen, dabei den Stielansatz entfernen, und würfeln. Das Olivenöl in einer Pfanne erhitzen und die Zwiebel darin bei mittlerer Hitze glasig anschwitzen. Den Knoblauch hinzufügen und 1–2 Minuten anbraten, bis er duftet. Die Tomatenwürfel hinzufügen, alles gut mischen und etwa 5 Minuten braten, bis die Tomaten weich werden.
3. Anschließend die angebratenen Zutaten in den Topf zu den gegarten Linsen geben und alles gut umrühren. Falls nötig, noch etwas Wasser hinzufügen, um die gewünschte Konsistenz zu erreichen.
4. Das Dal mit Garam Masala und Salz würzen und noch kurz köcheln lassen, bis alles gut verbunden und durchgewärmt ist. Das Dal am besten noch heiß servieren und nach Belieben mit frischem Koriandergrün oder Petersilie garnieren.

Mediterraner Hirseauflauf mit Gemüse und Oliven

ZUBEREITUNGSZEIT: 15 Minuten
BACKZEIT: 30 Minuten
MENGE: 2 Portionen

Öl für die Form
150 g Hirse
300 ml vegane Gemüsebrühe
1 Zucchini
1 Paprika
10 Kalamata-Oliven (entsteint)
1 EL Olivenöl
1 TL Oregano
Salz
Pfeffer

Nährwerte pro Portion:
Kohlenhydrate: 57 g
Proteine: 10 g
Fett: 15 g
Ballaststoffe: 6 g
Kalorien: 414 kcal

GUT FÜR DICH!
Hirse liefert komplexe Kohlenhydrate und vor allem den Mineralstoff Magnesium, der zur Entspannung beitragen kann. Das mediterrane Gemüse und die Oliven sind reich an entzündungshemmenden Antioxidantien und fördern die Verdauung.

1. Den Backofen auf 180 °C (Ober-/Unterhitze) vorheizen und eine Auflaufform leicht einfetten.
2. Die Hirse in einem Sieb heiß abbrausen, um mögliche Bitterstoffe zu entfernen. In einem Topf die Brühe zum Kochen bringen und die Hirse darin bei schwacher Hitze etwa 10 Minuten köcheln lassen, bis die Flüssigkeit fast vollständig aufgenommen ist. Vom Herd nehmen und noch etwa 5 Minuten quellen lassen.
3. Währenddessen die Zucchini und die Paprika putzen, waschen und klein würfeln. Die Oliven in Scheiben schneiden. In einer Pfanne das Olivenöl erhitzen und das geschnittene Gemüse darin 3–4 Minuten anbraten, bis es leicht weich wird.
4. Die vorgegarte Hirse, das angebratene Gemüse und die Oliven in einer Schüssel vermengen und alles mit Oregano, Salz und Pfeffer würzen. Die Mischung in der Auflaufform gleichmäßig verteilen.
5. Den Hirseauflauf im Ofen auf der mittleren Schiene etwa 30 Minuten backen, bis er leicht gebräunt ist. Anschließend aus dem Ofen nehmen und vor dem Servieren kurz ruhen lassen.

Jules Tipp

Der Auflauf schmeckt besonders gut mit frischen Kräutern wie Basilikum oder Thymian. Er lässt sich gut vorbereiten und am nächsten Tag erneut aufwärmen. 100 bis 120 g Garnelen (gegart) pro Portion als Beilage liefern extra Protein.

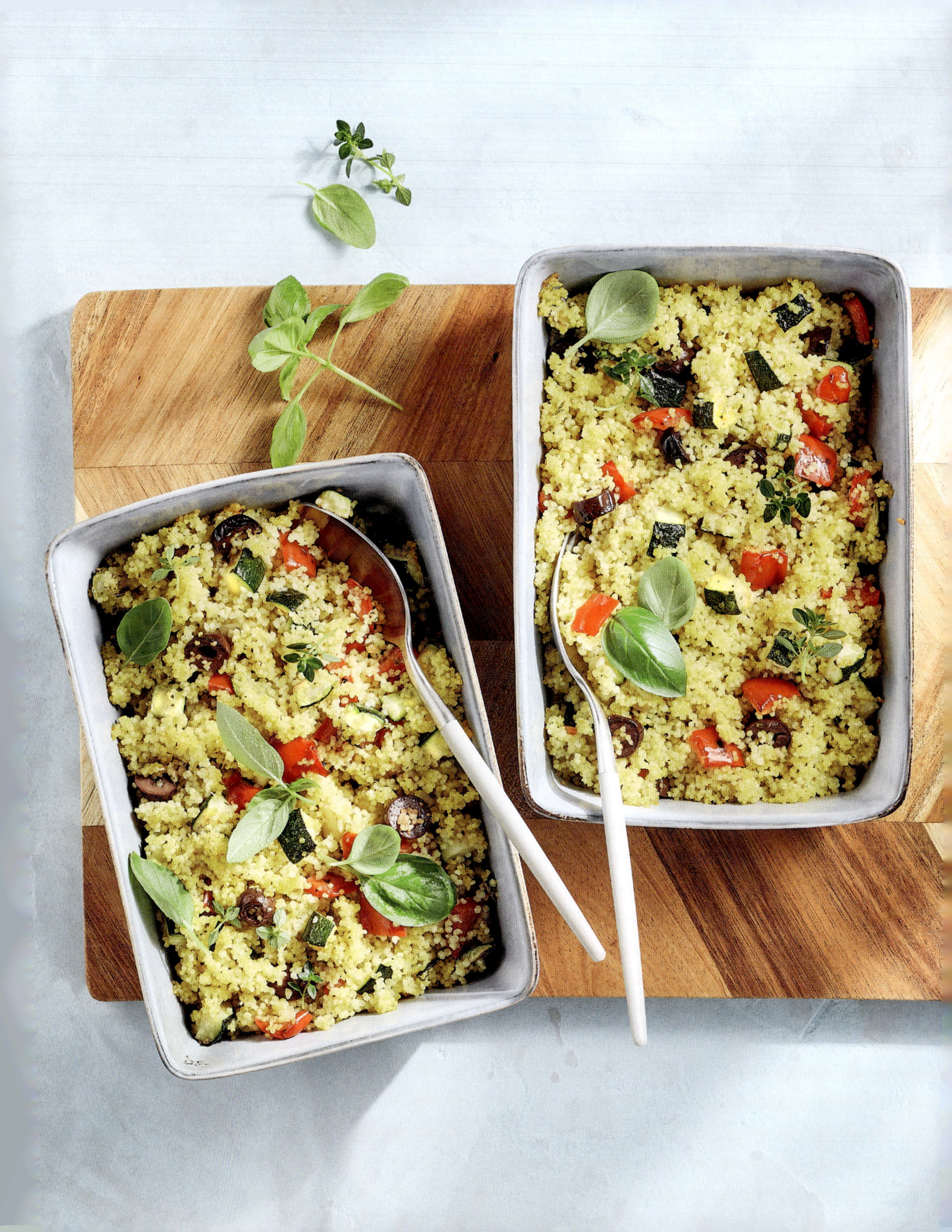

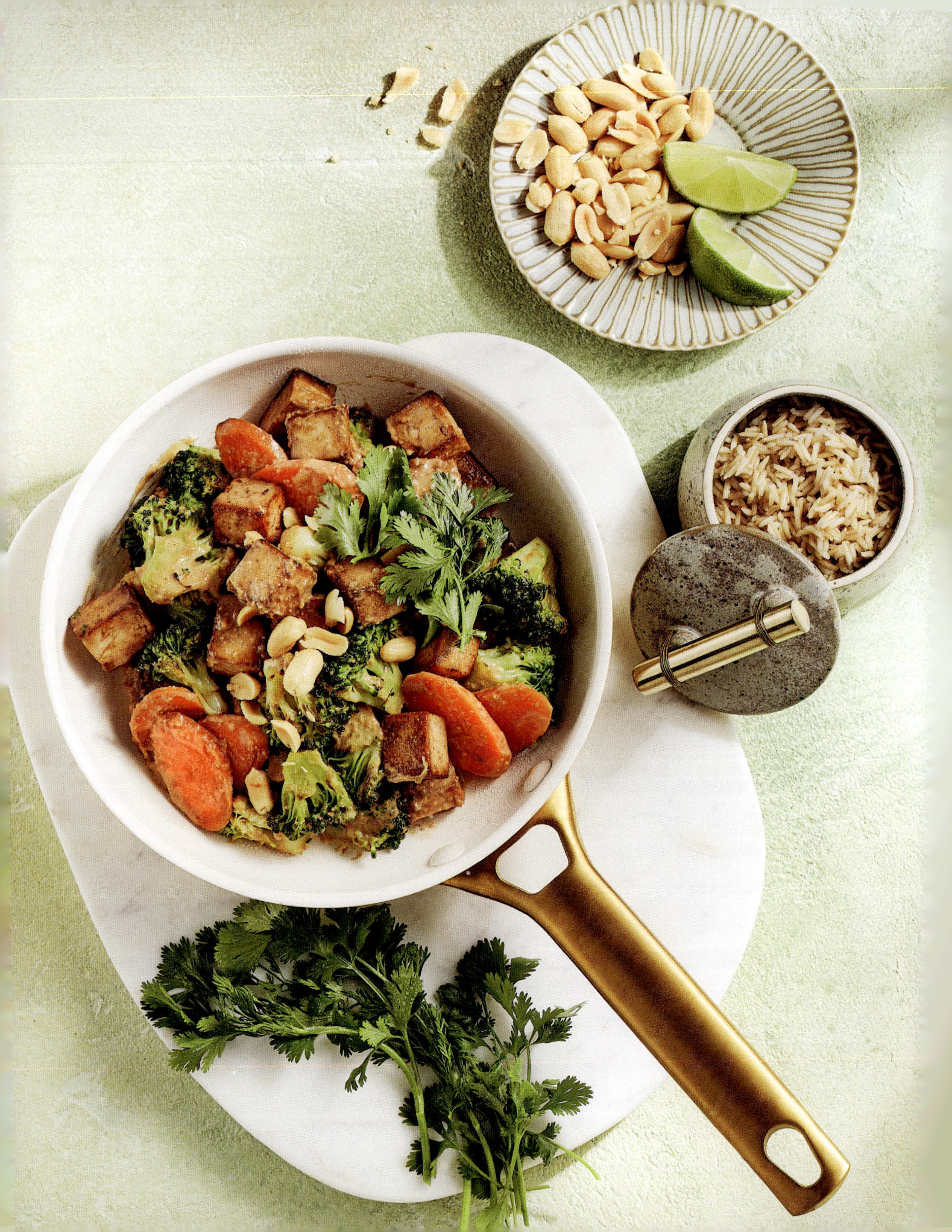

Tofu-Gemüse-Pfanne mit Erdnuss-Sauce

ZUBEREITUNGSZEIT:
15 Minuten
MENGE: 2 Portionen

200 g Tofu
2 EL Sojasauce (glutenfrei)
1 kleiner Brokkoli
1 Karotte
1 EL Kokosöl
2 EL Erdnussbutter (ohne Zucker)
2 EL Wasser
1 TL Ahornsirup

Nährwerte pro Portion:
Kohlenhydrate: 15 g
Proteine: 24 g
Fett: 14 g
Ballaststoffe: 7 g
Kalorien: 320 kcal

GUT FÜR DICH!
Tofu liefert pflanzliches Protein und fördert so die Regeneration deiner Muskeln. Die Erdnuss-Sauce enthält gesunde Fette und unterstützt die Hormonbalance. Gemüsesorten wie Brokkoli oder Karotten wirken entzündungshemmend.

1. Den Tofu in Würfel schneiden und in einer Schüssel mit 1 EL Sojasauce vermengen. Mindestens 5 Minuten ziehen lassen, während das Gemüse vorbereitet wird. Den Brokkoli putzen, waschen und in Röschen teilen. Die Karotte putzen, schälen und schräg in dünne Scheiben schneiden.
2. Das Kokosöl in einer Pfanne bei mittlerer Hitze erhitzen und den marinierten Tofu darin etwa 5 Minuten anbraten, bis er rundum leicht gebräunt ist. Aus der Pfanne nehmen und beiseitestellen.
3. In der gleichen Pfanne den Brokkoli und die Karottenscheiben ohne weiteres Fett anbraten und etwa 5 Minuten unter gelegentlichem Rühren bissfest garen.
4. Währenddessen in einer kleinen Schüssel die Erdnussbutter mit 2 EL Wasser, Ahornsirup und der übrigen Sojasauce verrühren, bis eine cremige Sauce entstanden ist. Falls sie zu dick ist, noch etwas Wasser hinzufügen.
5. Den Tofu zum Gemüse in die Pfanne geben und die Erdnuss-Sauce darübergießen. Alles gut vermengen und noch etwa 2 Minuten erhitzen, bis die Sauce Gemüse und Tofu gleichmäßig überzogen hat. Sofort servieren.

Jules Tipp

Für extra Würze kann das Gericht mit Koriandergrün, gerösteten Erdnüssen oder 1 Spritzer Limettensaft verfeinert werden. Es eignet sich perfekt für Meal Prep und schmeckt auch kalt als Salatbasis. Noch sättigender wird die Tofu-Pfanne, wenn du Vollkornreis als Beilage dazu servierst (60–70 g roher Reis pro Portion ist ein guter Richtwert).

Ratatouille mit gebackener Süßkartoffel

ZUBEREITUNGSZEIT: 15 Minuten
BACKZEIT: 30 Minuten
MENGE: 2 Portionen

2 mittelgroße Süßkartoffeln
1 EL Olivenöl
Salz
Pfeffer
1 Zucchini
1 Aubergine
1 rote Paprika
1 Knoblauchzehe, gehackt
1 Dose stückige Tomaten (400 g)
1 TL Oregano

Nährwerte pro Portion:
Kohlenhydrate: 91 g
Proteine: 12 g
Fett: 6 g
Ballaststoffe: 19 g
Kalorien: 478 kcal

GUT FÜR DICH!

Süßkartoffeln sind eine ausgezeichnete Quelle für komplexe Kohlenhydrate, die den Blutzuckerspiegel stabilisieren und den Schlaf fördern. Der Gemüse-Mix im Ratatouille liefert extra Ballaststoffe und entzündungshemmende Antioxidantien, die das Darmmikrobiom stärken.

1. Den Backofen auf 200 °C (Ober-/Unterhitze) vorheizen und ein Backblech mit Backpapier auslegen.
2. Die Süßkartoffeln mit der Gemüsebürste gründlich waschen. Dann quer in etwa 1 cm dicke Scheiben schneiden und in einer Schüssel mit ½ EL Olivenöl, Salz und Pfeffer vermengen.
3. Die Süßkartoffelscheiben auf das Blech legen und im Ofen auf der mittleren Schiene etwa 30 Minuten backen, bis sie weich und leicht gebräunt sind. Nach der Hälfte der Zeit wenden.
4. Währenddessen Zucchini, Aubergine und Paprika putzen, waschen und in kleine Würfel schneiden. In einer großen Pfanne das restliche Olivenöl erhitzen und den Knoblauch darin kurz anbraten.
5. Die gewürfelte Zucchini, Aubergine und Paprika hinzufügen und bei mittlerer Hitze etwa 5 Minuten anbraten. Die stückigen Tomaten und den Oregano dazugeben, alles mit Salz und Pfeffer würzen und gut umrühren. Das Gemüse bei schwacher Hitze etwa 15 Minuten köcheln lassen, bis es weich ist und die Aromen sich entfaltet haben. Dabei ab und zu umrühren.
6. Die Süßkartoffeln aus dem Ofen nehmen und auf Tellern verteilen. Das Ratatouille-Gemüse danebensetzen und servieren.

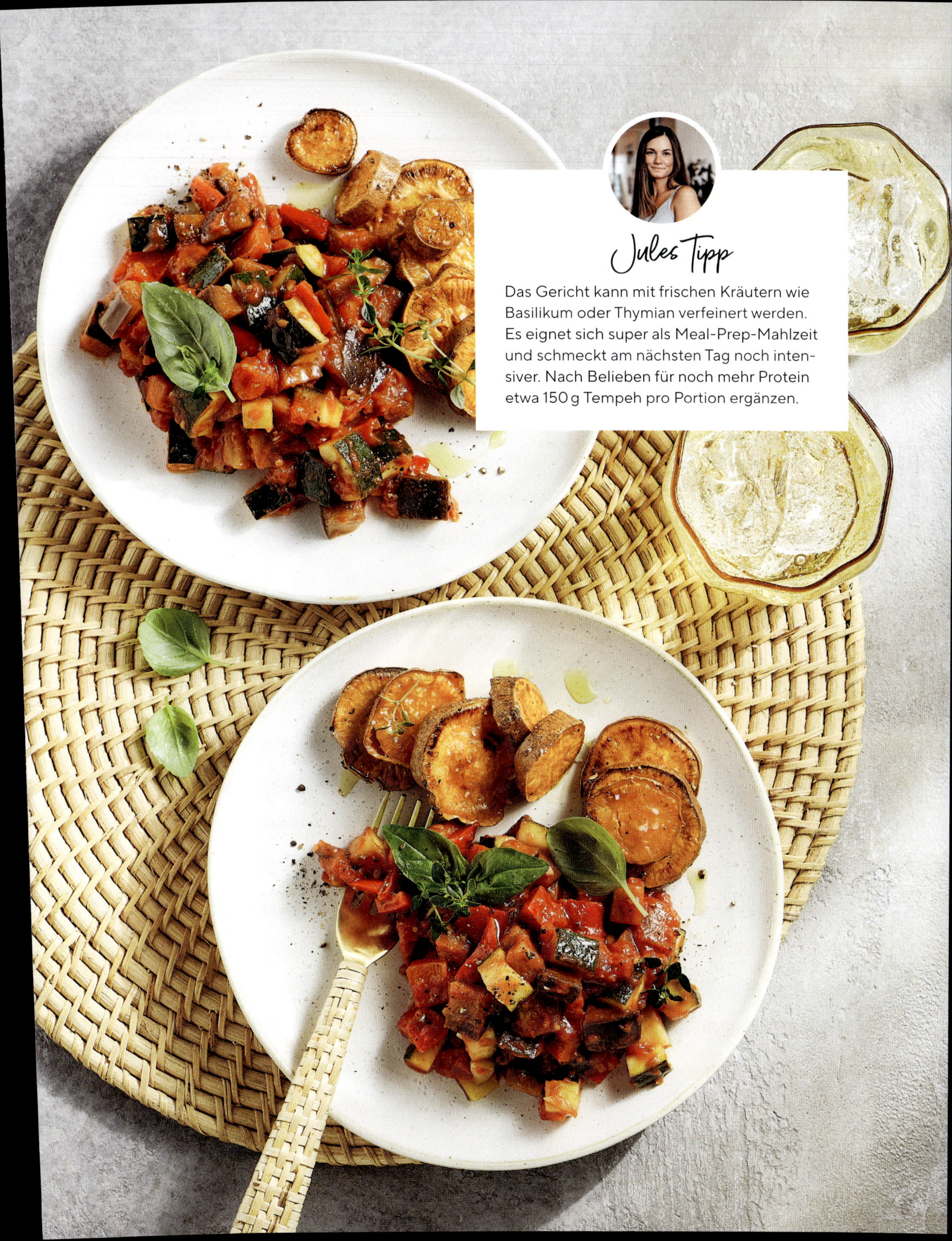

Jules Tipp

Das Gericht kann mit frischen Kräutern wie Basilikum oder Thymian verfeinert werden. Es eignet sich super als Meal-Prep-Mahlzeit und schmeckt am nächsten Tag noch intensiver. Nach Belieben für noch mehr Protein etwa 150 g Tempeh pro Portion ergänzen.

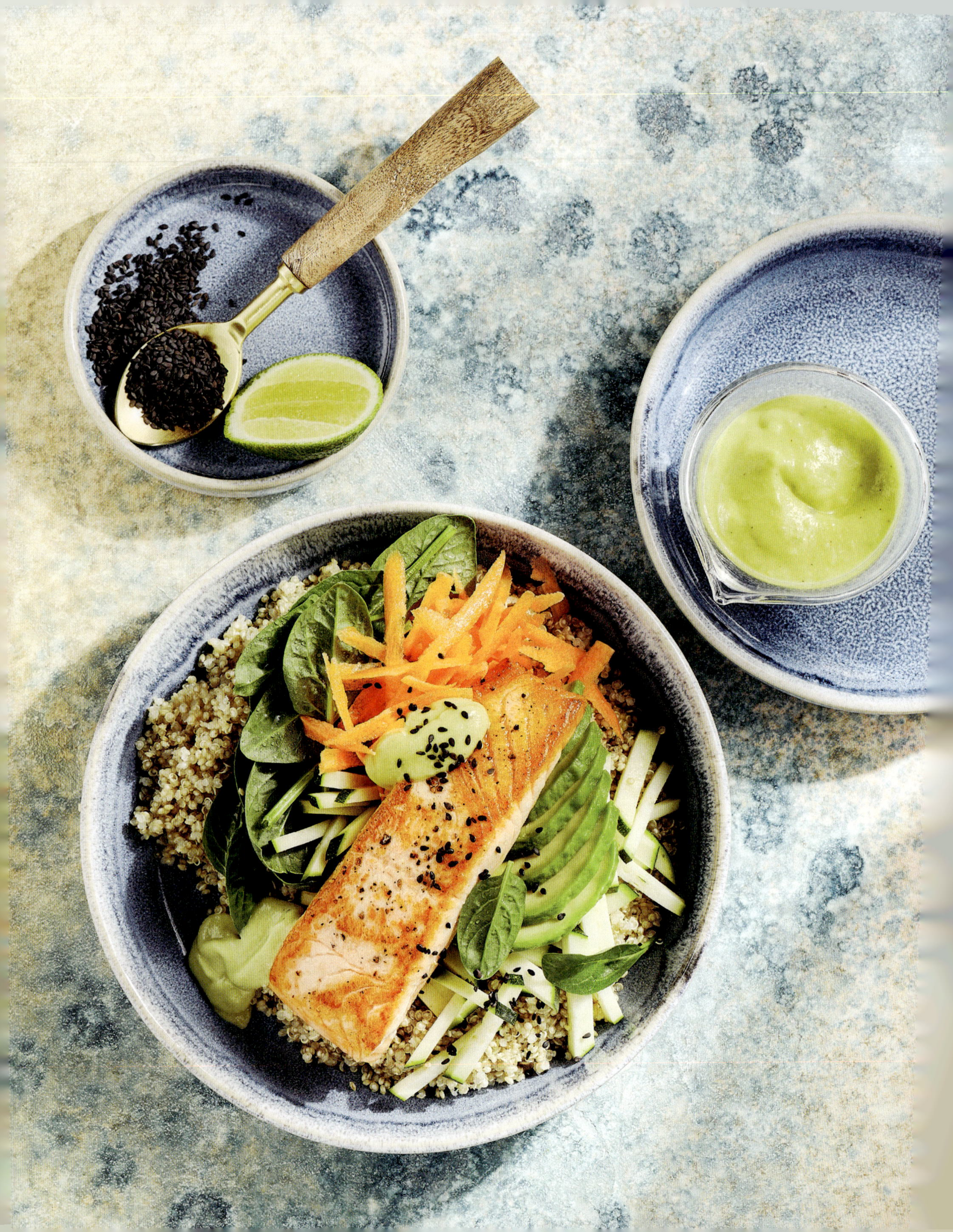

Buddha Bowl mit Lachs

GUT FÜR DICH!
Lachs darf ruhig ab und zu auf den Teller – er ist reich an Omega-3-Fettsäuren, die entzündungshemmend wirken und Gehirn und Hormonhaushalt unterstützen. Quinoa liefert Pflanzenprotein und komplexe Kohlenhydrate für lang anhaltende Energie. Frisches Gemüse versorgt den Körper mit Antioxidantien, während das cremige Avocado-Limetten-Dressing gesunde Fette für eine optimale Nährstoffaufnahme bereitstellt.

ZUBEREITUNGSZEIT:
35 Minuten
MENGE: 2 Portionen

Für die Bowl:
150 g Quinoa
300 ml vegane Gemüsebrühe
200 g Lachsfilet
1 TL Zitronensaft
1 TL Olivenöl
Salz
Pfeffer
1 kleine Zucchini
1 Karotte
1 kleine Avocado
1 Handvoll Spinat oder Feldsalat
1 EL dunkler Sesam

Für das Dressing:
½ Avocado
Saft von 1 Limette
1 TL Olivenöl
1 TL Apfelessig
1 TL Ahornsirup
2–3 EL Wasser
Salz
Pfeffer

1. Die Quinoa in einem Sieb heiß abbrausen, um mögliche Bitterstoffe zu entfernen. In einem Topf mit der Gemüsebrühe aufkochen und bei schwacher Hitze etwa 15 Minuten köcheln lassen, bis die Flüssigkeit aufgesogen ist. Vom Herd nehmen und 5 Minuten quellen lassen, dann mit einer Gabel auflockern.
2. Inzwischen den Fisch waschen, trocken tupfen und mit Zitronensaft, Olivenöl, Salz und Pfeffer würzen. In einer Pfanne ohne weiteres Fett bei mittlerer Hitze auf jeder Seite 3–4 Minuten braten, bis der Lachs gar ist und sich leicht mit einer Gabel zerteilen lässt. Vom Herd nehmen und beiseitestellen.
3. Für das Dressing die Avocado schälen und mit Limettensaft, Olivenöl, Essig, Ahornsirup, Wasser, Salz und Pfeffer im Mixer zu einer cremigen Konsistenz pürieren. Nach Bedarf mehr Wasser hinzufügen.
4. Zucchini waschen, putzen und in dünne Streifen schneiden. Karotte schälen und raspeln. Avocado halbieren, Schale und Stein entfernen und das Fruchtfleisch in Scheiben schneiden. Quinoa, Spinat oder Feldsalat, Zucchini, Karotte und Avocado auf Schalen verteilen. Den Lachs darauf anrichten und mit Sesam bestreuen. Das Dressing darüberträufeln und die Bowl servieren.

Nährwerte pro Portion:
Kohlenhydrate: 61 g
Proteine: 34 g
Fett: 41 g
Ballaststoffe: 11 g
Kalorien: 755 kcal

Jules Tipp

Für noch mehr Geschmack das Lachsfilet im auf 180 °C (Ober-/Unterhitze) vorgeheizten Backofen 12–15 Minuten (dickere Stücke 18–20 Minuten) garen. Alternativ den Fisch vor dem Garen mit Gewürzen wie Kurkuma und Kreuzkümmel marinieren. Die Bowl lässt sich gut vorbereiten und eignet sich auch für Meal-Prep!

Ernährungsmythen aufgedeckt

Was du wirklich wissen solltest

Es gibt kaum ein Themenfeld, zu dem so viele Halbwahrheiten und widersprüchliche Aussagen kursieren wie zur Ernährung. Du hast sicher auch schon gehört: »Kohlenhydrate machen dick.« Oder: »Nur tierische Produkte liefern ausreichend Protein.« Aber was davon stimmt wirklich? Und was kann getrost ins Reich der Legenden verbannt werden? Hier einige der größten Ernährungsmythen – und die Fakten, die dir helfen, bewusstere Entscheidungen zu treffen. Denn: Je mehr du weißt, desto besser kannst du für dich sorgen.

1

Kohlenhydrate sind schlecht und machen dick

Es gilt zu differenzieren. Nicht alle Kohlenhydrate sind gleich. Komplexe Kohlenhydrate aus Haferflocken, Vollkornprodukten, Hülsenfrüchten oder Gemüse liefern wichtige Ballaststoffe, Energie für dein Gehirn und unterstützen eine gesunde Darmflora. Entscheidend ist dabei die Qualität der Kohlenhydrate auf deinem Teller, nicht der Verzicht. Besonders bei Müdigkeit oder Konzentrationsschwäche sind Kohlenhydrate ein wichtiger Energielieferant – auch am Abend!

2

Detox geht nur mit Saftkuren

Dein Körper entgiftet jeden Tag – über Haut, Leber, Nieren und Darm. Was er dafür braucht, ist weniger ein Entsafter, sondern vielmehr ausreichend Flüssigkeit, reichlich Bitterstoffe (z. B. aus Rucola oder Artischocken), extra Ballaststoffe und Ruhe, außerdem sollten belastende Stoffe wie Alkohol und Medikamente gemieden werden. Säfte allein können den Körper nicht »entgiften«, vor allem nicht ohne Eiweiß oder Fett. Eine nachhaltige »Entgiftung« beginnt mit stabilen Mahlzeiten und entzündungshemmender Ernährung, und eben nicht mit häufig einseitigen Saftkuren.

3

Fruchtzucker ist gesünder als normaler Zucker

Fruchtzucker ist keine gesunde Alternative zu Haushaltszucker. Fruchtzucker (Fruktose) kann bei übermäßigem Konsum zu Gesundheitsproblemen führen. Besonders in stark verarbeiteten Lebensmitteln wird oft zu viel Fruktose zugesetzt – und das kann zu einer Fettleber führen. Wie du weißt, ist die Leber sehr wichtig für deinen Stoffwechsel. Iss daher die Fruktose lieber in Form von Obst – und zwar mit Schale, denn diese enthält Ballaststoffe, die dafür sorgen, dass der Fruchtzucker langsamer aufgenommen wird.

4

Salz ist ungesund

Richtig ist, dass zu viel Salz ungesund sein kann – das kann deinen Blutdruck erhöhen. Pro Tag solltest du laut den Empfehlungen der WHO nicht mehr als 5 g Salz essen. Doch gleichzeitig ist Salz für deinen Körper überlebenswichtig. Das Kochsalz besteht aus den Mineralstoffen Natrium und Chlorid. Beide sind wichtig für die Regulation deines Wasserhaushalts und stellen eine Balance zwischen den Flüssigkeiten innerhalb und außerhalb der Zellen her. Natrium ist auch essenziell für das Funktionieren der Nerven, Chlorid ist ein wichtiger Bestandteil deiner Magensäure.

5

Pflanzliche Ernährung hat nicht genug Protein

Du kannst dich pflanzlich und gleichzeitig proteinreich ernähren – mit Hülsenfrüchten, Tofu, Nüssen, Vollkornprodukten und Samen. Wenn du über den Tag verteilt eine gute Mischung aus diesen Lebensmitteln isst, kannst du deinen Proteinbedarf ganz leicht decken, auch ohne tierische Produkte. Kombiniere beispielsweise Reis mit Linsen oder Hirse mit Tofu – so kannst du bereits mit einem einzigen Gericht alle essenziellen Aminosäuren abdecken und bist gut versorgt.

6

Du brauchst ständig Snacks, um leistungsfähig zu sein

Wenn deine Hauptmahlzeiten dich wirklich sättigen und stabilisieren, brauchst du oft weniger Snacks, als du denkst. Ein konstant hoher Insulinspiegel durch ständiges Snacken kann dich sogar müder machen. Auch der Blutzuckerspiegel muss mal wieder runterfahren können, um das Entzündungsgeschehen zu bremsen. Besser: keine Snacks. Oder weniger, aber nahrhafte Zwischenmahlzeiten mit Proteinen und Fetten – wie ein Nussriegel oder ein kleiner Linsensalat – sorgen für echten Energie-Nachschub.

7

Fett macht fett

Fett ist nicht gleich Fett. Gesunde Fettsäuren aus Nüssen, Samen, Avocados oder hochwertigen Ölen sind wichtig für deinen Hormonhaushalt, deine Zellstruktur – und deine Energie. Der Körper braucht Fett, um fettlösliche Vitamine wie A, D, E und K überhaupt aufnehmen zu können. Viel entscheidender ist das Verhältnis von gesättigten zu ungesättigten Fettsäuren – und ihre Qualität.

8

Gesund essen ist teuer und kompliziert

Gesunde Ernährung kann einfach, schnell und günstig sein. Eine Handvoll Haferflocken, etwas saisonales Gemüse, Hülsenfrüchte aus dem Glas – viele der nährstoffreichsten Lebensmittel sind günstig und gut verfügbar. Du brauchst keine Superfoods aus Übersee, sondern Basics, die dich satt machen, deinem Darm guttun und deine Energie zurückbringen. Im Vergleich dazu sind Süßigkeiten oder hochverarbeitete Lebensmittel oft deutlich teurer, und liefern auch noch kaum Nährstoffe.

9

Frühstück ist die wichtigste Mahlzeit des Tages

Nicht für alle! Es kommt auf deinen persönlichen Biorhythmus an. Manche starten gerne mit einem Frühstück in den Tag, andere sind morgens noch nicht hungrig – beides ist okay. Viel wichtiger ist, was du isst: Ein Frühstück mit komplexen Kohlenhydraten, gesunden Fetten und Protein gibt dir lang anhaltende Energie – egal, ob du es lieber früh am Morgen, oder erst später einnimmst.

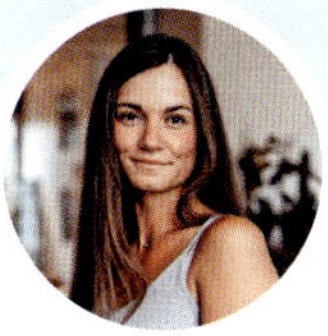

Jules Tipps FÜR DEN ALLTAG

Ernährung ist kein starres Regelwerk, sondern darf sich an deinem Leben orientieren. Lass dich nicht von Mythen einschränken. Lerne, auf deinen Körper zu hören, und trau dich, auch altbekannte »Ernährungsweisheiten« kritisch zu hinterfragen. Wenn du das Wissen umsetzt, hältst du den Schlüssel zu mehr Energie, Klarheit und Leichtigkeit im Alltag in deiner Hand. Und genau dafür ist dieses Buch da.

Register

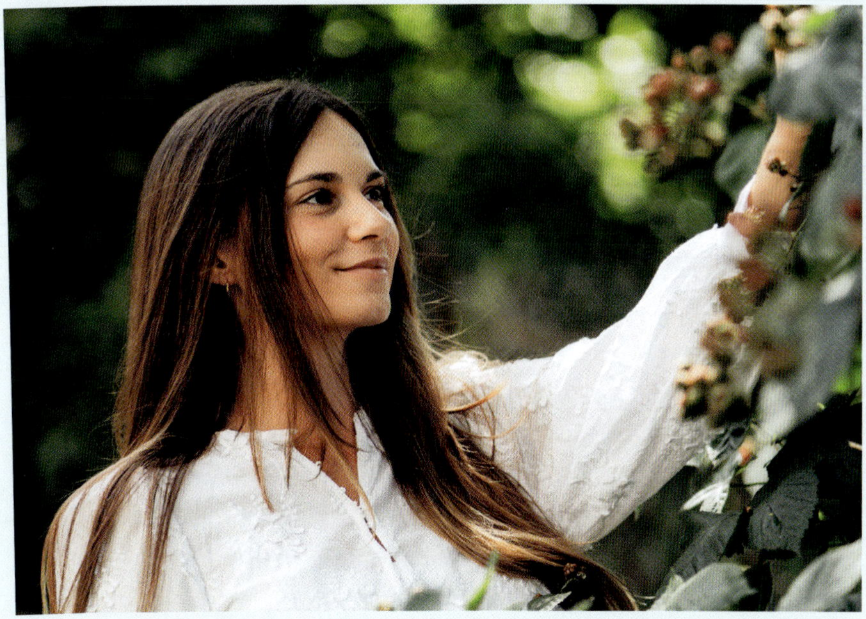

VIELEN DANK!

Dieses Buch ist aus meiner eigenen Geschichte entstanden, aber ohne euch wäre es nie Wirklichkeit geworden.

Danke an meine Community. Danke, dass ihr da seid, dass ihr mir vertraut, meine Inhalte lest und teilt, Fragen stellt und offen über eure Erfahrungen sprecht.

Ihr habt mich immer wieder daran erinnert, warum ich das alles mache. Eure Nachrichten, euer Feedback und eure Geschichten haben mich motiviert, dieses Buch zu schreiben. Es ist nicht nur mein Herzensprojekt, sondern auch ein Geschenk an euch, die ihr Tag für Tag bewusstere Entscheidungen trefft, euren Körper besser verstehen wollt und euch mit kleinen Schritten auf einen neuen Weg macht.

Danke, dass ich durch euch meinen Traum verwirklichen darf. Dieses Buch ist für euch.

Von Herzen

Jule

Texte und Rezepte Julia Klein
Redaktion Rebecca Hirschberg
Fachliche Beratung Yasmine Schmitt

Food- und Moodfotos Katrin Winner
Foodstyling Sven Dittmann und Daniel Schwarz
außer:
Coverfoto, Tipp-Foto, People- und Foodfotos S. 2, 6, 9, 24, 35, 39, 42, 44, 50, 52-53, 58, 67, 68, 86-87, 97, 121, 122-123, 125, 127, 156-157, 160, 191: Johannes Krahforst
Foodstyling Julia Klein

Icons S. 11, 185: Shutterstock.com: lanastace; Skylines (Fisch); S. 14: Shutterstock.com: Realstockvector; Skylines (Teller mit Besteck); S. 15: Shutterstock.com: lanastace; Realstockvector (Kopf); Skylines (Cupcake).

Illustration Melanie van Bentum
Gestaltung, Typografie, Realisation Andrea Högerle
Lektorat Kathrin Gritschneder

Für den DK Verlag:
Projektbetreuung Carmen Brand
Herstellungskoordination Katharina Schäfer
Herstellung Julia Fink

ISBN 978-3-8310-5075-8
5902-970855-23935-04

Repro Regg Media GmbH, München
Druck und Bindung Mohn Media Mohndruck GmbH, Gütersloh

www.dk-verlag.de

Hinweis
Die Informationen und Ratschläge in diesem Buch sind von der Autorin und vom Verlag sorgfältig erwogen und geprüft, dennoch kann eine Garantie nicht übernommen werden. Eine Haftung der Autorin bzw. des Verlags und seiner Beauftragten für Personen-, Sach- und Vermögensschäden ist ausgeschlossen.

Die Ideen, Vorgehensweisen und Vorschläge in diesem Buch können keine ärztliche Beratung ersetzen. Weder die Autorin noch der Verlag sind verantwortlich oder haftbar für jeglichen wie auch immer gearteten Verlust oder Schaden, die mit einer Information oder Empfehlung in diesem Buch in Zusammenhang gebracht werden.

Neugierig auf mehr?